Herrn Neumann-

Angst

[illegible]

[illegible]

29.8.85

Hannes von An der Lan

Ein Leben für Umwelt und Gesundheit

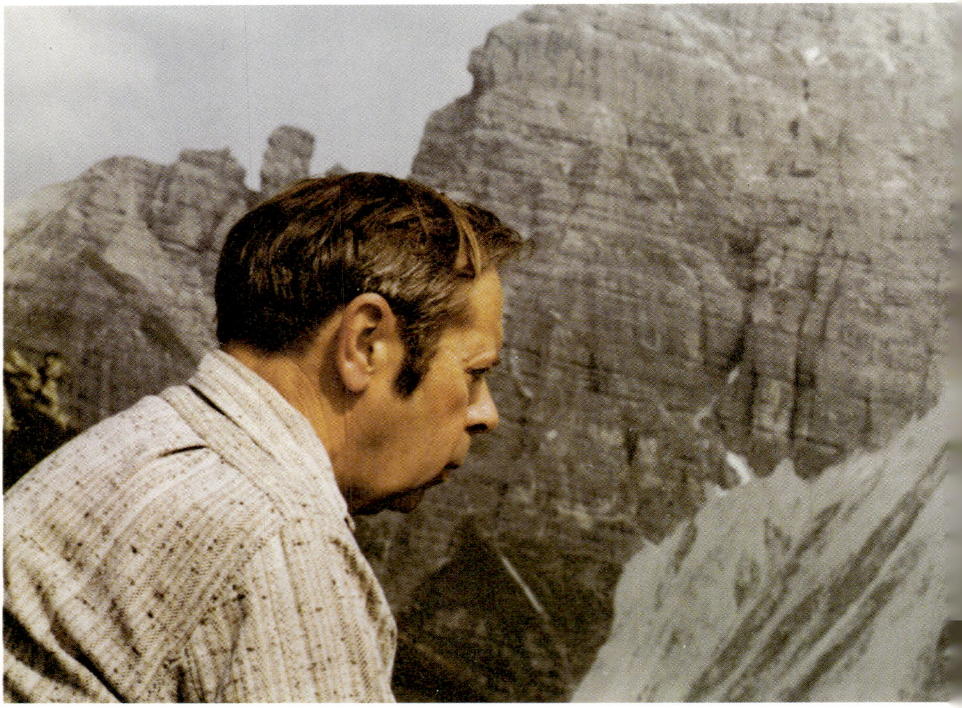

Hannes von An der Lan

Ein Leben für Umwelt und Gesundheit

Aus dem wissenschaftlichen Nachlass
von Hannes von An der Lan
1909 - 1982

Herausgegeben von
G.R. Brem, Breganzona
H. Mislin, Basel und Carona
E.A. van Trotsenburg, Klagenfurt und Graz

VITA SANA Verlag - Breganzona und Vulpera

1985

Schriften der Academia Alpina Medicinae Integralis - AAMI, Vulpera/GR
Band 1 (AAMI Schriftenverzeichnis Nr. 003)

Das vorliegende Buch ist eine auszugsweise zusammengestellte Dokumentation aus dem reichen wissenschaftlichen Nachlass von Hannes von An der Lan. Wiederholungen von Aussagen ergeben sich zwangsläufig aus den zu verschiedenen Zeiten, bzw. Anlässen publizierten Dokumenten.

ISBN 3-909130-01-1

1. Auflage 1985

Gesamtgestaltung: Hans-Christian Decker, Agno
Satz: Istampa, Agno
Lithos: Cliches Color SA, Lugano
Druck: Tipo-Offset Aurora SA, Lugano

Inhalt

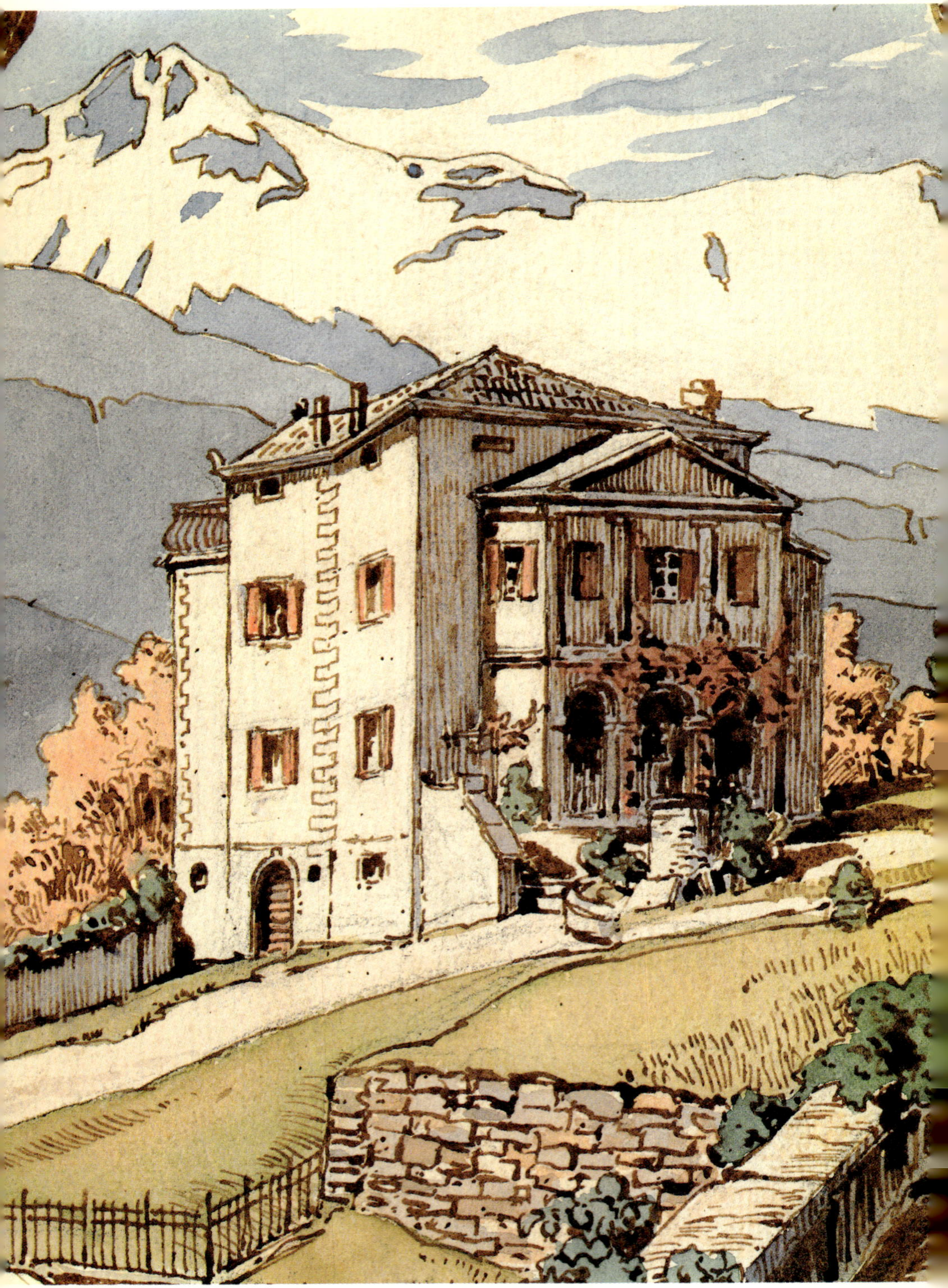

1. Teil Zum Leben und Wirken von Hannes von An der Lan

Hannes von An der Lans Geburtshaus in Rovereto (Südtirol) nach einem von ihm gefertigten Aquarell.

Zum Leben und Wirken von Hannes von An der Lan

Hannes von An der Lan

Leben und Werk

Am 19. Dezember 1909 in Rovereto (Südtirol) geboren, am 29. März 1982 in Innsbruck verstorben.
Dazwischen gute zweiundsiebzig Jahre, geprägt durch naturwissenschaftliche Forschungsarbeit, durch Sorge um die immer stärker gefährdete Umweltsituation der Menschheit und durch aktives Bemühen, ein ökologisches Umdenken zu bewirken.
Seit An der Lan nicht mehr unter uns ist, haben viele entdeckt, dass dieser Mann - dessen Wort fest verankert war in wissenschaftlicher Erkenntnis und Handlungsbereitschaft - uns mehr zu sagen hatte, als Zeit seines Lebens eingesehen wurde. Seine Studien zur Schädlingsbekämpfung mögen einigen nicht geheuer gewesen sein, heute wird uns aber bereits gesagt, dass sein Mitte der fünfziger Jahre bekundetes Interesse an Umwelttoxikologie, Xenobiotica und deren cancerogene Wirkungen, viel zu spät verwertet worden ist.
Gleiches gilt für seine Beobachtungen über die Folgen des sauren Regens (1981), sowie über die Gefahrenmomente der Kernenergie (1979).
In seiner Handlungsbereitschaft vereinten sich seine Entwicklungsarbeit auf dem Gebiete der Regeneration (Stichwort «Revisan») und Courage, sich politisch zu bekennen (Stichwort «Bürgerinitiative gegen Atomgefahren»).
Sein Lohn war, gesellschaftlich gesehen, mager.
Eine Universität ist nicht immer die Institution, die kreatives Veränderungspotential optimal zu lenken weiss.
Es blieb somit bei einer Habilitierung für Zoologie mit besonderer Berücksichtigung der Schädlingsbekämpfung (18. März 1955) und der Errichtung einer Abteilung für Toxikologie am Institut für Zoologie, aus Anlass seiner Ernennung zum ao. Univ. Professor neuen Typs (1973). Wegen seiner Pensionierung wurde diese Abteilung schon ein Jahr später wieder aufgehoben.
Mit Ausnahme dieses einen Jahres hat An der Lan somit ein Vierteljahrhundert Umwelttoxikologie mehr oder weniger privat be-

trieben. Dies mindert keineswegs die grosse Anerkennung, die er in zunehmendem Masse national und international genoss.
Ich erwähne seinen wichtigen Beitrag am Mainzer Humanökologischen Seminar 1967 (siehe das von H. Mislin für diesen Band erstellte Protokoll). Seine Mitarbeit am Kongress der Internationalen Vitalstoffgesellschaft 1969, worüber G.R. Brem in diesem Band berichtet, die Gründung einer Akademie für Lebensschutz und Umwelt in Luxemburg, sowie seine aktive Mitarbeit bei dem Zustandekommen eines biologischen Instituts an der Universidad de Concepcion (Chile), die Verleihung des Prix Europe de l'Institut International pour le Progrès ECON in Zürich (1976), und nicht zuletzt seine Tätigkeit als Präsident der Bürgerinitiative gegen Atomgefahren in Wien.
Auch im Falle An der Lan gilt, dass wir nicht nur mit der Umwelt, sondern auch mit menschlichen Resourcen sorglos umgehen. Hannes An der Lan hat sicherlich, wie Prof. Dr. G. Bruckmann 1983 treffend geschrieben hat, «zu den ganz Grossen unserer Zeit» gehört.
Zeit seines Lebens hat er sich aber mit einer Erkenntnis Max Plancks abfinden müssen: «Neue wissenschaftliche Wahrheiten pflegen sich nicht in der Weise durchzusetzen, dass ihre Gegner davon überzeugt werden, sondern dadurch, dass die Gegner allmählich aussterben und die jüngere Generation von vornherein mit den neuen Wahrheiten vertraut ist».
Und so ist es. Die jüngere Generation hat bereits umgedacht und weiss sehr wohl, dass es nicht leicht sein wird, die erforderliche Rekonstruktionsbilanz für Leben und Umwelt zu erstellen.
An der Lan hat diese Schwierigkeiten geahnt. Häufig zitiert er in seinen Schriften den Wiener Mediziner, Philosophen und Dichter Ernst von Feuchtersleben. 1838 schrieb dieser in seiner «Diätetik der Seele»: «Die Natur übt ein heimliches Gericht; leise und langmütig aber unentrinnbar, sie kennt auch jene Fehltritte, welche das Auge der Menschen fliehen und ihrem Gesetze nicht erreichbar sind; ihre Wirkungen, ewig, wie alles, was als Strom dem Quell der Urkraft entfliesst, verbreiten sich über Generationen und der Enkel, der verzweifelnd über das Geheimnis seiner Leiden brütet, kann die Lösung in den Sünden der Väter finden».
Er pflegte nur den ersten Teil dieses Zitats zu verwenden. Wenn man ihn aber im ORF-Interview vom Helmut Gyürky hört (es wurde erst nach seinem Verscheiden am 11. Juli 1982

ausgestrahlt», dann hätte es Gründe genug gegeben, das ganze Zitat zu verwenden. Konkret spricht er in diesem Interview über die schleichende Vergiftung der Menschheit, über den chemischen Teufelskreis, in dem wir uns befinden, über Rüstungsausgaben, die eine international konzertierte Aktion verhindern, so, wie auch Robert Jungks Gedanken einer internationalen Bürgerinitiative wiederholt werden.

Es ist auffallend, welche Parallelitäten es im Leben An der Lans und Feuchterslebens gibt. Beide vermochten sie eigentlich nicht das zu Ende führen, was ihnen vorschwebte. Für beide war das Fachwissen in einer tiefempfundenen Lebensphilosophie verwurzelt. Und für beide galt, dass sie durch ihre Verbundenheit mit der Natur ganzheitlich denken und handeln mussten.

Wir wissen nicht in welchem Ausmass sich An der Lan mit dem etwa einhundertfünfzig Jahre früher lebenden Wiener Mediziner befasst hat. Immerhin ist diese Verbundenheit ein Zeichen jener sanften Verschwörung, die Marilyn Fergusons bewegende Zeitanalyse kennzeichnet und zu der, wissentlich oder unwissentlich, auch An der Lan gehört hat.

Keinesfalls darf diese Deutung missverstanden werden. An der Lans Mahnungen wirken glaubwürdig, weil sie aus einer wissenschaftlichen Arbeit hervorgehen, die mit der grössten Akribie betrieben worden ist.

Man braucht nur die Darstellung der komplizierten Genitalmorphologie seiner Turbellarien zu studieren, sowie auch seine meteorologischen Analysen im Ägäis oder seine tiergeographischen Studien der Donau, um zu wissen, dass das Leben An der Lans durch die strengen Regeln der wissenschaftlichen Arbeit regiert wurde.

Dies betrifft in gleicher Weise auch jenes Forschungsgebiet, das ihn öffentlich bekannt gemacht hat: die Umwelttoxikologie. Der zentrale Gedanke in diesen Studien ist, dass viel zu viel auf einer anwendungsorientierten Forschungsebene gearbeitet worden ist, und viel zu wenig grundlegende Forschung betrieben wird.

Und weil diese notwendige Grundlagenforschung fehlte, konnte es zu den vielen Irrtümern kommen: «Will man die gegenwärtige Situation einigermassen meistern, so muss man stets daran denken, dass die belebte Welt eine Ganzheit darstellt, der auch die menschliche Gesellschaft angehört. Die Gesetzmässigkeiten dieser Ganzheit sind uns erst teilweise bekannt, und die durch unsere

Unkenntnis verursachte Störung der Ganzheit ist eine der Hauptgründe dafür, dass unser Zivilisationsfortschritt, so wie er sich bisher entwickelt hat,der menschlichen Gesellschaft eine subchronisch bis chronisch giftige Umwelt geschaffen hat» (1966).

Zwischen 1936 und 1981 publizierte An der Lan 99 Arbeiten. Die Turbellarien- und die Limnologische Forschung geht aus der Zusammenarbeit mit seinem Lehrmeister Prof. Dr. Otto Steinböck hervor.

Die Stätten dieser wissenschaftlichen Arbeit waren der Ochrida-See in Mazedonien, Rovigno an der Adria, die Alpen und die Donau. Gerade in dieser Forschungsarbeit vereint sich Registration und Analyse mit einer nahezu künstlerischen Empfindsamkeit. Seine Schilderungen des Ochrida-Sees, seine Beschreibung der dortigen Kirche der Fischer, Sveti Jovan, sowie seine späteren Lichtbilder des Neustifter Chorherrenstifts atmen jenen Geist aus, die die Wissenschaft von heute dringender als je braucht: den Geist der Demut.

Vielfach waren es ganz konkrete Anlässe, die die Stossrichtungen seiner Forschungstätigkeit bestimmten.

Der Kriegseinsatz im griechischen Raum, einschliesslich der Meeresgebiete der südlichen Adria, des Ionischen Meeres und der Ägäis wusste er für meteorologische Studien zu verwerten, wobei seine 1949 publizierte Arbeit über die «Meteorologischen Besonderheiten der Ägäis» laut Janetschek (1983) beachtenswerte Beobachtungen über Windströmungen hoher Konstanz in der unteren Stratosphähre enthält (heute bekannt als Jet-Stream).

Im übrigen spielen wetterkundliche Beobachtungen eine wichtige Rolle im Leben An der Lans. Dies kann belegt werden mit seinen Artikeln über die Alpen, sowie mit Notizen aus seinen Reiseberichten. Sein Sohn Hannes An der Lan berichtete mir, wie er das Phänomen des sauren Regens studierte und mehr oder weniger auf einem informalen Weg zu Aussagen kam, die uns heute eigentlich alltäglich begleiten.

Auch sein umwelttoxikologisches Engagement kann auf einen konkreten Anlass zurückgeführt werden. Während der schwierigen Nachkriegszeit hatte er diverse Aufgaben wahrzunehmen. Als Mitarbeiter und Berater war er für Erzeuger von Pflanzenschutzmitteln tätig. 1956 erschien seine erste Arbeit über die Wirkung von Malathion auf Fliegen. Ein Jahr später wird seine erste grössere Studie über die Gefahren der Schädlingsbekämpfungsmittel

in der Naturwissenschaftlichen Rundschau veröffentlicht. Sachlich berichtet er über die Gefahren von DDT, allerdings versehen mit der Bemerkung, dass der Pflanzenschutz nicht auf die Anwendung der heute gebräuchlichen Mittel verzichten kann und somit eine weitgehendste Aufklärung notwendig ist, die auch jeden einzelnen Menschen erfassen muss.
Seine Distanz und Sachlichkeit war aber dennoch keine Gewähr für die betroffenen Interessengruppen, auf Interventionen zu verzichten.
In seiner Würdigungsrede am 2. Mai 1982 äusserte H. Mislin die Meinung, dass An der Lans Grundfragen stets medizinischer Natur gewesen sind. Und in der Tat ergibt sich aus einer Analyse seines Schrifttums, dass in der Anfangszeit seiner umwelttoxikologischen Publikationen nur mit einer gewissen Vorsicht über die medizinischen Folgewirkungen geschrieben wurde, hingegen später unumwunden Gesundheitsschäden angeprangert wurden.
Als Nicht-Mediziner steht es mir nicht zu, über die Richtigkeit oder Unrichtigkeit dieser Aussagen zu urteilen. Mislin hat in seiner genannten Rede das Problem der Gesundheitsgefährdung in einer Weise formuliert, die auch der Weltsicht eines Philosophen entspricht: «(Die) Unangepasstheit des Menschen besteht primär darin, geistig-leiblich-seelisch auf die ihm derzeit aufgezwungenen Umweltbedingungen zu reagieren, welche man als krankhaft bezeichnen muss.»
Larry Dossey hat dieses Phänomen in seinem wichtigen Buch über «Die Medizin von Raum und Zeit» (1984) mit der Theorie der dissipativen Strukturen des belgischen Chemikers Ilya Prigogine verbunden und konkludiert mit aller Härte: «Der Preis, den wir für unsere Fähigkeit zu Wachstum und grösseren Komplexität zahlen müssen, besteht in Krankheit und der Anfälligkeit für Tod und Vernichtung.»
Es ist wahrlich eindrucksvoll, wie viele Vorwegnahmen solcher Thesen es im Schrifttum An der Lans gibt. Er war halt zu früh, sowie ihm die Eingebundenheit im Kreis jener Scholaren gefehlt hat, die gleich wie er registrierten, darüberhinaus aber jene Grundlagenforschung verrichteten, wozu An der Lan nicht die Mittel hatte.
Wissend um die Bedeutung des Paracelsus Wortes: «Wir werden nicht nur von unserer Mutter geboren, sondern gleicherweise durch unsere Mutter Erde, die mit jedem Mundvoll Nahrung täg-

lich Einzug in uns hält»*, begann An der Lan bereits Ende der 60er-Jahre mit seinem Regenerationsprogramm. G.R. Brem vermittelt in seinem Beitrag einen Einblick in die Genese der Zusammenarbeit von An der Lan mit der VITA SANA Klinik in Breganzona. Leider war es ihm nicht vergönnt, die endgültige Gestalt seiner Arbeit zu Gesicht zu bekommen. Es gilt nun, diese Grundlagen einer integrativen Gesundheitslehre weiter auszubauen, und zwar mit der gleichen wissenschaftlichen Sorgfalt, welche die Arbeiten An der Lans prägten.

Der Versuch, Leben und Werk eines hervorragenden Menschen darzustellen, wird - wenn man ihn ernst nimmt - einem verspäteten Dialog gleich. In unserem Falle, vor der Gründung der Academia Alpina Medicinae Integralis stehend, hat dieser geistige Gedankenaustausch eine umso grössere Bedeutung, weil diese Initiative auch seine Initiative hätte sein können.

Die Akademie will eine Stätte der Begegnung jener sein, die bereit sind, die heutige Gefährdung der Menschheit als *die* Herausforderung zu sehen, aktiv an Transformationsprozessen in dieser Welt mitzuarbeiten. Realistisch, ohne Selbstüberschätzung und somit demütig, aber auch mit Phantasie. Diese Qualitäten - so glaube ich - kennzeichnen Leben und Werk von Hannes von An der Lan!

*Siehe Opus Paramirum von Theophrastus Paracelsus (Caput septimum). Paracelsus unterscheidet zwei Arten der Nahrung: die geistliche Nahrung aus Luft und Feuer und die materialistische Nahrung aus Erde und Wasser. Somit spiegelt sich im Menschen das Weltprinzip der Wandlung wider (vgl. auch E.W. Kämmerer «Das Leib-Seele-Geist-Problem bei Paracelsus und einigen Autoren des 17. Jahrhunderts», Wiesbaden 1971).

Kreuzgang des Chorherrenstiftes Novacella (Brixen). Hannes von An der Lan besuchte diesen Ort öfters und stellte darüber auch ein umfangreiches Bildmaterial her.

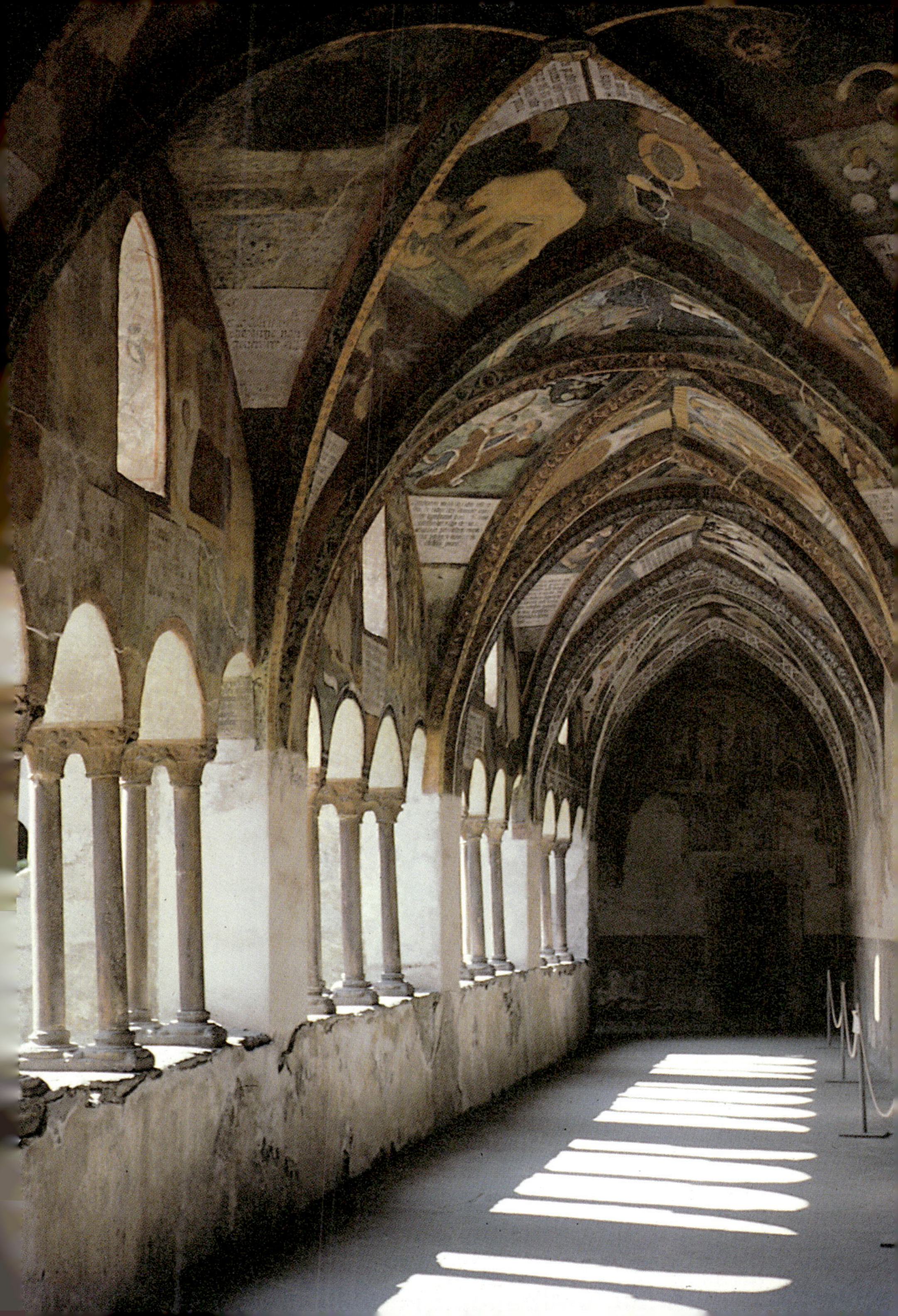

Anmerkungen

Bei der Erstellung dieses Kapitels bin ich vielen zu Dank verpflichtet, insbesonderen der Familie von An der Lan und namentlich dem Sohn Hannes An der Lan in Innsbruck, ferner Freunden in seiner Heimatstadt, in Wien und in der Schweiz. Persönlich habe ich Prof. An der Lan nicht gekannt, wenn auch sich unsere Wege gekreuzt haben müssen, nicht zuletzt im Chorherrenstift in Novacella (Brixen).

Zwei Nachschriften sind in diesem Kapitel verarbeitet worden : «In memoriam ao. Univ. Prof. Dr. phil. Hannes An der Lan (1909-1982)» des Vorstandes des Zoologischen Instituts der Universität Innsbruck, Univ. Prof. Dr. H. Janetschk (erschienen in: Berichte Nat. med. Verein Innsbruck, 70 (1983) 297-299) und «Jeder stirbt seinen eigenen Tod... im Gedenken an den Gelehrten und Forscher Prof. Dr. Hannes von An der Lan zu Hochbrunn» von Univ. Prof. Dr. H. Mislin (erschienen in: VITA SANA Magazin Nr. 3 (1982) 13-19).

E.A. van Trotsenburg

Die Verdienste An der Lans um die VITA SANA und die Integrale Medizin

Für mich als Gründer der VITA SANA gibt es eine Tatsache, an der ich weder vorbeisehen kann noch will. Ohne Hannes An der Lan gäbe es die VITA SANA nicht - wenigstens nicht in ihrer heutigen umfassenden Weise. Das Jahr 1969 war schicksalhaft, wenn ich diesen Ausdruck einmal verwenden will, trotzdem er mir aus geisteswissenschaftlicher Sicht nicht zusagt. Ich war zu jenem Zeitpunkt mitten in meiner Vorbereitungszeit für meinen zweiten Beruf, dem ich eigentlich mehr die Bezeichnung Berufung beimessen möchte. Dazu gehörte ein umfassendes Literaturstudium in Medizin, in chinesischer Philosophie und östlicher Medizin, westlicher Erfahrungsheilkunde und klassischer Homöopathie. Die meisten meiner Wochenende waren auch belegt mit dem Besuch von wissenschaftlichen Kongressen in ganz Europa.
Schicksalhaft habe ich gesagt? Ja - denn meine Anmeldung zum Kongress der Internationalen Vitalstoffgesellschaft unter dem Präsidium von Prof. Adalbert Schweigart, im Jahre 1969 in Hannover, kombiniert mit dem Weltkongress des Weltbundes zum Schutze des Lebens unter Prof. Günther Schwab, wurde vor allem durch einen der im Programm angekündigten Vorträge provoziert, der mich auf unerklärliche Weise magisch anzog: «Hannes An der Lan - Brauchen wir eine Umwelt-Toxikologie?»
Da sah ich ihn zum erstenmal am Rednerpult - ohne Manuskript wie es seine Gewohnheit war - ohne Pathos mit mittelstarker Stimme, aber mit präziser Formulierung und einer erschlagenden Logik. Jeder Satz ein Keulenhieb gegen die Zerstörung des Gleichgewichtes der Natur und der Umwelt und letztlich unserer Lebensgrundlagen. Ein futuristisches Bild der Verzweiflung eines grossen Wissenschafters, der als Anwalt einer Welt sprach, deren Zerstörung voll im Gange war. Noch nie hatte ich die Zusammenhänge in einer derartigen globalen Vision gehört. 45 Minuten hatten mein ganzes Umweltdenken in neue Bahnen geleitet. Freneti-

scher Applaus quittierten die mutigen und in eine düstere Zukunft weisenden Ausführungen. Und was mich heute im Rückblick am meisten beeindruckt: Seine Befürchtungen waren nicht übertrieben, sondern eher untertrieben. Er sprach schon damals von einem Umkippen der Seen und Meere, vom kommenden «sauren Regen», von einem auf uns zukommenden «Waldsterben» und in letzter Konsequenz von einem harten aber gerechten Gericht der Natur. Damals noch schwer vorstellbar - heute aber absehbar!
Ich habe mich ihm vorgestellt und ihm gedankt für seine Ausführungen und auch versucht, in Worte zu kleiden, was mich damals innerlich erschütterte. Es war einer jener bewegenden Momente, wo sich zwei Menschen zum erstenmal begegnen und erkennen, dass etwas Neues entsteht. Wir verstanden uns auf Anhieb. Hier der bestandene Wissenschafter und da der noch suchende Praktiker. Aus einem gemeinsamen Nachtessen entstand eine tiefgründige Diskussion bis in die frühen Morgenstunden. Wir trennten uns als «alte Bekannte» mit einem Termin zu einem Treffen auf halbem Wege zwischen Innsbruck und Lugano - in Buchs/SG - zu weiterem Gedankenaustausch. Diese Treffen wiederholten sich regelmässig, oder wir besuchten uns gegenseitig in Breganzona und Innsbruck.
Während ich mir von seinen umfassenden wissenschaftlichen Kenntnissen und seiner globalen biologischen Schau sehr viel Wissen aneignen konnte, war wahrscheinlich meine praxisbezogene und auf das realistisch Mögliche ausgerichtete Arbeitsweise für den Forscher An der Lan ebenfalls eine grosse Hilfe. Aus seinen ausführlichen Berichten über seine damals 25-jährigen Regenerationsforschungen erfasste ich intuitiv den grossen Wert seiner Forschungen, vorausgesetzt, dass seine Erkenntnisse praktisch auf den Patienten bezogen umgesetzt werden könnten. Wir waren uns bald einig, dass seine Forschungen präzise in dieser Richtung weitergehen müssten. Dies bedingte gewisse Einrichtungen, die er in seinem Institut an der Universität Innsbruck nicht zur Verfügung hatte und zusätzliche finanzielle Investitionen. Hier begann unsere praktische Partnerschaft. Sie führte im Frühling 1975 zur ersten Fabrikations-Charge des Regenerationsserum «REVISAN ROM 113».
Gross war die Freude An der Lan's am 25. Oktober 1975 an der offiziellen Einweihung der VITA SANA-Klinik in Breganzona, deren erster wissenschaftlicher Berater er wurde. Die umstehen-

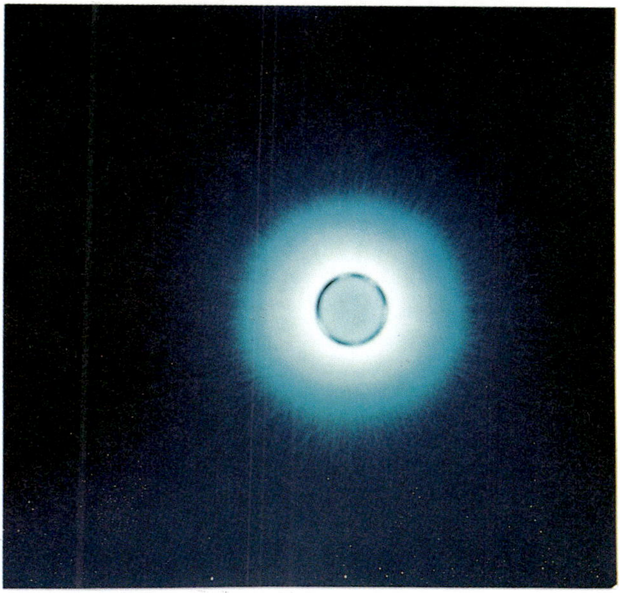

„Siero Vital"
Strahlungsfeld
einer auf dem
Film stehenden
Ampulle.
Aufgenommen: 16.11.74.

Hannes von An der Lans Handschrift auf einer Notiz zum REVISAN, das in der Entwicklungsphase noch den Namen «Siero Vital» hatte.

den Bilder zeigen ihn unter den rund 100 geladenen Gästen aus Wissenschaft, Wirtschaft und Politik. In diesem Hause war nun sein wissenschaftlicher Schwerpunkt, und er freute sich mit mir und meinen Mitarbeitern an der Entwicklung der VITA SANA. Hierher kam er regelmässig - nach seiner Pensionierung auch einige Wochen im Jahr - gewissermassen in seine zweite Heimat. Hier fühlte er sich wohl, hier liebten ihn alle und freuten sich immer wieder auf seinen nächsten Besuch. Nicht nur unsere jungen Ärzte, denen er ein väterlicher Freund war und ihnen in langen Gesprächen seine theoretischen Überlegungen zu seiner Entwicklung von «REVISAN» weitergab, schätzten und verehrten ihn, sondern auch die hilfreichen Geister in Zimmer und Küche. Seine bescheidene und freundschaftliche Art, mit der er allen Mitarbeitern begegnete, beeindruckte. Er war Teil des VITA SANA Geistes, von dem auch die Patienten in besonderer Weise berührt werden.
Als einer der ersten Wissenschafter stellte Hannes An der Lan die folgende neue Theorie auf. Nach ihm sind die verschiedenen Schwermetalle (Blei, Quecksilber, Cadmium usw.), die wir tonnenweise in unsere Umwelt lassen und über die Nahrungskette wieder in unsere Fettgewebe zurückbekommen, (wo sie sich speichern, kumulieren und Verbindungen untereinander eingehen) in der Lage, unser reticuloendotheliale System (RES) und damit den Einsatz von mesenchymatischem Zellmaterial zu blockieren. Das war für ihn auch die Erklärung, warum sich vielfach - trotz den besten Therapien auch ganzheitlicher Natur - beim Patienten keine regenerativen Prozesse oder Immunvorgänge mehr einstellen. Für An der Lan war Regeneration ganz allgemein ein biologisches Grundphänomen, das sich wie ein roter Faden durch das gesamte Tierreich bis zum Menschen nachweisen lässt. Und das Entscheidende in diesem Grundphänomen: Während der Embrionalentwicklung entsteht Zellmaterial, das zu keiner Differenzierung oder Organbildung veranlasst wird. Bei höheren Wirbeltieren und beim Menschen sprechen wir dabei von mesenchymatischen Geweben und mesenchymatischem Zellmaterial.

Hannes von An der Lan unter den rund 100 geladenen Gästen, anlässlich der Einweihung der VITA SANA Kurklinik in Breganzona/TI am 25. Oktober 1975.

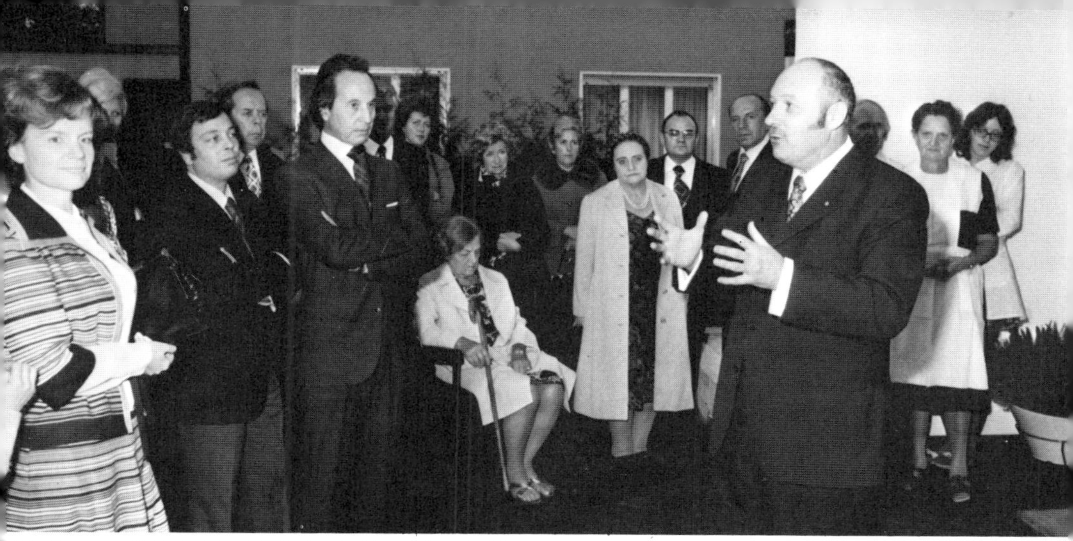
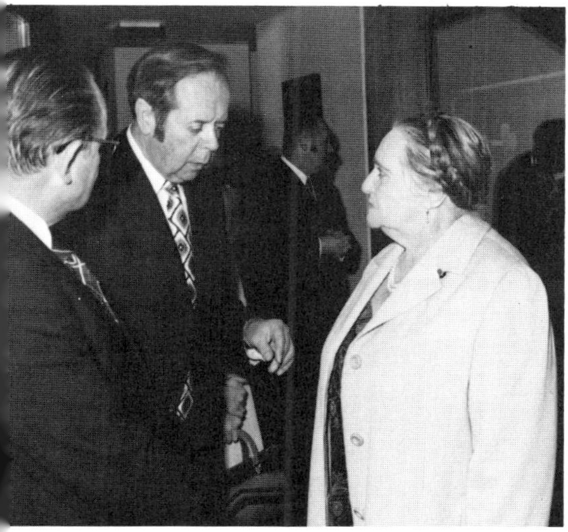
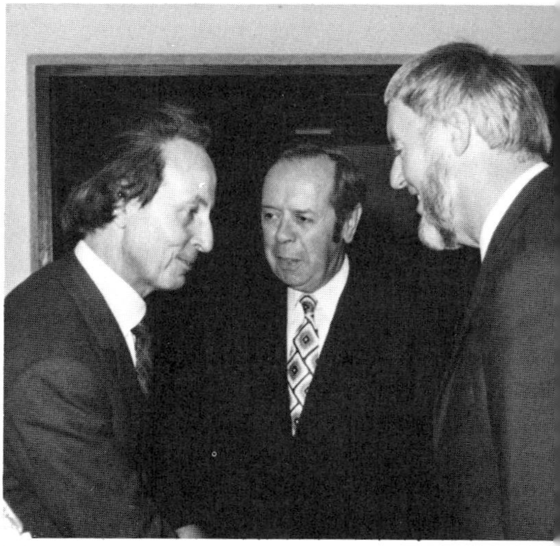
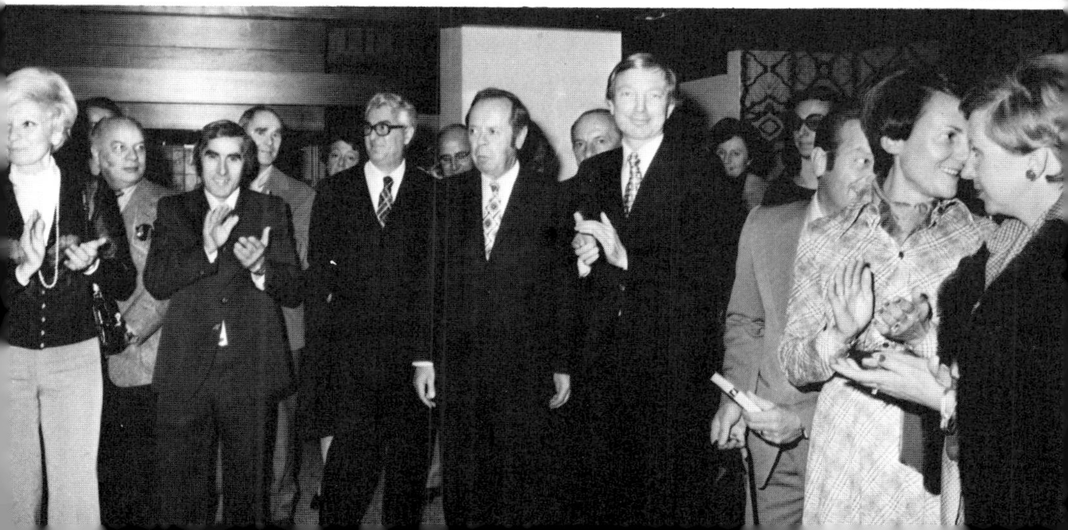

Hier setzte An der Lans Fragestellung ein. Wie kann ich dem Patienten, dessen regenerative Möglichkeiten blockiert resp. bei dem der Einsatz von mesenchymatischen (Reserve)material unterbunden ist, alle notwendigen rein biologischen (und chemisch unbelasteten) Aufbaustoffe zuführen, die in den Peptiden und in den Aminosäuren eingeschlossen sind, um die Regenerationsprozesse wieder in Gang zu setzen? Dabei ging An der Lan in seiner Denkweise viel differenzierter vor als zum Beispiel Niehans. Offensichtlich enthält das von An der Lan entwickelte Organserum REVISAN solche Aufbaustoffe, die auf das mesenchymatische Gewebe und Zellmaterial aktivierend einwirken. Viele Fälle aus der Kasuistik, wo nur durch REVISAN regenerative Prozesse ausgelöst werden konnten, untermauern diese Ansicht.
Eine weitere gewaltige Weiterentwicklung gegenüber der Zelltherapie bestand beim An der Lan'schen Konzept darin, durch Entfernung der hochmolekularen Eiweisskörper (10'000 Mol-Gewicht und mehr), jede für den Patienten unangenehme Nebenerscheinung wie Allergien oder Eiweiss-Schocks und Implantationsschmerzen, auszuschliessen. Damit ist die REVISAN-Therapie vollständig unproblematisch.
An der Lan hat mit seiner Therapie der integralen Medizin neue Möglichkeiten erschlossen. Es wird einer näheren Zukunft vorbehalten bleiben, für seine theoretischen Annahmen und Erklärungen von REVISAN, den wissenschaftlichen Wirkungsnachweis in vitro zu erbringen, sobald neue Methoden entwickelt sein werden, die nicht nur chemisch-analytische, sondern auch Ergebnisse ganzer biologischer Komplexe erbringen. Und dann werden An der Lans Leistungen für die integrale Medizin erst richtig erfasst und gewürdigt werden.
Für mich war er ein grosser Lehrmeister und Freund. Sein Vermächtnis und seine Gesamtvision weiter zu tragen, ist mir Verpflichtung.

G.R. Brem

Gespräch mit Hannes An der Lan (Innsbruck) über die Umwelt und Umweltchemisierung

Humanökologisches Seminar, Mainz - 3. November 1967

Mislin: Ich begrüsse zu unserem heutigen Kolloquium über die Umwelt und Umweltchemisierung insbesondere unsern Gast und Gesprächspartner, Kollege An der Lan aus Innsbruck, den man mit gutem Fug und Recht als einen Pionier in dieser praxisorientierten Umweltforschung bezeichnen darf. Er hat als Erster den schwerwiegenden Begriff der «Umweltchemisierung» in die Umweltdebatte geworfen.

An der Lan: Es ist doch einfach so, Umwelt in unserer Zeit ist zu einer Quelle von schädlichen Einflüssen geworden, welche den Menschen in grösste Gefahr bringen.

Mislin: Zugegeben, aber dieser Aspekt einer gefährlichen Welt ist nicht absolut neu. Das Bedrohende der Natur, als eine der Hauptquellen teils unserer Angst, teils aber auch einer Verehrung übermenschlicher Kräfte ist doch wohl Erfahrungsgut bereits der Frühmenschheit.

Bilz: Wenn ich dazu als Palaeoanthropologe gleich etwas sagen darf. Natürlich haben Sie mit dieser Feststellung recht, der Frühmensch hatte durch mythische Vorstellungen Bedrohliches zu meistern und durch kultische Handlungen zu besänftigen und sie abzuwenden versucht. Die Welt der Götter und Geister hat sich aus dieser Erfahrung gebildet. Ein Zeichen dafür, in welch tiefe Schichten des Bewusstseins diese archaische Naturerfahrung eindrang. Die Welt unserer Zeitgenossen hat jedoch nichts von solchen mythischen Elementen hervorgebracht, mit denen Gefahren ins Religiöse übersteigert werden.

Mislin: Damit wird einmal mehr festgestellt, dass die Bedrohung, die wir heute empfinden und die An der Lan meinte, von grundsätzlich anderer Art ist, und wir wären ihm dankbar, wenn er sich gerade dazu äussern wollte.

An der Lan: Die aktuelle Bedrohung meine ich, entsteht daraus,

dass die uns bekannte Natur, deren Gefahren wir abzuschätzen und denen wir zu begegnen gelernt hatten, völlig neue, uns bis dahin unbekannte Züge angenommen hat.
Dazu kommt noch, dass sich die neuen Eigenschaften in der Welt, in der wir leben, selber ständig verändern. Es liegt mir sehr daran, kurz auf diese Veränderungen eingehen zu können. Diese Veränderungen haben nämlich zwei Sondereigenschaften, welche für die menschliche Erfahrungswelt neuartig sind: Sie erfolgen in einer bislang nie gekannten Beschleunigung und zwar so, dass der Wandel der Welt für uns, kurzlebig wie wir Menschen einmal sind, dann doch bemerkbar wird. Überdies erfolgen sie endlich noch durch die Aktivitäten des Menschen selbst. Und damit komme ich auf einen «Umweltbegriff» der erst in den letzten Jahren entstanden ist und der die rasch durch den Menschen sich ändernde Welt meint. Von dieser sich ständig verändernden Welt ist der Mensch selber ein Teil und mit ihr steht er in ständiger Wechselwirkung. Die Umwelt ist ein Ökosystem – Kollege Mislin spricht von einem «Ökosystemgefüge». Kurzum, in diesem Ökosystem kann kein Teil ohne den andern betrachtet werden.
Bilz: Da somit alle Teile in Wechselwirkung miteinander stehen und darum Gleichgewichte, also Haushaltsfragen eine dominierende Rolle spielen, möchte ich in diesem Zusammenhang doch nochmals auf die archaische Umwelt zurückkommen. Das Kreislaufdenken des Frühmenschen war doch auch ein Haushaltungsdenken mit Urmächten, die als die eigentlichen Haushälter und Urheber wirkten und den Menschen stets auch zur Rechenschaft zogen. Ich gebe ohne weiteres zu, dass im Gegensatz zu jener mythischen Umwelt, welche den Menschen ihren ersten religiösen Bezug gegeben und auch vorallem den Sinn für das «Numinose» geweckt haben dürfte, uns Heutigen die Welt als Zustand der ungemütlich, weil ungewohnt empfundenen technisch bedingten Veränderung vorkommt und sie erscheint offenbar den meisten als alleine mit dem Verstande einsehbar und nicht als eine durch eine Emotionalität des Menschen bewältigte Welt. Aber sind wir nicht schon lange mit der Tatsache konfrontiert, dass sich gerade heute in der Psychopathologie des Menschen neue Formen der Ängste zeigen? Kennen unsere Ärzte, Psychiater und Neurologen, wie auch Psychologen nicht den beängstigenden allgemeinen Zustand erheblich zunehmender «Neurotisierung».
Mislin: Sicher ist es gut, dass Herr Bilz mit seinen Ausführungen

die Problematik des Begriffs «Krankheit» angeschnitten hat, wir sollten uns aber jetzt nicht allzu eingehend in diese Problematik einlassen. Vielleicht findet unser Psychologe die Brücke zu unserer eigentlichen Thematik, indem er vielleicht jetzt kurz die gegenwärtige Bewusstseinslage streift.

Welleck: So unmittelbar angesprochen möchte ich sagen: Die Veränderung, von der wir hier reden, hat sich erst in den letzten Jahrzehnten als Gegenstand einer andern einigermassen ebenbürtigen Wissenschaft entwickelt. Denken Sie daran, welche Schwierigkeiten die technischen Fächer fanden, die an eigens geschaffenen Hochschulen, die als Universitäten zu nennen man sich erst in jüngster Zeit herbeiliess, gelehrt wurden. Gerade diese Schwierigkeiten belegen mehr als alles Andere, wie fern dem Geistesleben des Menschen die technisierte Welt zunächst stand. Herr An der Lan sprach von den «grossen Gefahren», aber sie beginnen eben erst und immer mehr in das klare Bewusstsein des Menschen zu treten. Nun sehen wir zu, was in Wirklichkeit geschieht: Diese Gefahren werden als «Umweltverschmutzung» oder «Umweltchemisierung» oder ähnliches deklariert und auf diese Weise irgendwie «abgetan»; sie werden jedenfalls in die Zuständigkeit einiger Schuldiger oder Verursacher verwiesen; sie werden aber keinesfalls als das erkannt, was sie in Wirklichkeit sind: Gefahren, die aus der Unangepasstheit des Menschen an eine Welt entstehen, die er selbst durch seine Kunst der Technik verändert hat.

Mislin: Ja Herr Kollege, diese sogenannte «Unangepasstheit» des Menschen besteht doch zweifellos zunächst in einer Reaktion von Leib und Seele auf die ihm zur Zeit einfach aufgezwungenen Umweltbedingungen. Damit stehen wir wieder beim Begriff der Krankheit, denn diese unangepassten Reaktionen müssen wir doch als «krankhaft» bezeichnen.

Welleck: Gewiss, darum würde ich jetzt meinen, was uns hier interessiert sind Abweichungen von den bisher bekannten körperlichen und seelischen Verhaltensformen des Menschen, die uns in der Regel als unerwünscht erscheinen, wenn sie nicht gerade im Grenzfall das Leben selber bedrohen.

An der Lan: Wenn ich gerade an dieser Stelle einsetzen darf. Das ist genau die Problematik, die sich als Reaktion des Menschen auf «Noxen» definieren lässt, und sie steht insofern im Vordergrund einer jeden Argumentation des Umweltschutzes, als unsere Existenz heute und erst recht in Zukunft bedroht ist, wenn sich die

Entwicklung im bisherigen Tempo fortsetzt, was wir derzeit auch wirklich beobachten.

Mislin: Ich hatte eigentlich ursprünglich gedacht, dass wir heute mit unserem Thema «Chemisierung der Umwelt» rascher zur Darstellung der ökologischen Situation kommen und zwar in Form einer Analyse der Problemenkreise der physiko-chemischen Umwelt.

Aber ich sehe ein, dass wir unsere Diskussion einer medizinisch-ökologischen Propädeutik fortsetzen müssen und auf deren Fall, diese unserm eigentlichen Thema voranzustellen.

Schwidetzki: Darf ich als Anthropologin nochmals auf den Begriff der sog. «Unangepasstheit» des Menschen zurückkommen, mir scheint dieser wäre nur einseitig definiert, wenn man Unangepasstheit lediglich als mangelhafte Anpassung an eine technisch veränderte Umwelt bezeichnet.

Ich meine nämlich, dass die menschliche Biopsychologie wahrscheinlich noch weniger angepasst ist, an die begrenzten Möglichkeiten, welche die Natur dem technischen Zugriff bietet. Ich glaube es ist mit Recht schon oft darauf hingewiesen worden, dass die Mentalität des Menschen, womöglich durch seine geistige Formung, durch eine eigentliche Prägung, die sich in den Jahrhunderten der abendländischen Kultur entwickelt hat, Formen annahm, welche ihn den lebendigen Charakter der Wechselwirkung zwischen Mensch und Natur vergessen liessen.

Jäger: Wir Biologen sind längst mit der Tatsache vertraut, dass unser Fortschrittsjahrhundert ohne sonderliche Nachgedanken daran gegangen ist, die gesamte Natur in jeder technisch auch nur möglichen Weise auszubeuten. Dieser Usurpation, die keine Schranken kennt, verdanken wir die Ausrottung von unzähligen Pflanzen und Tierarten.

An der Lan: All unser Tun war nur auf den Nutzen des Menschen gerichtet. Darum sind wir überhaupt in diese Schwierigkeiten hinein geraten. Dass unser Nutzen nur mit dem Respekt vor der uns umgebenden Natur, der Bewahrung ihrer Heilsquellen, die unser Leben garantieren, vereinbar ist, an diesem eminent ökologischen Gesichtspunkt hat offenbar niemand gedacht.

Mislin: Wenn ich diesen Grundgedanken gerade aufgreifen darf, so heisst das, Ökologie ist die immerwährende Herstellung eines Gleichgewichts, derart, dass überhaupt von vornherein irreversible Prozesse vermieden werden. Ein Leben auf dieser Erde ist also nicht nur für den Menschen und erst recht nicht nur für seine Gegenwart und Generation sicherzustellen.

Hemmer: Als Evolutionsbiologe glaube ich, dass es zwei Problemkreise sind, welche uns jetzt noch ernsthaft zu beschäftigen haben. Der erste Problemkreis betrifft die Instabilitäten, welche aus der Zunahme aller Veränderungen und ihrer Geschwindigkeiten entstehen. Sie beginnen bereits mit der Zunahme der Weltbevölkerung, die bald einmal an eine absolute Grenze der Existenzmöglichkeiten stossen wird.

Man darf dabei nicht vergessen, dass ja gerade dieser Zunahme ein Wachstum des Konsums aller einzelnen Menschen konform läuft. Damit multipliziert und potenziert sich die Schwierigkeit auf fatale Weise. Zunahme der Bevölkerung unserer Erde und deren Konsumausweitung gehen vorallem mit einer ebenfalls exponentiell anwachsenden Erhöhung des Weltenergiebedarfs einher. Diesem Problemkreis der physischen Umwelt steht der Problemkreis gegenüber, der sich mit dem Menschen unmittelbar als Lebewesen befasst.

Mislin: Verzeihen Sie, dass ich mich hier kurz einschalten muss. Es war sehr wichtig, was Sie zur Erhöhung des Energiebedarf sagten, aber wir sollten doch gerade an dieser Stelle betonen, dass mit diesem Energiebedarfsanstieg ein Grossteil aller Belastungen der Umwelt einhergeht.

An der Lan: Es gehört für mich zum Erschütternsten, immer wieder realisieren zu müssen, dass der zunehmende Energiekonsum der herrschende Faktor für die Chemisierung der Umwelt ist.

Lassen sie mich nur kurz die Dinge im Zusammenhang nennen. Die Verminderung der Rohstoffe auf der Erde sind zwar ein Kapitel für sich, aber ein Teil der Rohstoffe, soweit sie der Energiegewinnung dienen, sind nicht durch beliebig verfügbare Rohstoffe und Energiequellen ersetzbar. Und damit kommen wir im Energiesektor im Zusammenhang mit der Umweltchemisierung auf den springenden Punkt. Ein ökologisches Gleichgewicht entsteht doch erst, wenn ein Abfall, der jedem Lebensvorgang genau so wie jedem technischen Prozess anhängt, entsteht, wenn dieser Abfall methodisch so behandelt werden kann, dass er entweder wieder in verwertbare Rohstoffe oder in natürliche Bestandteile wie Wasser, Sauerstoff, Stickstoff oder Kohlensäure zurückverwandelt wird. Nun wissen Sie alle, dass Stoffe, die wir selber als Kunststoffe zum Ersatz der seltener werdenden Naturstoffe erfunden ha-

ben, solange ein zusätzliches Problem bilden, als sie zum Teil die Rohstoffquellen belasten, wie z.B. das Öl, oder zum Teil auch unvernichtbar bleiben, oder wie meist nur unter Entwicklung von Schadstoffen zu beseitigen sind. Bei sämtlichen hier anfallenden Problemen, dem Problem der Energiegewinnung, dem Müllproblem, dem Problem der Rezyklierung, dem Problem der Kunststoffe, haben wir es stets mit der Umweltchemisierung zu tun.

Mislin: Vielleicht kann jetzt Herr Hemmer hier anschliessend seinen zweiten Problemkreis vorstellen, wo er darauf zu sprechen kommen wird, wie der Mensch mit seiner eigenen Entwicklungsgeschichte fertig werden kann.

Hemmer: Sicher ist das nur auf sehr komplizierte Weise möglich, muss er doch fähig sein, im individuellen Fall auch einfach willens sein, eine Umweltbedrohung auch dann noch abzuwehren, wenn diese Abwehr mit eingreifenden Änderungen des Verhaltens, also seiner zur Zeit gewohnten Lebensweise einhergehen sollte. Ja, wir wissen ja längst Bescheid, dass der Mensch um ganz konkrete Verhaltensänderungen gar nicht herum kommen kann, will er tatsächlich überleben. Da wird in der Tat viel vom modernen Menschen einer expandierenden Industriegesellschaft verlangt. Es müssen unsere Zeitgenossen nicht nur in Hinsicht auf geeignete Massnahmen zur Umweltkorrektur motiviert werden, sondern sie müssen selber gewillt sein und auch von einer neuen bestimmten Mentalität sein, dass derartige Motivationen zur Verhaltensänderung überhaupt in ihnen erzeugt werden können.

Mislin: Ich frage mich, ob es jetzt nicht geboten ist, wenn wir nochmals kurz einen Rückgriff machen auf die Phase der Wissenschaft, in der sich Mensch und Natur in einem Verhältnis gegenüber standen, ja alle seine aktuellen Probleme aus der Reaktivität des Menschen bezog. Damals hatte der berühmte Umweltforscher Jakob von Üxküll von «Umwelt» im Gegensatz von «Innenwelt» von Mensch und Tier gesprochen. Jedes Lebewesen hat seine nur ihm eigentümliche Umwelt, die sich aus Merk- und Wirkwelt aufbaut. Es liegt mir nun fern, auf diese historische Biologieepoche zurückzukommen. Aber wir müssen doch und das scheint mir sogar dringend zu sein, wenn wir von Umwelt beim Menschen reden, mit Nachdruck darauf hinweisen, dass der Mensch im Gegensatz zum Tier nicht nur eine, sondern dass er viele Umwelten hat. Familie, Ahnen, Freunde, Beruf u.a. Das sind jeweils eindeutige Umwelten von konkreter Struktur. Aber

lassen wir das. Ich möchte jetzt noch einen Problemkreis berühren, der mir unumgänglich scheint, damit wir unsere Probleme mit einem integralen Bewusstsein in den Griff bekommen, es ist der Frage des Verhältnisses Aussenwelt zur Innenwelt gewidmet. Es ist doch ganz einfach so, dass die Naturwissenschaften einen unantastbaren Vorrangsanspruch der von ihr usurpierten Aussenwelt, vor jeder Innenwelt behauptet. Dieser Anspruch fusst in der Hauptsache darauf, dass man jener Aussenwelt eine von allen Innenweltzutaten sauber gereinigte Eigenständigkeit zuschreibt.
Löwith: Als Philosoph würde ich sagen, Sie sprechen jetzt von einem weltanschaulichen Materialismus.
Vorallem ist uns die Sache klar, wenn wir an die ganze moderne Aussenweltsverfallenheit denken, die ja in engster Verbindung mit einer ausgesprochenen Erfolgsvergötzung in unserer Gegenwart gekoppelt ist. Klar ist, dass die Naturwissenschaften in ihrem heutigen Entwicklungszustand zu einer fast unbeschränkten technisch-ökonomisch-politischen Ausbeutung fähig ist. Die Sache sieht aber ein wenig anders aus, sobald wir realisieren, dass es von Natur aus gar keine solche Spaltung in Aussenwelt und Innenwelt gibt, sondern dass dieser Zustand einer verhängnisvollen Abspaltung der Aussenwelt von der Innenwelt, der rein rational messenden Naturwissenschaft ihre Entstehung gab und damit auch ihre Usurpation ermöglichte.
Wir sprachen vorhin von einer Vergessenheit der ursprünglichen Naturbezogenheit des Menschen. Abwegig und unheilvoll wirkte sich dies aus, weil so der moderne Mensch in zunehmendem Masse seine Innenwelt vernachlässigte, um der Aussenwelt willen. Diese Vernachlässigung brachte offenbar der noch ausgewogenen Welt des Frühmenschen die erste Schlagseite bei, die vorerst nicht mehr behoben werden konnte. Ich will hier jetzt nicht allzusehr in die Erkenntnislehre eindringen, sondern nur darauf hinweisen, dass jede Erkenntnis im Grund ihrer Entstehung Selbsterkenntnis ist. Wir könnten wohl etwa so folgern: Im nämlichen Verhältnis, wie uns Erkenntnis überhaupt als Selbsterkenntnis deutbar wird, schreitet die anfänglich dunkle Selbstwahrnehmung fort und fort zu aufgehellter Selbsterkenntnis. Wenn ich nicht irre, hat in der Erkenntnislehre der Philosoph Leopold Ziegler diesen Kernsatz formuliert. Die wahre, die echte Selbsterkenntnis ist aber im Doppelsinn zu sehen, als subjektiv-objektive Selbst-Erkenntnis.
Wir haben hier ja ein humanökologisches Kolloquium, und wir

haben auch bereits kurz von Krankheit gesprochen und man wird es mir nachsehen, wenn ich abschliessend auf etwas - wie ich meine - für unser weiteres Gespräch sehr Wichtiges hinweise. Die Wissenschaft hat in der Neuzeit versucht,die Unvereinbarkeit und Unvergleichbarkeit von Innen- und Aussenwelt zu erhalten. Wir denken aber auch nicht daran,den frühmenschlichen, den vorwissenschaftlichen Urzustand einer Nichtunterscheidbarkeit von Innen- und Aussenwelt wieder zurückzuholen. Aber wir verwahren uns dagegen, die Innenwelt um der Aussenwelt willen ihrerseits als Aussenwelt zu behandeln. Ich lasse ja keinen Zweifel aufkommen. Aussenwelt und Innenwelt sind für immer, sind unwiderruflich als Aussenwelt und Innenwelt unterscheidbar geworden! Wir sehen aber in der Verwissenschaftlichungs-Absicht, die grundsätzlich berechenbare Aussenwelt immer mehr gegen eine unberechenbare Innenwelt abzusetzen und schlankweg davon abzuspalten, als die eigentliche Menschheitskrankheit an. Wir meinen Aussen- und Innenwelt müssten wieder zu einer und unteilbaren «Einen Welt» einander gegenüber wachsen. Dies einfach aus einer menschbezogenen Lebensnotwendigkeit, d.h. aus der Ganzheits- und Einheitswendigkeit heraus.

Mislin: Ich danke Herrn Löwith für diesen tiefenpsychologischen und metaphysischen Beitrag und stelle mit Genugtuung fest, dass niemand erwarten wird und erwarten kann, dass unsere kommende neu zu schaffende Umwelt-Innenwelt-Einheit sich in ein Paradies unschuldiger Natürlichkeit wird zurückverwandeln lassen. Aber es scheint mir doch nun die Konsequenz von diesen Ausführungen zu sein, die Fragen zu stellen, was ist eigentlich für den Menschen natürlich resp. unnatürlich und dann doch auch, was haben wir unter Harmonie resp. Gesundheit zu verstehen?

An der Lan: Eigentlich wollte ich bescheidener fragen: Was ist bekömmlich-erträglich für den Menschen, was kann also auch von unserer Gesellschaft im Wege der Normen an Umweltbelastungen «toleriert» werden.

Jäger: Wenn wir jetzt das Bisherige überblicken, dann stellen wir unschwer fest: es war ein ausgesprochen interdisziplinäres Gespräch. Gut so, das wollten wir ja auch - aber es stehen nun eine solche Fülle von Fragen im Raume, dass es schwer fallen wird, noch rechtzeitig zu unserm eigentlichen Thema zu gelangen.

Mislin: Natürlich haben Sie Recht Herr Jäger, und ich nehme auch die Schuld auf mich, vielleicht allzu freimütig immer wieder

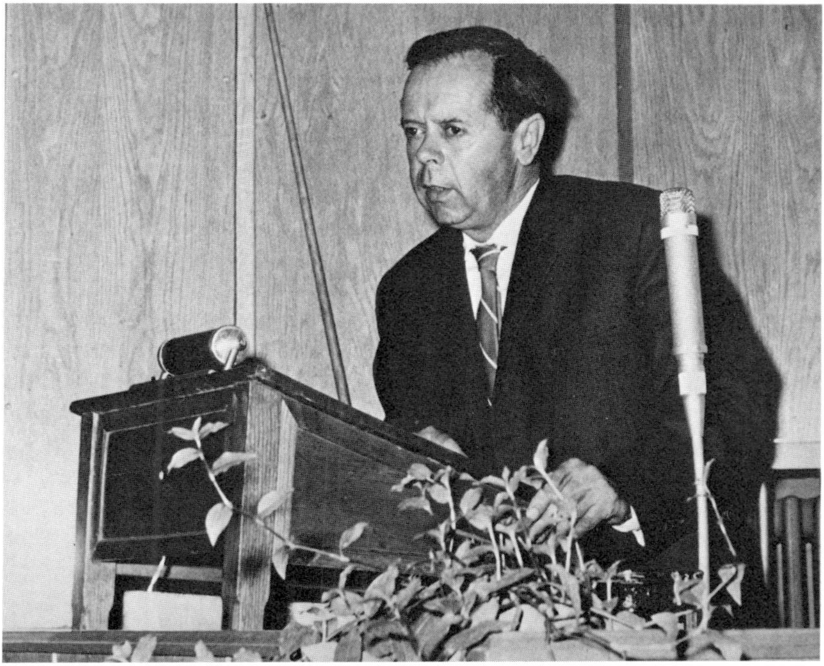

Der Redner Hannes von An der Lan sprach meistens ohne Manuskript, aber mit präziser Formulierung und einer sachlichen Logik. (Bild: anlässlich der 6. Arbeitstagung Donau-Forschung, Budapest – Ungarische Akademie der Wissenschaften).

grundsätzliche Fragen angesteuert zu haben. Vielleicht müsste man zunächst mit der Klärung derjenigen Begriffe beginnen, mit denen es die Umweltforschung dauernd zu tun hat. Es ist die «Natur» um uns, welche eben verändert wird und damit werden unsere gesamten Lebensbedingungen «unnatürlich». Dann käme die Frage, was ist eigentlich für den Menschen «das Natürliche». Die unnatürlichen Existenzbedingungen fügen uns einen Schaden zu. Dann bliebe noch die Frage: Wie lässt sich also die Schädlichkeit einer Umweltveränderung definieren, wie lässt sie sich früh schon feststellen und dann vielleicht sogar verhüten?
Dennoch möchte ich jetzt die Frage aufwerfen, was wollen wir zunächst unter Gesundheit verstehen?
An der Lan: Sie selber haben es einmal in einem Vortrag klar definiert, Sie sagten, Gesundheit sei das Zusammengestimmtsein aller Wesensmerkmale des Menschen, bei voller Entfaltung und Entwicklung zu einer harmonischen Einheit.
Mislin: Schön, dass Sie mich daran erinnern, es war in der Österreichischen Gesellschaft für Ganzheitsforschung, die Walter Heinrich leitete, und es war die Gelegenheit, wo wir uns persönlich kennen lernten.
Ich erinnere mich noch gut. Wir sagten damals, das Tier sei kaum jemals krank, oder es erhole sich doch leicht, weil die Natur in ihm von selbst reguliert. Gleiches gelte auch vom Menschen, als physisches Wesen, soweit das Psychische wenig mitbestimme. Grundsätzlich habe aber der Aufschluss der psychischen Sphäre das natürliche Gleichgewicht beim Menschen zerstört, denn es habe ihn gerade dadurch irrtumsfähig gemacht. Ich weiss noch, dass ich mich zur Behauptung verstiegen habe, die Gefahr der Dauererkrankung wachse beim Menschen desto mehr an, je mehr Geist und Seele sich bei ihm entfalte. Aber lassen wir das jetzt auf sich beruhen. Ich persönlich bin der Auffassung, dass «Gesundheit» auf jeder Entwicklungsstufe ein Anderes und Höheres bedeute, und der Mensch müsse sie also auf jeder seiner Stufen immer wieder von neuem anstreben. Aber heute sind wir doch soweit, dass wir erkennen, dass nur ein Verstehen der individuellen Umwelt-Innenwelt-Einheit die Gesundheit wiedergeben kann, vorausgesetzt, dass er human-ökologisch, synthesiologisch denken gelernt hat. Nur das Verstehen dieser Sinnzusammenhänge kann uns wieder helfen. Darum ist der Zustand des Verstehenden als Umwelt-und Innenweltbezogener richtig eingestellt. Wir kön-

nen jetzt wohl diese Gesundheitsdiskussion hier einmal abbrechen, und ich möchte Herrn An der Lan bitten, das Thema Umweltchemisierung jetzt aufzugreifen, er wollte als didaktisches Beispiel die Herbizide anführen.

An der Lan: *Wir haben mit den Herbiziden ein äusserst massives Beispiel der Umweltvergiftung. Ihre grossflächige Ausbringung in der Landwirtschaft aber auch im Zuge kriegerischer Massnahmen führt zu langanhaltenden Umweltkontaminationen. In dem häufig angewendeten 2, 4, 5 T (2, 4, 5-Trichlorphenoloyessigsäure) ist eine Verunreinigung entdeckt worden (2, 3, 7, 8-Tetrachlordibenzo-p-dioxin), die sich bei Warmblütern als fruchtschädigend und missbildungsauslösend erwies. Die Kenntnis dieser besonderen Giftwirkung ermöglichte die Elimination der hochwirksamen Verunreinigung bei der Herstellung. Dieses Beispiel zeigt Ihnen die konsequente Nutzung einer der wichtigsten Möglichkeiten, Schädigungen durch Umweltgifte auszuschalten: die rasche und intensive wissenschaftliche Bearbeitung zur Aufklärung der Wirkungsmechanismen.*

Jäger: Ich hätte eine Frage an Professor An der Lan. Sie erwähnten die kriegerischen Kampfmassnahmen, meinten offenbar Vietnam? Da hat man aber doch Missbildungen bei der Bevölkerung gefunden.

An der Lan: *Missbildungen sind bei der Bevölkerung von Vietnam in diesem Zusammenhang zwar vermutet, aber nicht bestätigt worden.*

Jäger: Wie kommt es, dass trotz tatsächlich aufgefundener Konzentrationen und Einwirkungsmöglichkeiten, die eine kritische Stoffzusammenstellung erlauben, die Schadwirkung beim Menschen z. Zeit ganz überwiegend, nur vermutet werden können?

An der Lan: *Ja, das ist ein grosses umwelttoxikologisches Problem, ein äusserst komplexes und kompliziertes. Sicher ausgewiesen sind Schädigungen bei Asbest, dann auch bei Antibiotika in Fleischnahrung.*

Bilz: Aber es gibt doch eine Grosszahl von hochverdächtigen Stoffen, hochverdächtig auf gesundheitliche Risiken durch Nitrite gebildete N-Nitroseverbindungen, dann für Benzol und für bestimmte Giftstoffe aus Pilzen.

An der Lan: *Das ist sicher richtig, aber eigentliche Schädigungen sind nur in wenigen Fällen erwiesen. Zum Beispiel sind gerade die Giftstoffe aus den von Ihnen erwähnten Schimmelpilzen nicht anthropogen.*

Mislin: Das ist eigentlich eine wenig befriedigende Bilanz.

An der Lan: *Gewiss, aber sie kann doch nur in die Forderung münden, die Zusammenhänge durch eine enorme Intensivierung der einschlägigen Forschung besser zu erklären.*

Bilz: Ich bin zwar kein Befürworter von Tierversuchen, aber mich nimmt doch Wunder ob Tierversuche hier nach Ihrer Meinung wichtig sind?

An der Lan: *Tierversuche vermögen nur in ganz beschränktem Masse zur Klärung der Umwelttoxikologie beizutragen. Zuzugeben ist, dass sie zwar für gewisse Teilanalysen unerlässlich sind.*

Bilz: Diese Ihre Bemerkungen lassen also doch vermuten, dass gewichtigere Beiträge durch intensivere Untersuchungen am Menschen selber zu erwarten sind, oder irre ich mich?

An der Lan: *Nein, die Untersuchungen am Menschen sind sehr wichtig, vorallem einmal durch epidemiologische Ansätze auf möglichst breiter Basis. Vor allem durch Verfolgung des Schicksals dieser Stoffe im Spurenbereich beim Mensch selbst. Dann braucht es eine systematische genaue Durchmusterung derjenigen Menschen, die am Arbeitsplatz der Entwicklung solcher Stoffe ausgesetzt sind.*

Übrigens trägt die Erkenntnis, dass eine Wirkung bei bestimmter, festgestellter Aufnahme ausbleibt, oft mehr zur Kenntnis bei, als der Nachweis irgendwelcher Wirkungseffekte bei überhöhter Exposition.

Mislin: Wie steht es mit der Beurteilung einzelner Stoffe oder Wirkstoffgruppen auf die Möglichkeit gesundheitlicher Schädigungen?

An der Lan: *Da weisen Sie auf eine Schwachstelle in der ganzen Umwelttoxikologie hin. Es gibt wirklich erhebliche Schwierigkeiten und vor allem bestehen noch recht zahlreiche Erkenntnis-Forschungslücken. Sehr viel komplizierter ist hingegen die Frage zu beantworten, ob es lückenlose Lösungen je geben kann, bei einer Globalverwertung aller Umweltgifte.*

Schneider: Als juristischer Berater der Umweltschutzbehörde stelle ich fest, dass die Umweltgifte in wachsender Zahl nacheinander oder sogar gleichzeitig auf den Menschen einwirken sollen.

An der Lan: *Das ist gewiss so, wenn man nur bedenkt, dass wir im Lebensraum Rhein vor 5 Jahren 30 Giftstoffe feststellten. Jetzt sind es schon weit über hundert. Hier gibt es zwar Denkmuster*

und Erfahrungswerte, mehr nicht.
Mislin: Ist es nicht häufig doch so, dass bei der Einwirkung mehrerer Fremdstoffe die Substanzen unbeeinflusst voneinander den Körper durchlaufen?
An der Lan: *Der Regelfall bei der Einwirkung mehrerer Fremdstoffe mit unterschiedlichen Wirkungsbildern ist so, dass die einzelnen Stoffe tatsächlich, wie Sie sagen, unbeeinflusst voneinander den Organismus durchlaufen und sich auch in ihren eventuellen Wirkungen nicht einmal überlagern.*
Mislin: Wie ist es aber, wenn mehrere Stoffe mit gleichem Wirkort und auch gleicher Wirkungsrichtung zusammentreffen?
An der Lan: *Dann ist es so, dass sich die identischen Effekte am Erfolgsorgan in den meisten Fällen summieren. Es gibt aber auch Ausnahmen von dieser Regel, wenn nämlich die Wirkungsstärke noch potenziert wird.*
Jäger: Sind dafür Ursachen bekannt?
An der Lan: *Ja, eine ganze Anzahl von Ursachen kennt man. So kann etwa ein Stoff die Ausscheidung des anderen hemmen, auch kann er die chemische Entgiftung blockieren, er kann weiter auch den Transport im Blut und die Verteilung in den Geweben so beeinflussen, dass höhere Konzentrationen als ursprünglich erwartet wurden, auftreten.*
Mislin: Die Prüfung auf solchen Wechselwirkungen dürfte aber sicher von der Zahl der Stoffe her und vorallem von der Häufigkeit des zufälligen Zusammentreffens in der Umwelt von vornherein beschränkt sein. Ich denke etwa an gewisse Tierversuche.
An der Lan: *Sie haben recht, hier liegen auch die grössten Unsicherheiten bei der Beurteilung von Fremdstoffen überhaupt. In der Tat, sind einige, man muss wohl sagen, spektakuläre Vergiftungsereignisse auf solche unvorhersehbare Zusammentreffen zurückzuführen.*
Bilz: Wenn ich nur daran denke, wie sich die langfristige Aufnahme von Umweltgiften auf Mensch und Tier und alle Lebewelt auswirken kann, wird mir wirklich bange zu Mute.
An der Lan: *Und mit Recht, lieber Herr Kollege. Es besteht kein Zweifel, dass das Studium von Kombinationswirkungen auch bei der langfristigen Aufnahme verschiedenster Umweltstoffe wohl das grösste Gegenwarts- und Zukunftsproblem der ganzen Umweltforschung überhaupt ist. Hier liegt die eigentliche Crux der Chemisierung unserer Umwelt.*

Mislin: Kann man daraus folgern: eine absolute Sicherheit für die Freiheit von Schadwirkungen wird überhaupt für keines der Umweltgifte erbracht werden können?
An der Lan: Was für uns erreichbar sein wird, ist wohl nur die Kalkulation des Risiko-Ausmasses mit dem Ziel allerdings, gesundheitlich unbedenkliche Reststoffmengen oder Konzentrationen zu ermitteln.
Hemmer: Da wird man also auch mit Verboten nicht viel erreichen oder wie sehen Sie das?
An der Lan: Viel wichtiger als mehr oder weniger begründete Verbote der Anwendung einzelner Umweltgifte ist es, die Öffentlichkeit über die potentiellen Risiken im Umgang mit chemischen Stoffen aufzuklären.
Bilz: Eine solche Bevölkerungsaufklärung müsste aber dann in echter Zusammenarbeit - koordiniert von Wissenschaftern, Ämtern, Journalisten und von Behörden, die sich mit allen gesundheitspolitischen Fragen zu befassen haben, gleichermassen - wie gesagt in engster interdisziplinärer Zusammenarbeit betrieben werden.
An der Lan: Das geht uns alle an, die wir Nutzniesser der modernen Zivilsation sind, und es sollte im Rahmen der Zivilisationsfolgen jener Teil der Verantwortung bewusst gemacht werden, aus dem man niemanden entlassen kann.

Mislin: Lieber Herr An der Lan, Sie sind uns Red und Antwort gestanden und haben uns in diesem Kolloquium viel konkrete Anregungen und auch neues Wissen vermittelt.
Es ist ja die Aufgabe dieses Humanökologischen Seminars, jeweils von neuem deutlich zu machen, dass das überfällige Ordnungswerk einer sauberen Umwelt, eines menschenwürdigen Lebensraums weiterhin nicht Fachtheoretikern ohne praktische Verantwortung und in praxi gleichfalls recht unverantwortlichen Politikern anvertraut bleiben darf. Die Umweltverantwortung darf nicht immerzu an «obere Instanzen» delegiert werden, es geht um die ans Handeln gebundene Berufsverantwortung. Erst mit der entschlossenen Rückübertragung der Verantwortung in das praktisch umweltbezogene Leben könnte die Verantwortung eigentlich beim individuellen Handeln angerufen und in einer echten Berufshierarchie ein jeder sich auf den Nächsten vertrauend abstützen. Wir ringen um eine richtige Einstellung in unserer Umweltbezo-

genheit und sind uns bewusst, dass nur durch umfassende Mittel unserer eigenen Wahl das neue Gleichgewicht in unserm Lebensraum zu schaffen ist. Dazu leisten Sie, Herr An der Lan, einen wesentlichen Beitrag. Ich danke Ihnen herzlich und allen Seminarteilnehmern für ihre Beteiligung.

H. Mislin

Die folgenden Beiträge sind Dokumente, die von Hannes von An der Lan verfasst wurden. Die Jahreszahlen unter dem Titel entsprechen dem Veröffentlichungsjahr (vgl. dazu Teil 7: Schriftenverzeichnis).

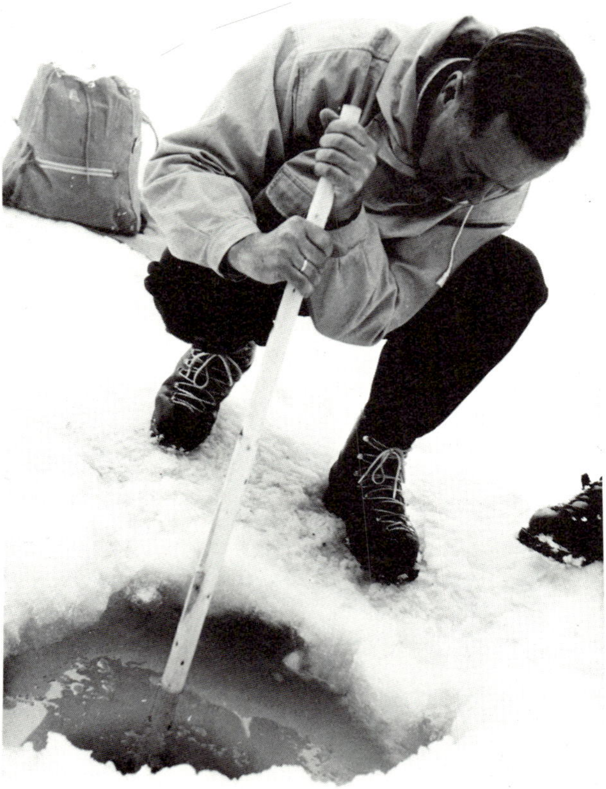

Der Wissenschafter und Forscher Hannes von An der Lan. – In rund 100 Arbeiten sind seine Studien und Erkenntnisse über Turbellarien, Limnologie, Meteorologie, Umwelttoxikologie und Gesundheitsfragen (Regenerationsforschung) niedergelegt. (Bild: Zirmsee, 26. Juli 1975).

2. Teil Studien über Gesundheitsfragen

Studien über Gesundheitsfragen

40

Ernährung: Ein wesentlicher Umweltfaktor

1973

In den letzten Jahren wurde viel über Umwelt geschrieben und geredet. Gestörte Umwelt, Umweltbelastung, Umweltverseuchung und Umweltvergiftung sind nur einige viel gebrauchte Begriffe. Man brachte sie in Zusammenhang mit Umwelt- und Lebensschutz. Durch die Massenmedien ist das Wort Umwelt für alle ein feststehender Begriff, teilweise auch ein Schlagwort geworden und manche Wirtschaftszweige verstehen es sehr gut, damit Geschäfte aufzuziehen.

Tatsache ist, dass die Industrieländer durch den allgemeinen technisch-wissenschaftlichen Fortschritt in eine missliche Situation geraten sind. Diese ist dadurch gekennzeichnet, dass wir trotz eines grandiosen Fortschrittes in allen Bereichen des Lebens immer deutlicher erkennen müssen, dass uns eben dieser Fortschritt mit einer stets enger werdenden Zwangsjacke umgibt. Ihre Entstehung ist in der allgemeinen Chemisierung unserer Umwelt zu suchen. Wieviel ist in der letzten Zeit über Umweltfaktoren gesagt worden, über ihr Zusammenspiel und über ihre Störung durch den Zivilisationsfortschritt. Auch wurde immer wieder versucht, eine Wertung der einzelnen Faktoren vorzunehmen, besonders wichtige in den Vordergrund zu stellen. Dies gelingt nur insofern, als manche besonders augenfällig dargestellt werden können. Es wäre müssig an eine eigentliche Wertung heranzugehen, denn das Leben in seiner Gesamtheit bildet mit der belebten und unbelebten Umwelt eine Einheit. Jeder einzeln zu fassende Faktor ist nur ein winziges Teilstück in dem unglaublich vielschichtigen Gefüge des Haushaltes der Natur, jener Wissenschaft, die bekanntlich als Ökologie bezeichnet wird. Auffallend bleibt, wie wenig die Ernährung als Umweltfaktor herausgestellt wurde.

Ernährung als Umweltfaktor

Wahrscheinlich war es der bekannte Ernährungswissenschafter Kollath, der erstmals die Ernährung als den Umweltfaktor Nummer eins bezeichnete. Wohl deshalb, weil kaum ein anderer das

Leben des Menschen bestimmender Faktor so raschen Veränderungen unterliegen kann wie gerade diese. Man denke an die rasch wechselnden Möglichkeiten der Technisierung innerhalb der Lebensmittelbranche, an die Technisierung der Lebensmittelherstellung selbst, an die vom Menschen durchgeführten Kombinationen, an das reichhaltige Spektrum der verschiedensten Lebensmittelzusätze und an die vielen gewollten, mehr aber noch ungewollten Veränderungen unserer Grundnährstoffe durch eine weiter zunehmende Chemisierung unserer gesamten Umgebung. In dieser Hinsicht hat Kollath sicher recht gehabt, das Gesamtgebiet der Ernährung als einen hervorragenden Faktor herauszustellen. Die menschliche Gesellschaft, in der ihr durch Technik und Naturwissenschaften gegebenen Machtposition und in dem dadurch geweckten Gefühl, sich über die primitivsten Naturgesetze hinwegsetzen zu können, vergisst nur allzuleicht, wie sehr sie gerade durch die Ernährung in das ökologische Gesamtgeschehen hineinverwurzelt ist. Genau wie das Tierreich, ist auch die menschliche Gesellschaft, direkt oder indirekt, von der Pflanzenwelt abhängig. Die stofflichen Primärproduzenten in den Gewässern und in den Böden sind Pflanzen. Sie schaffen die Basis für jegliche Art höheren Lebens. Bei ihnen beginnt der biologische Stoffkreislauf (Biozyklus), der als unsichtbares Band das gesamte Organismenreich durchzieht, mit inbegriffen die menschliche Gesellschaft. Durch nichts lässt sich deutlicher zeigen, wie sehr die Menschheit durch dieses Band an das biologische Gesamtgeschehen gebunden ist. Es ist wichtig festzuhalten: Der Biozyklus läuft in sich überschneidenden, weitgehend ausgeglichenen energetischen Kreisprozessen ab. Dies bedeutet, dass alle Stoffwechselprodukte und jene der absterbenden Organismen wieder in diese Kreisprozesse eingebaut werden. Abfallprobleme, als wesentliches Merkmal der Zivilisationsgesellschaft, kennt der biologische Stoffkreislauf nicht.

Zur Evolution unserer Ernährung

Auf den ersten Blick mag es ungewöhnlich erscheinen, von einer Evolution der Ernährung zu sprechen. Man hört im allgemeinen nur von einer Evolution des Organismenreiches, von einer Entwicklungsgeschichte der Pflanzen und Tiere. Es hat aber seine Berechtigung, unsere Ernährung unter einem solchen Blickwinkel zu untersuchen, um die augenblickliche Lage richtig einzuschätzen.

Tierische Organismen konnten sich erst entwickeln, nachdem das Pflanzenreich, zuerst im Wasser und dann auf dem Land, die ernährungsmässigen Voraussetzungen schuf. In vielen Hunderten von Millionen Jahren vollzog sich dieser Prozess, der in erdgeschichtlichen Dimensionen zu den Pflanzen und Tieren der Gegenwart überleitete.
In diesen unermesslichen Zeiträumen wurde von der Natur morphologisch und physiologisch jener Weg eingeschlagen, der im Zusammenwirken der genetischen Grundkonzeption und sämtlicher Umweltfaktoren die günstigsten Möglichkeiten bot. Physiologisch gesehen bedeutet dies, dass die für eine Ernährung wichtigen pflanzlichen Grundstoffe wie Proteine, Kohlenhydrate, Fette und Öle, ebenso die vielen anderen Substanzen wie Vitamine und Mineralstoffzusammensetzungen seit Jahrmillionen in ihrer chemischen Struktur spezifisch geprägt sind. Nicht nur ihre Struktur ist geprägt, sondern genauso die richtigen Mengenverhältnisse. Die einzelnen physiologisch wichtigen Komponenten stehen in einem ganz bestimmten Verhältnis zueinander. Wir stehen vor einem noch längst nicht in all seinen Abläufen erkannten fein eingespielten Wirkungsgefüge. Ein Analogon zur morphologischen Prägung der Organismen. Auch diese ist das Ergebnis erdgeschichtlicher Zeiträume, in denen sich die einzelnen Bauelemente als «brauchbar» erwiesen haben, daher in der gesamten Entwicklungsgeschichte beibehalten wurden. Konstruktive Bauelemente, in gleicher oder doch nur wenig abgeänderter Form, durchziehen das Tierreich vom niedersten Vielzeller bis zum Menschen.
So vielfältig uns die Pflanzenwelt gegenübertritt, ihre physiologische Arbeitsweise wurde seit Anbeginn der Zeiten festgelegt. Daraus folgt, und dies muss nochmals besonders hervorgehoben werden, dass alle pflanzlichen Nährstoffe spezifisch chemisch strukturiert und mengenmässig aufeinander abgestimmt sind. In einem Samen z.B. findet sich soviel vom Vitamin-B-Komplex wie für den Umsatz der in ihm vorhandenen Kohlenhydrate nötig ist, sobald der Keimungsvorgang anläuft. Milch, durch Verwertung und Umbau pflanzlicher Nährstoffe aufgebaut, zeigt eine artverschiedene, immer aber, im Hinblick auf die Erfordernisse des jugendlichen Organismus, eine spezifische Zusammensetzung. Ihre Mineralstoffe, Kohlenhydrate, Fette, Vitamine und Enzyme stehen in einem wohlausgewogenen Mengenverhältnis zueinander.
Auf die spezifische Prägung der pflanzlichen Inhaltsstoffe ist der

Organismus des Pflanzenfressers physiologisch seit Jahrmillionen eingestellt. Das Raubtier, indirekt von Pflanzen lebend, ist in den gleichen Zeiträumen auf die Proteine, Kohlenhydrate und Fette tierischer Provenienz eingestellt, erhält allerdings über den Verdauungstrakt der Beutetiere, auch vorverdautes Pflanzenmaterial. Was ich damit sagen möchte: Ob pflanzliche oder tierische Grundnährstoffe, sie sind das Resultat einer in erdgeschichtlichen Zeiträumen abgelaufenen Synthese und zeigen, im Hinblick auf ihre Verwertungsmöglichkeit, die qualitativ und quantitativ beste Zusammensetzung.

Ernährungskreisläufe
Der pflanzliche Organismus ist bekanntlich in der Lage, durch seine Assimilationstätigkeit aus anorganischen Substanzen organische aufzubauen. Auf dieser Basis war die Entfaltung des Tierreiches und der menschlichen Gesellschaft möglich. Allgemein gesprochen bedeutet Ernährung Aufnahme und Weitergabe von Energie im Rahmen des Biozyklus. Einleitend sagte ich, dass dieser Biozyklus ein unsichtbares, alle Organismen zusammenkettendes Band bedeutet, dem eine Eigengesetzlichkeit innewohnt, so vielfältig im einzelnen die Ernährungsarten auch sein mögen. Jede Art von Ernährung erfolgt über verschiedene Stufen bzw. über einzelne Glieder. In diesem Zusammenhang spricht man von Nahrungsketten. Es gibt solche im Meer, im Süsswasser und in den Böden. Sie können kurz- und langgliedrig sein. Ausgangspunkt aller Arten von Nahrungsketten sind die sogenannten Primärproduzenten, niederste pflanzliche Organismen in den Gewässern und in den Böden. Alle Arten von Nahrungsketten wurzeln in dieser Ebene. Für einen niederen Organismus, etwa einen Kleinkrebs, wird die Nahrungskette kurzgliedrig sein. Für einen sich von Meeresfischen ernährenden Vogel setzt sich die Nahrungskette aus zahlreichen Gliedern zusammen: Kleinstkrebse nehmen die Primärproduzenten auf. Diese planktischen Tiere werden von grösseren Krebsen gefressen. Diese dienen wieder Fischlarven als Nahrung, und diese selbst bilden die Ernährungsbasis für viele Fische und andere Meerestiere. Kleinere Fische werden von grösseren verzehrt, bis die so aufgebaute Nahrungskette bei Raubfischen oder Fische fangenden Vögeln endet. Da zahlreiche Meeresprodukte auch dem menschlichen Konsum zugeführt werden, so bildet der Mensch selbst ebenfalls ein Endglied ausserordentlich

verschieden zusammengesetzter Nahrungsketten. Er ist aber auch Endglied aller im Süsswasser und in den Böden verankerten Nahrungsketten.
Gleichgültig, wie die sehr unterschiedlich durch tierische und planzliche Organismen aufgebauten Nahrungsketten im einzelnen zusammengesetzt sind, für alle gilt folgendes : Von ihnen stammende Stoffwechselprodukte nehmen, wie einleitend angedeutet, wieder am allgemeinen Biozyklus teil, ebenso alle von absterbenden Organismen herrührenden Substanzen. Jeder Organismus, auch der Mensch, ist Nutzniesser solcher sich in verschiedenen Niveaus überschneidender Kreislaufprozesse. Die Eigengesetzlichkeit solcher Abläufe hat sich in erdgeschichtlichen Zeiträumen herausgebildet, wenngleich die die Nahrungsketten aufbauenden Organismen gewechselt haben.

Ernährung und Industriegesellschaft
Der historische Mensch ist erdgeschichtlich gesehen unglaublich jung. Der Mensch der technisch-wissenschaftlichen Gegenwart umfasst, von gleichen Zeitdimensionen ausgehend, erst Sekundenbruchteile. Durch Jahrtausende hindurch, und auch noch lange nach unserer Zeitrechnung, war er grösstenteils hineinverwoben in das allgemeine Naturgeschehen, somit ernährungsmässig noch reiner Nutzniesser dessen, was ihm die Natur bot oder er sich aus dem Boden erarbeitete. Er war, um mit einem in Mode gekommenen Wort zu sprechen, weitgehend umweltkonform. Die geistige Sonderstellung des Menschen und die sich daraus aufbauende Wissenschaftsentwicklung führten den Menschen immer rascher von den in unserer gesamten Umwelt geltenden Lebensprinzipien weg, zu der in den allerletzten Jahren als so prekär erkannten Umweltsituation.
Erstmals in der Geschichte der Lebewesen gab es eine Entwicklung, die aus ihrem Selbstgeschehen heraus nicht mit den Belangen der belebten und unbelebten Welt koordinierbar war. Dieser Zustand hat sich mit der raschen Zunahme der Weltbevölkerung verschlechtert und läuft zur Zeit progressiv weiter. Das Ergebnis ist die seit 1970 viel diskutierte Belastung unserer Umwelt durch Abfallstoffe der Industriegesellschaft. Sie betrifft den Luftraum, alle Gewässer und die Böden.
Dass dadurch unsere Ernährung als Ganzes zwangsläufig mit in die Umweltproblematik hineingezogen wurde und wird, ist selbst-

verständlich. Eigenartigerweise, wie ich einleitend schon bemerkte, wurde aber darüber wenig gesagt, wenig im Verhältnis zu allen übrigen Umweltfaktoren. Wenn der Zustand von Böden, Gewässern und der Luft sich verschlechtert, so muss das eine Rückwirkung auf unsere Ernährung zur Folge haben. Die Dinge liegen höchst einfach. Vielleicht werden sie gerade deshalb nicht erfasst! Unsere Ernährung kann nur in Ordnung sein, wenn die Umwelt in Ordnung ist. Schon vor über 400 Jahren hat der in anderer Hinsicht so oft zitierte Paracelsus diese Zusammenhänge richtig überblickt, wenn er sagt: «Wir werden nicht nur geboren durch unsere Mutter, sondern in gleicher Weise durch unsere Mutter Erde, die mit jedem Mundvoll Nahrung täglich Einzug in uns hält». Im Hinblick auf die Ernährung ist damit alles gesagt. Nicht nur eine gesunde Umwelt ist Grundlage einer gesunden Ernährung, sie sollte weiterhin auch möglichst naturbelassen bleiben. Die technisch-wissenschaftliche Entwicklung hat aber die menschliche Gesellschaft in eine

toxische Gesamtsituation

hineingesteuert. Dieser von Eichholtz geprägte Begriff besagt, kurz ausgedrückt, dass unsere allgemeinen Lebensgrundlagen einer unmerklichen, daher schleichenden Vergiftung unterliegen. Es war der grösste Irrtum zu glauben, dass es keine Rolle spielen könne, wenn Fremdstoffe mit den Abwässern über die Flüsse den ozeanischen Räumen zugeführt werden. Immer wieder wurde einem entgegengehalten: Sie erleiden dort eine so weitgehende Verdünnung, dass dies bedeutungslos sei. Das Gegenteil war der Fall. Viele der in diese Grossräume eingespülten Substanzen werden über die Nahrungsketten vieltausendfach angereichert. Ich verweise in diesem Zusammenhang auf die stabilen chlorierten Kohlenwasserstoffe innerhalb der Insektizide. Auf Grund ihrer hohen Lipophilie treten sie rasch in die pflanzlichen Primärproduzenten ein und werden ausgehend von diesen über die einzelnen Glieder der verschiedensten Nahrungsketten, unter laufender Anreicherung, weitergegeben. Bis bei Endgliedern teilweise hohe Werte anzutreffen sind, die ein Vielhundertfaches der Toleranzwerte erreichen können. Wenn ich schon bei den ozeanischen Räumen bin, so gilt eine derartige Anreicherung, soweit darüber Untersuchungen bekannt sind, für eine Reihe von Stoffen und Verbindungen, wie z.B. für die sehr gefährlichen PCB-Verbindungen (Polychlorbiphenyle) oder für das Quecksilber. Es ist heute nicht mehr ratsam, aus manchen Meeresgebieten Fische dem Konsum zuzuführen. Prof. Mortarino, von der Polytechnik in Turin, äusserte sich hinsichtlich der italienischen Küstengebiete dahingehend, dass es in den meisten Zonen nicht mehr empfehlenswert sei, Austern oder andere Weichtiere zu verzehren. Dies gilt aber genauso auch für andere europäischen Küstengebiete. Von den vielen Hunderten bekannten Verbindungen und mindestens ebenso vielen unbekannten, die die Flüsse ins Meer bringen, wissen wir nichts oder doch nur wenig, wie sie die marinen Nahrungsketten in physiologischer Hinsicht beeinflussen. Es sind deutliche Anzeichen gegeben, dass durch Fremdstoffe der marine Biozyklus in eine andere Richtung gesteuert wird, unter Umständen autonom weiterlaufend mit nachteiliger Wirkung für die Endglieder von Nahrungsketten. Es sind weiterhin Anzeichen dafür gegeben, dass die Sauerstoffproduktion pflanzlicher Meeresorganismen reduziert ist. Darauf ist besonderes Augenmerk zu richten, da von dieser Seite eine akute Gefahr für unsere künftigen Ernährungsgrundlagen drohen.

Auch für den Luftraum traf man auf eine analoge Einstellung: In diesen riesigen Weiten erleiden die von der Zivilisationsgesellschaft stammenden Luftverunreinigungen (Industrie, motorisierter Verkehr und Heizungsanlagen) eine enorme Verdünnung, so dass daraus keine Konsequenzen zu erwarten seien. Ein ebenso schwerer Irrtum! Allein durch Sedimentation der in der Luft vorhandenen Schwebstoffe und Verbindungen bzw. deren Auswaschung durch Niederschläge wird die gesamte Erdoberfläche durch sie berieselt. Da vier Fünftel der Erdoberfläche Meeresgebiet darstellen, so gelangen riesige Mengen an Fremdstoffen in den dort ablaufenden Biozyklus.

In den industriellen Ballungszentren gelangen aus der Atmosphäre erhebliche Mengen von gefährlichen Substanzen in die Böden und aus diesen in die Nutz- und Nahrungspflanzen. Es sei lediglich auf das von den Abgasen der Benzinfahrzeuge stammende Blei hingewiesen, von dem zur Zeit etwa 7000 Tonnen jährlich allein in der Bundesrepublik Deutschland in die Umgebung gelangen. Dort tritt es in den für Böden charakteristischen Biozyklus ein und gelangt über Getränke und Nahrungspflanzen in den menschlichen Organismus, abgesehen von dem Blei, das über die Atemluft aufgenommen wird. Die vielgepriesene Kompostierung

organischer Abfälle dürfte in den Ballungsgebieten ein Bumerang werden. In Norditalien und in England liess sich zeigen, dass durch die Kompostierung es zu einer Bleianreicherung bis zu mehreren 100 ppm kommen kann! Die Verwertung von Kompost aus solchen Zonen führt also nur zu einer weiteren Anreicherung von Blei! Dieses Prinzip war gemeint, wenn ich einleitend von einer immer enger werdenden Zwangsjacke sprach. Eine Anreicherung toxischer Substanzen erfolgt also nicht nur über Nahrungsketten, sondern kann auch über den Kompostierungsprozess erfolgen.
Tatsache ist, dass unsere Nahrungsmittel mit einer grossen Zahl von Fremdstoffen, beabsichtigt oder unbeabsichtigt, belastet sind. Verhängnisvoll, ja geradezu als verantwortungslos muss die vielfach anzutreffende Einstellung bezeichnet werden, wonach geringe Rückstandsmengen von Fremdstoffen keine Rolle spielen. Mag sein, dass der menschliche Organismus mit dem einen oder anderen Fremdstoff fertig wird. Wir sind aber nicht einem dieser Stoffe ausgesetzt, sondern einer Vielfalt wie z.B. Blei, Quecksilber, Kadmium, Asbest, zahlreichen Substanzen aus dem Pflanzenschutzmittelsektor, Benzpyrenen, PCB und vielen anderen, über deren Kombinationswirkungen wir nur äusserst notdürftig unterrichtet sind. Besonders verwerflich erscheint mir die häufig zu hörende Einstellung, dass bezüglich Rückständen in unserer Nahrung, gleichgültig welcher Provenienz, keine signifikanten Schäden am Menschen festzustellen seien. Will man wirklich warten, bis signifikante Schäden vorliegen? Eine derartige Einstellung wäre gleichbedeutend mit einer Ablehnung der Evolution der Organismen, nur deshalb weil während eines Menschenalters kaum signifikante Anzeichen eines derartigen Ablaufes festzustellen sind. Ich glaube, die Tatsache der teilweise rasch zunehmenden Zivilisationsschäden und Zivilisationskrankheiten bedeuten Signifikanz genug!
Ich erwähnte vorhin Toleranzwerte, die zum Schutz des Konsumenten aufgestellt wurden. Von diesen Werten halte ich sehr wenig, denn es ist in gewisser Hinsicht typisch für unsere Zeit, die Gefährlichkeit einer Substanz immer noch mit einer aus früheren Jahrhunderten stammenden Einstellung zu bewerten. Es ist von äusserst fraglichem Wert, nur eine Substanz zu prüfen und die möglichen Zwischenreaktionen mit anderen Fremdstoffen oder mit bestimmten Nahrungskomponenten ausser acht zu lassen. Gerade das ist aber für den Gesundheitswert unserer Grundnah-

rungsmittel wesentlich. Wie viele Wirkungen auf den menschlichen Organismus, sich von der Ernährung herleitend, bleiben durch Jahre verborgen oder treten erst bei der Nachkommenschaft auf. Abschliessend möchte ich auf eine sehr wesentliche Tatsache kurz eingehen, von der das Gros unserer Zivilisationsschäden und Zivilisationskrankheiten sich einmal wird ableiten lassen. Es ist die durch den allgemeinen Fortschritt bedingte

unkonventionelle Ernährungsart

Nochmals verweise ich auf das, was in dem Abschnitt «Evolution der Ernährung» gesagt wurde, wonach pflanzliche und tierische Grundnährstoffe in ihrer Struktur und in ihren Mengenverhältnissen in erdgeschichtlichen Zeiträumen geprägt wurden. Geht man diesen Zusammenhängen auf den Grund, so stösst man auf einen ökonomischen Synergismus, der in mancher Hinsicht ein Spiegelbild des ökologischen Synergismus unserer Umwelt darstellt. Auf den kürzesten Nenner gebracht: gesunde Umwelt, gesunde Ernährung.

Physiologisch-anatomisch gesehen ist der Mensch im Tierreich verwurzelt. Sein gesamtes Organsystem ist arbeitsmässig auf die Zufuhr jener Grundnährstoffe eingestellt, die im Verlauf der Evolution sich als am besten erwiesen haben. Der Zivilisationsfortschritt, mit der immer mehr forcierten Industrialisierung, einhergehend mit einer Art Verblendung der gesamten Umwelt gegenüber, brachte zwangsläufig ein rasches Abgehen von naturbelassener Nahrung mit sich.

Wie fein abgestimmt in ihrer Zusammensetzung naturbelassene Nahrung ist und was es bedeuten kann, von diesem, wie ich eben sagte, ökonomischen Synergismus abzugehen, auch nur um eine Kleinigkeit, sei an folgendem Beispiel erläutert: Joghurt wird üblicherweise aus Vollmilch hergestellt. Im Tierversuch erwies sich dieses Milchprodukt als ein in jeder Hinsicht vollwertiges Nahrungsmittel. Da aus Vollmilch hergestelltes Joghurt den Bedarf nicht decken konnte , ging man daran, dieses aus Magermilch herzustellen. Solches Joghurt ist wässerig. Um die normale Konsistenz wieder herzustellen, setzte man in wohlgemeinter Absicht einen durchaus natürlichen Stoff zu, nämlich Galaktose. Vollmilch-Joghurt enthält davon etwa 14%, Magermilch-Joghurt, durch den künstlichen Galaktosezusatz, aber etwa 23%. Verfütterte man dieses Joghurt, so stellten sich schwere Augenschäden in Form von Katarakten ein (Naturw. Rundsch., 1971, H. 5, 219). Dieses eine Beispiel soll zeigen, wie fein abgestimmt Mengenbeziehungen von Natur aus sind. In allen Bereichen natürlicher Nahrung stossen wir auf dasselbe Prinzip. Auf diesem Gebiet benimmt sich aber der gegenwärtige Mensch mehr als primitiv. Ich gebe zu, dass häufig in sehr guter Absicht alle möglichen Kombinationen erdacht werden, Kombinationen verschiedenster Säfte und Extrakte oder Kombinationen anderer Art, um den stets steigenden Energiebedarf des Menschen zu decken. Ob derartige Kombinationen wirklich günstig sind?

Auf der Suche nach neuen Eiweissquellen wird bekanntlich der Algenkultur eine besondere Bedeutung geschenkt, vor allem deshalb, weil die biologische Wertigkeit des Algenproteins den herkömmlichen Proteinen überlegen ist. Diesbezügliche Versuche am Menschen führten zu der bemerkenswerten Feststellung, dass die Proteingaben aus nicht in der Evolutionsrichtung unserer Ernährung gelegenen Quellen (Algen) den Harnsäurespiegel so ansteigen lassen, dass im Plasma Werte erreicht wurden, wie sie sonst nur von Gichtkranken her bekannt sind (Waslien, C.I., et al., 1970). Schon bei früherer Gelegenheit habe ich darauf aufmerksam gemacht, dass auf der Suche nach anderen Ernährungsmöglichkeiten, besonders auf dem Weg der synthetischen Lebensmittelherstellung, die neu gewonnenen Substanzen nicht vom menschlichen Organismus vertragen werden müssen. Nicht im Sinne einer akuten Wirkung, wohl aber auf längere Sicht gesehen, sich auswirkend vielleicht erst bei der Nachkommenschaft.

Besonderes Augenmerk ist der Mischung verschiedener Fettarten zuzuwenden, weil man sich hier auf einem Gebiet bewegt, wo wissenschaftlich noch überaus viel Neuland vor uns liegt und manches aus diesem Sektor sicher in das Gebiet der unkonventionellen Ernährungsart gehört. So hat sich z.B. Rapsöl im Tierversuch für eine Reihe von lebenswichtigen Organfunktionen als pathogen erwiesen. Es ist damit nicht gesagt, dass es auch humanpathogen sein muss, doch sollte allein schon aus diesem Grund von einer Beimischung zu anderen für den menschlichen Genuss bestimmter Fettarten abgesehen werden (Glatzel, 1972). Ich glaube die Behauptung aufstellen zu können, dass konventionelle Fettarten, mengenmässig angepasst an die Lebensgewohnheiten jedes einzelnen, keine Gefahr für den Menschen bedeuten.

Im allgemeinen muss gesagt werden, dass anscheinend die meisten

Arten der vom Menschen eingeschlagenen Wege neue Ernährungsquellen zu erschliessen oder unsere Ernährungsgrundlagen nach der einen oder anderen Seite hin zu verändern, sei es durch Neukombinationen oder sonstige Massnahmen, letzten Endes sich für den Menschen als nachteilig herausstellen. Es war sicher ein Grosstag von Bircher-Benner, ohne von den eigentlichen Zusammenhängen überhaupt etwas zu wissen, allein gestützt auf Erfahrung und Beobachtung, den Wert von Frischkost und naturbelassener Nahrung erkannt zu haben. In diesem Zusammenhang sei auf einzelne mehr oder weniger isolierte Volksgruppen in manchen abgeschlossenen Hochtälern des Alpengebietes hingewiesen, die auf Grund ihrer autarken und natürlichen Ernährungsweise bis zum Beginn dieses Jahrhunderts einen ausgezeichneten Gesundheitszustand aufwiesen. Dies änderte sich schlagartig mit dem Vordringen technisierter Lebensmittelherstellung (Bircher, 1957). Die Ernährung ist ein wesentlicher Umweltfaktor! Wie nichts in der Natur kann sie für sich allein herausgestellt werden, sondern muss im ökologischen Gesamtablauf verstanden werden. Die Ernährungsgewohnheiten der Industriegesellschaft sind mit eine der Ursachen für die rasche Zunahme von Zivilisationsschäden und Zivilisationskrankheiten.

Literatur

An der Lan, H.: Braucht die heutige Zivilisation eine Umwelttoxikologie? Hippokrates 8, 40, 308(1969).

Ders.: Umwelttoxikologie. Österr. Ärztezeitg. 25, 20, 2414 (1970).

Ders.: Die zivilisationsbedingte Bleigefahr. Hippokrates 43,2 235 (1972).

Ders.: Biocycle and Environmental Toxicity. Rev. on Environmental Health 1, 2 (1973).

Bircher, R.: Geographie und Geschichte der Ernährung im Dienste der Ernährungsphysiologie. Hippokrates 28, 9, 14, 16 (1957).

Bruker, M.O.: Praktische Vorschläge zur Prophylaxe ernährungsbedingter Zivilisationskrankheiten. Prophylaxe 7, 4, 1 (1968).

Eichler, W.D.: Biologische Gefahren der Chemisierung unserer Umwelt durch Insektizide und die Verantwortung des Biologen. Biol. Rundsch. 3, 227 (1965).

Glatzel, H.: Pathogene Wirkungen von Rapsöl. Hippokrates 43, 2, 233 (1972).

Schuphan, W.: Gefahren durch Pestizidanwendung, Nahrungspflanzen und Umwelttoxikologie. Institut für Natursch. Darmstadt, Schriftenreihe Bd. X, 51 (1971).

Schwabe, G.H.: Was ist die Umwelt des Menschen? Junk, D.W., N.V., Publishers, The Hague (1970).

Waslien, C.J., et al.: Refer. in: Naturwissenschaftl. Rundsch. 8, 314 (1972).

Neue Wege in der (Zell)-Regeneration: Die Revisan-Therapie

1977

Bei jedem Menschen besteht der Wunsch, bis ins hohe Alter – wie man sich heute auszudrücken pflegt – «fit» zu bleiben. Es ist dies in weitem Masse eine Frage der Gesunderhaltung der Gewebe und der Organe, beziehungsweise eine Frage der Wiederherstellung verlorengegangener Aktivitäten und der Neuaktivierung biologischer Abwehrkräfte. In diesem Zusammenhang wird meistens von Revitalisierung und Regeneration gesprochen. Derartige Bemühungen reichen weit zurück und sind in neuerer Zeit mit Namen verküpft wie Bogomoletz-Serum, Frischzellentherapie nach Niehans, Siccazell-Therapie und zytoplasmatische Therapie nach Theurer.
Ausgangsbasis für jegliche Art biologischer Aktivitäten und regenerativer Prozesse, aber auch der Aufbau biologischer Abwehrmechanismen, liegt in den sogenannten mesenchymatischen Geweben und Organen verankert. Die mesenchymatischen Gewebe bilden ein den gesamten Organismus durchziehendes System. Von ihm geht die Bildung der verschiedenen Blutzellen aus, vor allem der mit so vielfältigen Aufgaben betrauten weissen Blutkörperchen (sie gehören der sogenannten lymphatischen Zellreihe an). Von ihm und den mesenchymatischen Organen werden die verschiedensten Substanzen aufgebaut und dem Blutserum bzw. den Gewebesäften übergeben, die das richtige Arbeiten des Gesamtorganismus gewährleisten. Diese Gewebeart ist es, die alle inneren Organe überzieht und körperinnere Hohlräume auskleidet, ebenso die Innenwandung sämtlicher Blutgefässe. Dieses Gewebesystem ist überall im Körper anzutreffen und macht beim erwachsenen Menschen in seiner Gesamtheit drei bis vier Kilogramm aus (die wissenschaftliche Bezeichnung ist: Reticuloendotheliales System, international abgekürzt RES). Die Gesundheit eines jeden Menschen bis ins hohe Alter, seine Schaffensfreude und seine all-

gemeine Aktivität sind untrennbar mit dem richtigen Funktionieren dieser Gewebe verbunden.
Dass eine Wiederherstellung bzw. eine Normalisierung abgeschwächter und verloren gegangener biologischer Aktivitäten für den Menschen der Industriegesellschaft heute nötiger denn je sind, ergibt sich aus der in jeder Hinsicht prekär gewordenen Umweltsituation. Der menschliche Organismus ist durch die Luft, durch das Wasser und über die Ernährung mit einer Vielzahl von Fremdstoffen belastet. Teilweise sind diese von einer so hohen Beständigkeit, dass sie im Körper verbleiben, auch auf den Embryo übergehen können. Diese Fremdstoffe werden nicht irgendwo im Körper abgelagert, sondern zeigen eine Vorliebe für bestimmte Gewebe und Organe wie z.B. für das Nervensystem. Auch in den verschiedenen Geweben liegen sie nicht als Fremdstoffe für sich allein, sozusagen isoliert. Im Gegenteil, die meisten von ihnen gehen mit wichtigen Grundbaustoffen des Organismus, wie Eiweissverbindungen, Aufbaustoffen für die Zellkernsubstanzen und damit auch Bauelementen für das Erbmaterial, innige Bindungen ein. Daraus ergibt sich zwangsläufig, dass die für jedes Gewebe charakteristische Arbeitsleistung der Zelle gestört ist oder anders ausgedrückt die normalen Regelmechanismen in den verschiedenen Geweben nicht mehr bestehen. Die teilweise sehr spezifischen Störungen werden von Zelle zu Zelle weitergegeben und führen, nach sehr unterschiedlichen Latenzzeiten, zu den verschiedensten pathologischen Erscheinungen.
Gerade in diesem Bereich setzt die Revisan-Therapie an. Wenn eingangs verschiedene Therapien angeführt wurden (Frischzellen-Therapie und Siccazell-Therapie z.B.), so sind sicher gewisse Anknüpfungspunkte gegeben, doch muss die Revisan-Therapie als eine bedeutende Weiterentwicklung angesprochen werden. Es ist wichtig festzuhalten: Bei der Revisan-Therapie handelt es sich um keine auch nur irgendwie geartete Frischzellen-Therapie, auch nicht um eine andere in irgendeiner Form abgeänderte Zelltherapie. Revisan ist ein rein biologisches Präparat, das aus Geweben des Schafes gewonnen wird. Es ist eine Flüssigkeit, die wesentliche Aufbaustoffe für den Organismus enthält, ausserdem Substanzen aufweist, die regulierend auf den ganzen Organismus wirken und dadurch Regenerationsprozesse beschleunigen bzw. einleiten. Diese Stoffe sind in ihrer natürlichen Zusammensetzung, also qualitativ und quantitativ, belassen und werden lediglich mit

einer physiologischen Kochsalzlösung in eine hochwirksame zum Teil homöopathische Dosierung gebracht. In diesem Sinne, und nur in diesem, könnte man Revisan als ein Frischpräparat ansprechen. Doch sei nochmals ausdrücklich betont, dass keine Frischzellen vorhanden sind.

Im Revisan sind enthalten: Zwanzig verschiedene Aminosäuren, davon sieben, die der menschliche Organismus nicht selbst aufbauen kann (essentielle Aminosäuren). In wesentlicher Grössenordnung, sogenannte Nucleotide, Grundbaustoffe für die typischen Zellkernbestandteile, vor allem für das genetische Material (Erbsubstanz). Niedermolekulare Eiweisskörper sind ebenfalls vorhanden. Dagegen sind kompliziert strukturierte Eiweisskörper (über einem Molekulargewicht von 10.000) entfernt, um jegliche Gefahr für den menschlichen Organismus auszuschliessen, etwa in Form von Schockreaktionen (anaphylaktische Erscheinungen, Allergien etc.).

Nach den gemachten Erfahrungen sind die Vorteile von Revisan offenkundig: Es eignet sich hervorragend für alle Arten der Rehabilitation. Die postoperative Rekonvaleszenz wird wesentlich verkürzt. Beste Resultate werden als Geriatrikum bei allen Abnutzungs- und Alterserscheinungen erzielt. Die biologische Aktivität und die biologische Abwehrkraft können wesentlich gesteigert werden. Manche durch nichts einzuleitende Regenerationsprozesse werden durch Revisan erst ermöglicht. Häufig gelingt es therapieresistente Entzündungsprozesse mit vollem Erfolg anzugehen. Bei nervlicher Überbeanspruchung stellt es in kürzester Zeit den Normalzustand wieder her. Ebenso zeigt dieses Mittel eine gute Wirkung bei neurovegetativen Störungen - auch bei neurovegetativer Dystonie - daher auch häufig rasche Besserung bei manchen Arten depressiver Zustände.

Auffallend gute Erfolge wurden bei den verschiedensten arthritischen und rheumatischen Erscheinungen verzeichnet, und zwar gerade bei solchen, die einer medikamentösen Behandlung unzugänglich waren oder doch nur vorübergehend eine Besserung erzielt werden konnte.

Die gute Wirkung von Revisan erklärt sich so, dass dieses Präparat dem Organismus Grundbaustoffe anbietet, die er, aus welchen Gründen auch immer, selbst nicht mehr aufbauen kann oder doch nur in veränderter Form. Unter veränderter Form muss eine Belastung mit Fremdstoffen verstanden werden, auf die schon hinge-

wiesen wurde. Es sind deutliche Hinweise dafür gegeben, dass Revisan nicht nur gezielt eingesetzt werden kann, sondern es greift darüber hinaus allgemein regulierend in den Gesamtstoffwechsel ein. Nach der Beurteilung des Arztes - im Hinblick auf den Allgemeinzustand und die Reaktionslage der betreffenden Person - wird Revisan im allgemeinen jeden zweiten Tag subcutan verabreicht. Gelegentlich erweist es sich als günstig (z.B. bei besonders geschwächten Personen) die nächsten Injektionen nach einer Pause von zwei bis drei Tagen zu geben und dann jeden zweiten Tag fortzusetzen. In der Geriatrie genügen manches Mal schon 7 Ampullen, um eine wesentliche Besserung des Allgemeinzustandes herbeizuführen. Im allgemeinen sollten aber 10 Ampullen gegeben werden. Je nach dem Allgemeinzustand des Patienten empfiehlt sich nach drei bis fünf Wochen oder Monaten eine Nachbehandlung mit Revisan. Nach schweren Operationen empfiehlt es sich die Zahl der Ampullen auf 20 zu erhöhen, eventuell, wenn nötig, mit einer Pause von zwei bis drei Wochen. Die Zeit der Rekonvaleszenz kann dadurch wesentlich verkürzt werden.
In der klinischen und Kur-Anwendung bei jüngeren und problemlosen Patienten kann Revisan täglich injiziert werden.

Die bio-mesenchymatische Therapie (REVISAN ROM 113)

Neue Möglichkeiten in der Regeneration, Revitalisierung, Immunologie

Capita Selecta, 1982

Die bio-mesenchymatische Therapie

Damit ist eine Therapie gemeint, die über den Komplex des Mesenchyms im weitesten Sinn und seiner Derivate, im besonderen über das retikuloendotheliale System (RES), den ganzen Organismus erfasst. Die Vorsilbe «bio» soll andeuten, dass nur biologische Mittel und biologische Massnahmen für diese Art der Therapie eingesetzt werden.

Mesenchymatische Gewebe (allgemein ausgedrückt: alle Arten von Bindegeweben) überziehen die inneren Organe, kleiden ihre Hohlräume aus, auch jene der Arterien und Venen. Das Material dieser Gewebe stammt direkt aus den ersten Phasen der Embryonalentwicklung und hat, abgesehen von einzelnen Fällen, keine spezifische gewebliche Differenzierung mitgemacht. Manche Derivate des Mesenchyms besitzen zahlreiche frei bewegliche Zellen, die je nach Bedarf da und dorthin wandern und spezifisch vom Organismus eingesetzt werden können.

Diese mesenchymatischen Gewebe bilden die Basis für jede Art biologischer Aktivitäten und regenerativen Prozesse und sind auch am Aufbau biologischer Abwehrmechanismen beteiligt. Die Gesundheit eines jeden Menschen bis in das hohe Alter, ist in jeder Hinsicht mit dem richtigen Funktionieren dieser Gewebe verbunden, die regulierend für das harmonische Zusammenarbeiten aller physiologischen Prozesse verantwortlich sind.

Dass mit dem REVISAN (ROM 113) eine derartige Therapie möglich geworden ist, beweisen die mehr als 4000 erfolgreich behandelten Patienten, und geht aus den publizierten Arztberichten hervor.

1. Einleitung

Die Geschichte der Menschheit zeigt, dass sich der Mensch, gleichgültig welcher Rasse, stets mit den Fragen des Altwerdens beschäftigte. Zwangsläufig ergab sich daraus die Suche nach Möglichkeiten, das Leben zu verlängern und die Vitalkraft auch im Alter zu erhalten, oder wie man sich heute ausdrückt: fit zu bleiben. Es würde ein Buch füllen, wollte man vom Altertum die Jahrhunderte hindurch die vorgenommenen Versuche und die eingeschlagenen Wege aufzeigen, die zu diesem Ziele führen sollten. In der hochindustrialisierten Gesellschaft von heute hat sich diesbezüglich nichts geändert. Ich glaube, sagen zu können: Im Gegenteil. Überlegungen, die das Altwerden betreffen, sind in viel breitere Volksschichten eingedrungen als in früheren Zeiten. Mag sein, dass die Schnellebigkeit und der damit verbundene Stress mit dazu beigetragen haben, über diese Dinge nachzudenken. Heute sind alle Illustrierten, Zeitschriften und Zeitungen voll von Reklamen und Hinweisen, die sich auf die Regeneration, Revitalisierung und Rehabilitierung beziehen. Der Vorschläge gibt es viele. Die Regeneration und Rehabilitation nach akuten Affekten und die Bremsung und Heilung chronisch-progressiver Degenerationsvorgänge stellen heute volkswirtschaftlich den bedeutendsten Faktor der Gesundheitsfürsorge und medizinisch schwerwiegende und schwer zu lösende Aufgaben der Therapie dar.

Die Frage von Degeneration/Regeneration wurde um die Mitte dieses Jahrhunderts aufgrund der Ergebnisse der Regenerationsforschung auf eine allgemeinwissenschaftliche Grundlage gestellt, die im gesamten Tierreich einschliesslich des Menschen gilt. Es sind die wenig differenzierten Zellen des Mesenchyms und der daraus abgeleiteten Bindegewebe, des retikuloendothelialen Systems (RES) und die Zellen der lymphatischen Reihe, welche in allen Organismen die organaufbauenden und organerhaltenden Leistungen (Zellteilung, Stoffwechsel, Fremdstoffabwehr), also die erbbedingte Morphologie und ihr biologisches Leistungs- und Erhaltungsgleichgewicht besorgen und steuern. Die Summe aller Aufbau-, Erhaltungs- und Steuerungsleistungen der bindegewebsartigen Zellen und Organe im weitesten Sinn wird unter dem Begriff der biologischen Aktivität zusammengefasst.

Der Mensch der modernen Industriegesellschaft verfügt aufgrund seiner unphysiologischen Lebensweise (zu wenig oder falsche Bewegung, zu viel oder falsche Nahrung) und seiner grossen Belastung durch Fremdstoffe (Gifte im weitesten Sinn) oft nicht mehr über eine ausreichende biologische Aktivität. Die Zufuhr biologischer Wirkstoffe zur Förderung der Aufbau- und Abwehrleistungen des geschwächten, erkrankten oder alternden Menschen stellt daher ein natürliches Gegengewicht zur fortschreitenden Intoxication unserer Zeit dar. Das Präparat REVISAN (ROM 113) verwirklicht diesen Gedanken bei zahlreichen Indikationen, die ihre Ursache in geschwächten Organleistungen und in der entgleisten Steuerung zellulärer Prozesse haben.

2. Was ist Regeneration?

Die Übersetzung des Wortes bedeutet Wiederherstellung. Wiederherstellung des früheren Zustandes. Wenn bei einem niederen Wirbeltier, bei einem Molch z.B., der Schwanz oder eine Extremität verloren gegangen sind, so können diese wieder neu gebildet werden, sie regenerieren. In diesem Fall handelt es sich um eine Organregeneration. Schäden an der Haut, z.B. durch zu starke Bestrahlungen können ausgeheilt werden. Auch im Zellbereich ist eine Regeneration möglich, wie etwa innerhalb bestimmter Organe. Selbst im Inneren der einzelnen Zelle, kann, unter bestimmten Voraussetzungen, auch im genetischen Material (Erbmaterial) eine Regeneration vorgenommen werden.

Ein besonderer Fall der Regeneration ist erst um die Mitte dieses Jahrhunderts bekannt geworden. Im biologischen Bereich vielleicht eine der wichtigsten Entdeckungen auf dem Gebiet der Regenerationsprozesse, nämlich die Feststellung, dass sich ausdifferenzierte Zellen entdifferenzieren können, um an einem Regenerationsprozess teilzunehmen. Diese Entdeckung gilt für Wirbellose, ebenso aber auch für Wirbeltiere, bzw. auch für den menschlichen Organismus. Dass Vorgänge der Regeneration und Revitalisierung sich überschneiden und gegenseitig bedingen können, liegt auf der Hand. Ganz allgemein muss im Hinblick auf die Regenerationsvorgänge gesagt werden : Sie ziehen sich wie ein roter Faden durch alle Tierklassen hindurch bis zum menschlichen Organismus und gehorchen zellphysiologisch einem einheitlichen Prinzip. Die Regeneration ist ein biologisches Grundphänomen!

Folgender Mechanismus der Regeneration wird heute wahrscheinlich gemacht:

a) Die Regeneration setzt nur an gesund gebliebenen Teilen eines Organs an. Kranke und nekrotische Zellen können nicht regenerieren. Es handelt sich also um Neuwuchs gesund gebliebender Bestände, besonders deutlich zu belegen an der Leber: Teilresektion einer gesunden Leber bewirkt eine glatte Regeneration mit weitgehender Wiederherstellung des Organs. Teilresektion einer zirrhotischen Leber führt meist zu Koma oder Tod.

b) Die Regeneration wird gesteuert sowohl durch lokale, organspezifische, hormonartige Regulationsfaktoren, als auch durch zirkulierende Faktoren im zentralen Kreislauf, die aus dem «Regenerationsorgan» (Mesenchym, RES) und aus den endokrinen Drüsen stammen und deren «Vitalität» als biologische Aktivität eines Organismus bezeichnet wird. In beiden Fällen handelt es sich um hochwirksame Stoffe, die in kleinsten Konzentrationen angreifen.

Wandernde Zellen, wie die Neoblasten der niederen Wirbellosen oder Rück- und Neudifferenzierung von Zellen anderer, nicht geschädigter Organe, kommen für die Regeneration beim Warmblüter nicht mehr in Betracht, wenngleich manche Beobachtungen es wahrscheinlich machen.

Das Revisan-Konzept geht davon aus, dass bei allen Indikationen, wo die körpereigene Regeneration und Abwehr ungenügend sind, Wirkstoffe der biologischen Aktivität verabreicht werden. Revisan wird aus dem Blut von Schafen, die einer speziellen, die Regeneration stimulierenden Behandlung unterworfen worden sind, gewonnen und enthält dadurch diese Wirkstoffe in erhöhter Menge. Damit wird eine biologische Regenerationstherapie akuter und chronischer organischer Schwächen und Leiden ermöglicht. Es werden keine Hormone oder Enzyme bei der Vorbehandlung der Tiere eingesetzt.

Die Gültigkeit dieser Konzeption wurde in bisher über 4000 Patientenbehandlungen belegt.

3. Was bedeutet Revitalisierung?

Revitalisierung bedeutet: Die Vitalität, die normale biologische Aktivität wieder herzustellen. Diese kann durch Stress, durch verschiedene psychische Belastungen, durch Erkrankungen, durch die Aufnahme von Giftstoffen, aber auch allein durch das Altern mehr oder weniger stark reduziert sein. Eine verlorengegangene Vitalität betrifft meist den gesamten Organismus, im besonderen das gesamte Zellularsystem, kann allerdings auch auf einzelne Organe beschränkt bleiben. Auf verschiedensten Wegen wird von

medizinischer Seite der Versuch gemacht, den Vitalitätsverlust bzw. die Vitalitätsabnahme auszugleichen. Ein Erfolg kann sich allerdings nur dann einstellen, wenn es gelingt, die eigenen Körperreserven zu aktivieren. Diese Reserven liegen in jenen Geweben, die das biologische Alter eines Menschen ausmachen, vorwiegend in dem Gewebe, das wissenschaftlich als das retikuloendotheliale System (RES) bezeichnet wird. Ganz allgemein könnte man sagen: Sie liegen in den Bindegeweben und Organen, die dem Mesenchym zuzurechnen sind, damit aber auch in enger Beziehung zum RES stehen.
Diese und ähnliche Überlegungen hat schon Bogomoletz angestellt, der durch sein Bogomoletz-Serum international bekannt wurde. Auch er war der Ansicht, dass das Absinken der Widerstandskraft, verbunden mit einer Alterung verschiedener Gewebe, eine deutliche Abnahme der Regnerationspotenzen zur Folge hat. Seinen Überlegungen nach könnte man das RES nur dadurch stimulieren, dass man ihm Substanzen zuführt, die im wesentlichen aus dem Mesenchym bzw. mesenchymatischen Organen stammen. Mit seinem aus Knochenmark und Milz hergestellten Serum hatte er teilweise Erfolg. Seine diesbezüglichen Überlegungen waren durchaus richtig. Nur standen ihm zu seiner Zeit noch nicht die heute möglichen experimentellen Einrichtungen zur Verfügung, um z.B. bestimmte Eiweissgruppen zu entfernen, die unerwünschte Nebenwirkungen auslösen können.
So werden z.B. durch die hochmolekularen Eiweisskörper (über 10.000 Molekulargewicht) Allergien, anaphylaktische Schocks usw. ausgelöst. Dies gilt auch für die Zelltherapie nach Niehans. Nicht zuletzt deshalb ist das Bogomoletz-Serum (und auch die Zelltherapie) heute zum Teil umstritten.
Nach der Mitte dieses Jahrhunderts wurden zahlreiche Wege gesucht, um in der medizinischen Praxis regenerative und revitalisierende Prozesse einzuleiten. Neben den vorher erwähnten Therapien nach Niehans und Bogomoletz bringt die zytoplasmatische Therapie nach Theurer ein breit gefächertes Angebot von Präparaten. Sie stellt für jede Gewebeart und für jedes einzelne Organ Mittel zur Verfügung (Revitorgan-Präparate), die jedoch streng spezifisch eingesetzt werden müssen. Syckerhoff entwickelte die Regeneresen, die im wesentlichen auf gewebe- und organspezifischen RNS basieren.
Die Sandberg-Versuche mit Thymus-Extrakten (THX) zeigen

überdies die Bemühungen, mit Aufbereitungen aus Einzelorganen regenerativ und revitalisierend eingreifen zu können.
Von diesen angeführten Möglichkeiten hebt sich die Revisan-Therapie deutlich ab. Sie unterscheidet sich vorallem in folgenden wesentlichen Punkten:
1. REVISAN wird nur aus Schafserum gewonnen.
2. Zu seiner Herstellung werden keine Gewebe und Organe verarbeitet.
3. REVISAN ist daher kein organ- oder gewebespezifisches Präparat.
4. Die Inhaltsstoffe von REVISAN bleiben qualitativ und quantitativ gegenüber dem Schaforganismus vollkommen unverändert.
5. Die Eiweisskomponenten über einem Molekulargewicht von 10.000 sind entfernt, um anaphylaktische Reaktionen auszuschliessen.
6. Trotzdem REVISAN ein Einzelpräparat ist, sind seine Anwendungsmöglichkeiten breit gefächert. Es wirkt in erster Linie über das RES und mesemchymatische Organe und Gewebe und vorallem ausgeprägt über das Neurovegetativum.
7. Eine REVISAN-Kur kann ohne Unterbruch der gewohnten Beschäftigung oder Arbeit appliziert werden.
Durch die Breitenwirkung von REVISAN erfolgt eine Regulierung und Harmonisierung physiologischer Vorgänge, sodass eine echte Regeneration das Älterwerden hinausschiebt. Dadurch erweist sich REVISAN als ein ausgezeichnetes Geriatrikum. Eine besondere Bedeutung kommt der lokalen Applikation von REVISAN zu.

4. Beziehungen zwischen Regeneration und histopathologischen Vorgängen

Bei sehr niederen Tieren (Plattwürmern) hat sich experimentell nachweisen lassen, dass histopathologische Prozesse zum Stillstand bzw. zur vollkommenen Ausheilung gebracht werden können, wenn man die regenerativen Möglichkeiten aktiviert. Dies kann z.B. dadurch geschehen, dass man die Tiere dekapitiert. Das für die Regeneration vorgesehene Zellmaterial (Neoblasten) tritt sofort in Aktion, und zwar dadurch, dass dieses Zellmaterial aktiv an die Wundstelle wandert. Diese im Körpergewebe liegenden Zellen benehmen sich wie Amöben und begeben sich an die für die Regeneration in Frage kommende Stelle. Bei einer Dekapitation wird der Kopf wieder vollkommen hergestellt und, dies muss ganz besonders hervorgehoben werden, die gleichzeitig aufgetretenen histopathologischen Schäden heilen zur Gänze aus. Werden bei diesen niedrigen Tieren histopathologische Vorgänge z.B. durch cancerogene Kohlenwasserstoffe eingeleitet, so heilen auch diese aus, wenn Regenerationsvorgänge eingeleitet werden (z.B. Dekapitation).

Diese Vorgänge bei niederen Tieren wurden seinerzeit vom Krebsforschungsinstitut in Wien aufgegriffen. Schon lange ist bekannt, dass niedere Wirbeltiere (Molche) über hohe Regenerationsleistungen verfügen. Amputiert man z.B. eine Extremität, so kann diese wieder hergestellt werden. In Analogie zu den eben geschilderten Vorgängen bei niederen Tieren, ging man an dem genannten Institut daran, die regenerativen Möglichkeiten dieser niederen Wirbeltiere unter pathologischen Bedingungen zu untersuchen. So induzierte man im Rückenbereich einen Tumor. Nach entsprechender Ausweitung des Tumors wurde ein Bein amputiert. Der Erfolg war mehr als verblüffend: durch die Aktivierung des regenerativen Zellmaterials bildete sich der Tumor vollkommen zurück. Das bedeutet: Auch bei niederen Wirbeltieren überwiegen physiologisch die Regenerationsvorgänge so stark, dass selbst so schwere pathologische Schäden, wie ein Tumor, ausgeheilt werden können.

Die bei niederen Vielzellern (Würmer) und bei niederen Wirbeltieren (Molche) gemachten Erfahrungen ergeben aufschlussreiche Anhaltspunkte, im Hinblick auf das Zusammenspiel von Regeneration und pathologischen Vorgängen bei höheren Wirbeltieren und beim Menschen. Wie schon einmal gesagt wurde, stellt die Regeneration ein biologisches Grundphänomen dar, das sich wie ein roter Faden durch das gesamte Tierreich bis zum Menschen nachweisen lässt. Das biologische Grundphänomen besteht darin, dass während der Embryonalentwicklung Zellmaterial entsteht, das zu keiner weiteren wesentlichen Differenzierung oder Organbildung veranlasst wird. In diesem Fall sprechen wir bei höheren Wirbeltieren und beim Menschen von mesenchymatischen Geweben und mesenchymatischem Zellmaterial. In erster Linie gehören hieher das schon öfter erwähnte RES und die Zellen der lymphatischen Reihe. Das bei niederen Vielzellern (Würmer) für eine Regeneration bereit gehaltene Zellmaterial kann durchaus mit den Zellen des RES und jenen der lymphatischen Reihe analogisiert werden.

Vielleicht lassen sich manche cancerogenen Vorgänge im Menschen, bei denen sog. Spontanheilungen eintreten, dadurch erklären, dass noch ein hoch aktives Regenerationsmaterial vorhanden ist, das, wie es bei niederen Wirbeltieren stets möglich ist, den cancerogenen Prozess stoppt.
Das mesenchymatische Gewebe und Zellmaterial wurde in früherer Literatur häufig als ruhendes, physiologisch inaktives «embryonales» Material angesprochen. Heute weiss man, dass es sich um ein physiologisch sehr aktives Material handelt, das das biologische Alter eines Menschen entscheidend beeinflusst, darüber hinaus aber auch für regenerative Prozesse und Immunvorgänge in Frage kommt.
Die eben geschilderten Beziehungen zwischen Regeneration und pathologischen Vorgängen waren Anlass zu theoretischen Überlegungen, die nach sehr vielen Vorversuchen später zur Herstellung von REVISAN führten. Der Grundgedanke war der, erkrankten, geschwächten und alten Menschen über das RES in dieser oder jener Richtung zu helfen.

5. Herstellung von REVISAN

REVISAN wird von ausgesuchten Bergschafen gewonnen. Bevor an die Gewinnung des Serums gegangen wird, werden die Tiere, im Hinblick auf ihre verschiedenen Organe, und im besonderen auf ihre mesenchymatischen Geweben im weitesten Sinn, einschliesslich des RES, in einen physiologisch möglichst aktiven Zustand gebracht. Dies wird dadurch erreicht, dass die Tiere nach speziell ausgeklügelten Überlegungen behandelt werden, und zwar - das muss besonders betont werden - ohne dass Hormone oder Enzyme eingesetzt werden. In der Praxis wird nach wochenlanger Vorbehandlung der Schafe das Serum gewonnen. Dieses wird dann einer Spezialbehandlung nach biologischen Richtlinien unterzogen. Danach erfolgt die Entfernung aller Eiweisskörper über 10.000 Molekulargewicht durch eine Stickstoff-Druckfiltration. Damit werden anaphylaktische Reaktionen und jedwelche Nebenwirkungen ausgeschlossen.
Das Filtrat enthält demnach: Aminosäuren, Nukleotide und Eiweisskörper, bzw. Kombinationen von ihnen, unter 10.000 Molekulargewicht. Dieses Filtrat wird mit physiologischer Kochsalzlösung 40-fach verdünnt und dann in 1 ml-Ampullen abgefüllt. Wichtig ist folgendes: Weder quantitativ noch qualitativ wird im

Hinblick auf die Inhaltsstoffe des enteiweissten Serums irgendeine Änderung vorgenommen. Abgesehen von der Verdünnung bleiben die Verhältnisse genau dieselben wie im Schaforganismus. In Analogie zur Frischzellen-Therapie könnte man hier von einer Art Frischserum-Therapie sprechen. Diesem Serum wird zur Stabilisierung eine kleine Menge Benzylalkohol zugesetzt. REVISAN ist also kein organspezifisches Mittel, aber ein reines Naturprodukt, an dem ausser der Entfernung der hochmolekularen Eiweisskörper nichts geändert ist.

6. Zur Wirkung von REVISAN

Erfahrungen an einem Patientengut von über 4000 Personen haben die Theorie zu REVISAN eindeutig bestätigt. Es wirkt über den gesamten mesenchymatischen Komplex, vorwiegend über das RES. Einen besseren Beweis für die Wirkung über das RES, bzw. seine Mobilisierung, kann kaum gegeben werden. Ausserdem hat sich erwiesen, dass auch das Neurovegetativum deutlich in die Wirkung von REVISAN einbezogen wird, im Sinn einer Neueinregulierung gestörter Koordination. REVISAN ist ein ausgesprochenes Regulans. Es ist längst bekannt, dass der Mensch der Zivilisations- und Industriegesellschaft durch Belastung von einer Vielzahl von Fremdstoffen nicht mehr über die normale biologische Aktivität verfügt, auch nicht mehr in der Lage ist, genügend Abwehrkräfte zu mobilisieren. In erster Linie ist davon der alternde oder erkrankte Organismus betroffen, neuerdings aber auch Kleinkinder. Der Grundgedanke, durch REVISAN die biologischen Abwehr- und Aufbaukräfte entsprechend zu unterstützen, hat sich als richtig erwiesen, vor allem auch im Hinblick auf geriatrische Probleme. Es sei in diesem Zusammenhang klargestellt: Wo das RES und andere mesenchymatische Gewebe und Zellen nicht mehr funktionstüchtig sind, kann auch REVISAN nicht mehr oder nur noch teilweise wirken.

7. Unbedenklichkeit von REVISAN

6-jährige Erfahrungen haben gezeigt, dass REVISAN in der angegebenen Dosierung und Posologie durchwegs problemlos vertragen wird. Bei über 4000 Behandlungen sind bis jetzt als «Nebenwirkungen» lediglich einige vorübergehende leichte Ermüdungserscheinungen, gelegentlicher Injektionsschmerz und vier Allergiefälle berichtet worden. Dabei steht nicht fest, dass die Aller-

gien durch REVISAN ausgelöst wurden, indem es sich bei den Patienten um ausgesprochen idiosynchrosatische Allergiker handelte. Dagegen können - im Sinne von positiven biologischen Reaktionen - durch REVISAN sogenannte Erstverschlimmerungen (verstärkter Schmerz) ausgelöst werden. In solchen Fällen empfiehlt es sich, 2-3 Tage REVISAN abzusetzen. Nach Wiederaufnahme der Behandlung tritt in der Regel auch eine echte Heilung ein.
Toxische Schäden irgendwelcher Art als Nebenwirkungen wurden nie beobachtet. Damit ist die Unbedenklichkeit der REVISAN-Behandlung überzeugend erwiesen.

3. Teil Umwelttoxikologische Studien

Umwelttoxikologische Studien

68

Moderne Schädlingsbekämpfungsmittel und ihre Gefahren

1957

Seit der Einführung wirksamer synthetischer organischer Insektizide sind rund 16 Jahre vergangen. DDT und etwas später HCH traten im Kampf gegen hygienisch und landwirtschaftlich schädliche Insekten einen Siegeslauf über die ganze Welt an. Ungefähr zur selben Zeit wurden die hochwirksamen Stoffe der Phosphorsäureester entdeckt. Mit einem Schlag konnten jetzt Millionen Menschen vor Befall durch Malaria zum Beispiel geschützt, tausende Tonnen pflanzlicher Nahrungsmittel der Vernichtung durch Insekten entzogen werden.
Gegen überhandnehmende und in den grossen Monokulturen sich sehr unliebsam bemerkbar machende Unkräuter wurden Herbizide bestimmter chemischer Charakteristik entwickelt, die in niederen Konzentrationen in den allerletzten Jahren zu gänzlich anderer Bedeutung gelangten.
Niedere pflanzliche Organismen, Pilze, sind in ihrer Schadwirkung ebenso von grösster Bedeutung, in der Bekämpfungsart manchmal noch sehr problematisch. Die Fungizidforschung steht hier vor grossen Aufgaben.
Bei den modernen Schädlingsbekämpfungsmitteln handelt es sich demnach um drei grosse Gruppen von grundsätzlich verschiedenen Mitteln, die gegen Insekten, gegen Unkräuter und schliesslich gegen Pilze gerichtet sind. Die entsprechenden Stoffe werden daher als Insektizide, Herbizide und Fungizide bezeichnet.
Vier grosse lebende Systeme sind es, die von der Anwendung dieser Mittel betroffen werden:

1. Die Schädlinge und mit ihnen die übrige zu ihrem Biotop gehörende Organismenwelt,
2. die Pflanzen mit ihrer Lebensgemeinschaft,
3. die Haustiere, die auf Weiden oder durch Verfütterung pflanzlicher Nahrung mit diesen Mitteln in Berührung kommen, und schliesslich
4. die gesamte Menschheit.

Es wäre interessant, auf alle vier Systeme näher einzugehen, doch würde dies zu weit führen. Ich möchte nichts anderes, als aufzeigen, welche Gefahrenquellen durch die Anwendung dieser modernen organischen Mittel für den Menschen bestehen. Bevor ich mich näher mit einzelnen Stoffen befasse, muss unbedingt festgehalten werden, dass wir bis heute kein einziges synthetisches Schädlingsbekämpfungsmittel kennen, das ungiftig ist. Es ist daher vollkommen unrichtig, wenn bei uns auf Packungen derartiger Mittel immer noch angegeben ist, dass sie für Mensch und Haustier harmlos seien, da dies bei weiten Bevölkerungskreisen zu bedenkenloser Handhabung führt und dadurch Vergiftungsfälle hervorgerufen werden können.

Die modernen Insektizide lassen sich auf zwei grundverschiedene chemische Stoffklassen zurückführen: auf die chlorierten Kohlenwasserstoffe einerseits und die Phosphorsäureester andrerseits.

Besondere Beachtung muss den chlorierten Kohlenwasserstoffen zugewendet werden (die bekanntesten sind: DDT, HCH, Methoxychlor, Chloran, Toxaphen, Aldrin, Dieldrin), da manche unter ihnen auch heute noch als harmlos angesehen werden, obwohl alle Nervengifte darstellen, auch beim Menschen. Direkt oder indirekt kommt unser Organismus ständig mit diesen Stoffen in Kontakt. Direkt, das gilt für Arbeiter in der entsprechenden chemischen Industrie, oder für praktische Schädlingsbekämpfer und Landwirte. Indirekt werden alle betroffen, nämlich durch den Genuss von Gemüse und Früchten, denen aussen noch Reste der angewendeten Stoffe anhaften oder in deren Inneres eingedrungen sind. Ob bei uns diesbezügliche Untersuchungen durchgeführt werden, ist mir nicht bekannt.

Die grossen Schwierigkeiten, die sich bei humanmedizinischen und humanhygienischen Erörterungen hinsichtlich dieser Stoffe ergeben, sollen am Beispiel des DDT und HCH dargelegt werden. Es sind die beiden Stoffe, die am längsten in der Praxis Verwendung finden, über die daher auch die meisten Erfahrungen vorliegen, besonders über das DDT.

Da bei weiten Bevölkerungskreisen die Meinung verbreitet ist, DDT sei ungefährlich, kommen immer wieder Verwechslungen vor, die zu Unfällen führen. So wird es in Pulverform mit Mehl vertauscht oder in Lösung für Milch angesehen. Der Franzose Dérobert (1954) berichtet von einem 19 Monate alten Kind, das 30 cm^3 einer 5%-DDT-Lösung trank und daran starb. Weiter von ei-

nem Erwachsenen, der irrtümlich 120 cm^3 einer ebenfalls 5%-DDT-Lösung zu sich nahm und sechs Tage später tot war.
Eine schwere Dermatitis im Zusammenhang mit DDT-Verwendung in einem Kuhstall beschreibt Kressbach (1953) bei einer Bäuerin, bei der ausserdem noch schwere Störungen im Zentralnervensystem auftraten.
Ein 54jähriger Mann arbeitet durch 20 Monate mit einem Kombinationspräparat von DDT (5%) und HCH (1%) als Spray. Gegen Ende dieses Zeitraumes leidet er an schwerer Polyneuritis aller vier Extremitäten, mit motorischen und sensiblen Störungen (Symanski 1955). Aus den USA werden schon 1952 von Horber 384 Vergiftungsunfälle mit DDT berichtet, davon 14 tödliche, meist auf Grund von Verwechlsung mit Mehl.
Sehr zu denken gibt folgender Fall: Ein Bunkerwart stäubte von 1946-1950 täglich zweimal alle Räume, auch seine eigenen, mit einem DDT-Stäubemittel. Im Februar 1950 musste er wegen Hauterkrankungen in eine Hautklinik aufgenommen werden. Schon während der Behandlung (bis März 1950), die einen Heilerfolg brachte, traten zunehmende Nervosität und neurologische Störungen auf. In den folgenden Monaten verschlimmerte sich dieser Zustand zusehends: Fieber, allgemeine Lymphknotenschwellungen, so wie krampfartige Erscheinungen. Daher Ende September Aufnahme in ein Krankenhaus, wo der 60jährige am 17.10.1950 starb. Die Untersuchung führte zur Feststellung feinster kristalliner DDT-Ablagerungen in den Mesenteriallymphknoten, in Leber, Herz, Nieren und Milz sowie in den verschiedenen anderen Organgeweben (Hertel 1950).
Diese Beispiele sollen nur zeigen, dass DDT absolut nicht harmlos ist. Was für Veränderungen es aber in unserem Organismus in unterschwelligen Dosen hervorruft, entzieht sich noch völlig unserer Kenntnis. Unangenehm ist, dass es im Warmblüterorganismus kumuliert. Von den Insekten her wissen wir zwar einiges über den DDT-Metabolismus im Organismus, doch längst nicht alles (Wiesmann 1955). Bei ihnen wird das DDT enzymatisch zu der nicht toxischen Verbindung DDE (Dichlor-diphenyl-dichloräthylen) umgesetzt und dieses dann, über einen noch nicht vollständig bekannten Reaktionsweg, zu DDA (Dichlor-diphenyl-essigsäure) abgebaut. Ein geringer Abbau scheint auch im Warmblüterorganismus vor sich zu gehen, da DDA im Harn nachgewiesen werden konnte. Aus der Anwesenheit von DDA im Harn scheinen Rück-

schlüsse auf die im Gewebe gespeicherte DDT-Menge möglich. Lediglich über Milch kann DDT aus dem Warmblüterorganismus in grösserer Menge ausgeschieden werden, so dass sich hier ein Weg abzeichnet, wie DDT in oft gar nicht geringer Menge in unseren Organismus gelangen kann. Der schon zitierte Autor Horber berichtet in diesem Zusammenhang aus den USA, dass von 32 Proben Muttermilch nur zwei ohne DDT waren. Dabei handelt es sich um Leute, die nicht mit Schädlingsbekämpfung zu tun hatten! Dies rührt davon her, dass heute in allen Speisen amerikanischer Restaurants und natürlich auch in Nahrungsmitteln ausserhalb von Gaststätten sich DDT in geringen Mengen nachweisen lässt (Bär 1956).

Der Möglichkeiten, dass auch bei uns DDT in die Nahrung kommen kann, gibt es genügend. Ich verweise nur beispielsweise darauf, dass Getreide und Kleie mit einer amtlich zugelassenen Menge DDT und HCH gegen Kornkäfer und andere Getreideschädlinge behandelt werden kann. Versuche von Eichler und Franke (1956) haben gezeigt, dass bei Verfütterung dieses so behandelten Getreides an Schweine Herz- und Leberschäden auftraten, ausserdem in den verschiedenen Organgeweben so viel DDT gespeichert war, dass Fleisch und Fett auf jeden Fall genussuntauglich gewesen wäre. Die Herz- und Leberschäden dürften auf das HCH zurückzuführen sein.

Diesen Angaben kann entgegengehalten werden, dass neueste amerikanische Untersuchungen (Hayes, Durham and Cueto, 1956) den Nachweis erbringen, dass geringe Mengen DDT, oral verabreicht, bei Menschen keine Störungen hervorrufen. Von genannten Forschern wurden derartige Versuche an 51 Freiwilligen durch einen längeren Zeitraum hindurch vorgenommen, wobei die verabreichten DDT-Mengen in einer Höhe gehalten wurden, die der in Nahrungsmitteln anzutreffenden ungefähr entspricht. Bei keiner einzigen der Versuchspersonen konnten irgendwelche Symptome festgestellt werden.

Das sagt allerdings nichts, da wir rein experimentell meist nicht in der Lage sind, biologische Auswirkungen unterschwelliger Dosen zu erfassen. Bär (1956) führt an, dass bereits bei 5 ppm DDT Gewebsveränderungen auftreten, ohne dass es dabei zu irgendwelchen klinischen Erscheinungen kommt. Da DDT aber nicht nur im Fettgewebe, sondern in jedem Organgewebe gespeichert werden kann, so sind Gewebsveränderungen in besonders empfindli-

chen Organen, wie Nervensystem, Nebenniere und Leber, unter Umständen die Ursache von erst später erkennbaren Störungen allgemeiner Art. Ich betone ausdrücklich: bei 5 ppm treten bereits Gewebsveränderungen auf, eine Menge, die unter der vom Medical Research Council tolerierten Grenze von 7 ppm liegt (Busvine 1951). In fettem Schweinefleisch wurde aber DDT bis zu 68 ppm festgestellt (Heupke und Fischer 1954).
Besonderes Augenmerk sollte m.E. der Resorptionsmöglichkeit aller Schädlingsbekämpfungsmittel durch das Integument entgegengebracht werden. Toxizitätsberechnungen werden meist nach oralen Dosen angestellt (vgl. Tabelle 1), während eine Aufnahme über die Haut, wenigstens in früheren Jahren, überhaupt nicht oder erst Jahre später untersucht wird. Dabei scheint dieser Weg des Eindringens von Stoffen physiologisch oft gefährlicher zu sein als der orale. Schon 1950 weist der Amerikaner Harvey darauf hin, dass alle Insektizide durch die Haut sehr leicht aufgenommen werden und frühzeitig zu irreversiblen Störungen führen.

E 605	3 - 6 mg/kg
Systox	8 mg/kg
Aldrin	50 - 60 mg/kg
Toxaphen	60 - 70 mg/kg
Dieldrin	70 - 80 mg/kg
Lindan	125 mg/kg
DDT	250 mg/kg
Diazinon	220 - 270 mg/kg
Chlordan	500 mg/kg
Dipterex	500 - 627 mg/kg
Malathion	500 - 1845 mg/kg

Tab. 1: Toxizitätswerte. DL_{30}-Werte, oral, in mg/kg Ratte, einiger wichtiger moderner Schädlingsbekämpfungsmittel. Zusammengestellt aus verschiedenen Literaturangaben. **Halbfette Schrift:** Phosphorsäureester, *kursiv:* Chlorierte Kohlenwasserstoffe.

Mit dem DDT gelangen aber in neuester Zeit noch andere Stoffe unter Umständen in unseren Organismus, von denen wir keine

Ahnung haben, was sie physiologisch bedeuten. Ich denke an die sogenannten Synergisten, die entwickelt wurden, da eine beachtliche Zahl von Insekten dem DDT gegenüber (auch anderen Stoffen gegenüber) Resistenz ausgebildet haben (Wiesmann 1956, 1957). Diese Stoffe blockieren in irgendeiner Weise den DDT-Metabolismus, ohne selbst insektizid zu wirken. Neueste Körper dieser Wirkungsart sind die Diaryltrifluor-methyl-carbinole (D.E. Bergmann u.a., 1955), die mit dem DDT ausgebracht werden und offenbar auch den Weg in unseren Organismus finden.
Ersatz für das DDT im Pflanzenschutz gibt es noch keinen, doch muss Bär (1956) recht gegeben werden, dass vom Standpunkt der Ernähungshygiene einer angestrebt werden muss.
Nach dem DDT hat das HCH sicher weiteste Verbreitung gefunden, da es beste insektizide Wirkung zeigt. Humanhygienisch ist längst nicht soviel bekannt wie vom DDT. Vergiftungsfälle sind bis heute nur wenige beschrieben worden. Schwere Vergiftungserscheinungen traten einmal bei fünf in der Industrie beschäftigten Leuten auf, an denen die Wirkung auf das Zentralnervensystem zu erkennen war (Geigy, 1955). Traurig ist der in Deutschland eingetretene Fall, dass ein fünfjähriges Mädchen 15 cm^3 eines 30%-Hexapräparates in Lösung zu sich nahm und drei Stunden später tot war (Graubner, 1953). Wenn auch HCH bei chronischen Versuchen etwa viermal ungiftiger eingeschätzt wird als DDT, so ist ihm gegenüber trotzdem Vorsicht angebracht, da wir heute wissen, dass Blut- und Leberveränderungen durch diesen Stoff hervorgerufen werden (Tilgner 1956), der anscheinend auch ein hochwirksames Kreislaufgift ist (Heupke und Fischer 1954). Leider werden auch heute noch Präparate dieser Art als völlig harmlos hingestellt.
Von den übrigen chlorierten Kohlenwasserstoffen, die toxischer als DDT und HCH sind (abgesehen von Chlordan) wissen wir, dass sie ebenfalls Nervengifte sind. Ihre Wirkung im menschlichen Organismus ist noch so gut wie unbekannt. Sicher ist, dass auch von ihnen ständig Spuren in unseren Körper gelangen können. Es wurden zum Beispiel im Januar 1956 an einem New Yorker Markt über 30 000 Salatköpfe beschlagnahmt, weil so hohe Rückstandsmengen eines auf Naphtalinbasis erstellten Insektizides vorhanden waren, dass der Genuss gesundheitsschädlich gewesen wäre (Bulletin 1956). Wieviel Gemüse oder Früchte werden aber konsumiert, ohne dass sie vorher untersucht werden?

Die zweite grosse Gruppe der Insektizide stellen die Phosphorsäureester, auf die ich hier nicht näher eingehe, da ihre hohe Toxizität (abgesehen von allerneuesten, wie Malathion und Dipterex) heute allgemein bekannt ist. Ausserdem werden sie im pflanzlichen Organismus in verhältnismässig kurzer Zeit zu nicht toxischen Gruppen umgebaut.
Eine sehr interessante Klasse von Mitteln stellen die modernen Herbizide mit selektiver Wirkung dar, oder wie sie auch bezeichnet werden, Wuchsstoffmittel. Die bekanntesten unter ihnen sind die 2-, 4-D, 2-, 4-, 5-T- und MCPA-Mittel (2-, 4-Dichlorphenoxyessigsäure, 2-, 4-, 5-Trichlorphenoxyessigsäure und Methylchlorphenoxyessigsäure), die, neben anderen, in der modernen selektiven Unkrautbekämpfung eine bedeutende Rolle spielen. In bestimmter Konzentration führen sie im pflanzlichen Organismus zu einem ungehemmten Teilungsrhythmus der Zellen, der von dem betreffenden pflanzlichen Organismus nicht mehr beherrscht wird. So wachsen sich diese Pflanzen dann durch einen uns noch unbekannten Wirkungsmechanismus rasch zu Tode. Über die Persistenz dieser Mittel in pflanzlichen Geweben wissen wir noch recht wenig. Bei Tomatenpflanzen ist ein echtes Persistieren eines 2-, 4-D-Mittels jüngst nachgewiesen worden (Haccius und Linden 1956). Über die Wirkung dieser Stoffgruppe oder ihrer Abbauprodukte auf den Warmblüterorganismus wissen wir kaum etwas. Von einem anderen Standpunkt aus sehe ich aber humanmedizinisch eine Gefahrenquelle. Diese und ähnliche Stoffe werden heute nämlich dazu verwendet, um das vorzeitige Abfallen von Obst zu verhindern, um es schöner und früher ausreifen zu lassen, um vor allem ein grösseres Volumen bei den verschiedensten Obstsorten zu erzielen. Es werden dabei bis zu 50% grössere Volumina gegenüber normalen Früchten erreicht! Es scheint mir wichtig, dass diese Volumzunahme nicht durch eine normale Vermehrung von Zellagen erreicht wird, sondern durch eine vermehrte Endopolyploidisierung. Die Kernvolumina erlangen durch diesen Vorgang eine Steigerung bis zu 78%! (Bradly und Crane 1955). Ich glaube, dass es gefährlich ist, derart gewaltsam in die natürliche Kernphysiologie einzugreifen, es könnten dabei physiologische Reaktionen vielleicht eine Richtung nehmen, die uns Menschen besonders schwer treffen würde.
Die dritte und letzte grosse Gruppe chemischer Mittel sind die neuen organischen Fungizide, die meisten auf Basis von Thiocar-

bamaten und Thiuramen, zur Bekämpfung pilzlicher Schadorganismen. Auch von diesen Stoffen wird vielfach behauptet, sie seien völlig ungiftig. Es ist richtig, dass die DL_{50}-Werte, etwa eingesetzt in die weiter oben gebrachte Tabelle, erst weit hinter Malathion aufscheinen würden, nämlich bei 5000 bis 9000 mg/kg. Bei diesen Stoffen ist aber besonderes Gewicht auf die mögliche Reaktionsfähigkeit ihrer Spaltprodukte zu legen, da aus ihnen für den Warmblüterorganismus äusserst ungünstige Verbindungen entstehen können.

Schädlingsbekämpfungsmittel irgendwelcher Art sind heute so weitgehend im Gebrauch, dass der menschliche Organismus ständig mit ihnen in Kontakt kommen muss. Da der Pflanzenschutz nicht auf die Anwendung der heute gebräuchlichen Mittel verzichten kann, ist weitgehendste Aufklärung nötig, eine Aufklärung, die auch jeden einzelnen Menschen erfassen muss.

Literatur

F. Bär, Mitt. Biol. Bundesanstalt f. Land- und Forstwirtschaft. Berlin-Dahlem. H. 85 (1956).
D.E. Bergmann, A.S. Tahori, A. Kalusziner, S. Reuter, Nature (London) 176 (1955).
Bradly u. Crane, 1955; Ref. in: Ber. wiss. Biol. 99 (1955), H. 1/2.
Bulletin (1956) de l'Union Internationale pour la Conservation de la Nature et de ses Ressources 5 (1956), No. 4.
G. Busvine, Ref. in: Schweiz. Med. Wschr. (1951).
L. Dérobert, Les intoxications et maladies professionelles. Medicale Flammarion. Paris 1954.
W.D. Eichler, Insektizide heutzutage. VEB Verlag Volk und Gesundheit. Berlin 1954.
W.D. Eichler, E.R. Franke, Arch. exper. Vet. med. 9 (1956).
Geigy, Literaturberichte, Serie A (1955), S. 2.
W. Graubner, Arch. f. Toxikologie 14 (1953). H. 6.
B. Haccius, G. Linden, Z. f. Bot. 44 (1956).
Harvey J. am. med. Ass. (1950).
W. Hayes, W.F. Durham, C. Cueto, J. am. med. Ass. (1956).
H. Hertel, Dt. Arch. klin. Med. 199 (1950).
Heupke, Fischer, Münchener Med. Wschr. (1954).
E. Horber, Schweiz. Landw. Monatsh. (1952), H. 2.
F. Kresbach, Wiener klin. Wschr. (1953), S. 559.
W. Perkow, Die Insektizide, Dr. Alfred Hüttig Verlag. Heidelberg 1956.
Symanski, Arch. Gewerbepath. Ref.: Münchner Med. Wschr. (1955), S. 1267.
S. Tilgner, Mitt. Biol. Bundesanst. f. Land- u. Forstwirtsch. (1956), H. 85.
R. Wiesmann, Mitt. Biol. Bundesanst. f. Land- u. Forstwirtsch. (1955), H. 83: Anz. f. Schädlingsk. 30 (1957), H. 1.

Toxikologische Probleme moderner Pflanzenschutzmittel

1964

Die modernen Mittel
Unter modernen Pflanzenschutzmittel versteht man alle, die seit 1939, dem Jahr der Entdeckung der insektiziden Eigenschaften des DDT, hergestellt wurden. Sie sind heute aus der Praxis nicht mehr wegzudenken, will man das Erntegut sichern. Die verschiedenen Verbindungen sind gegen tierische und pflanzliche Schädlinge gerichtet. Je nach ihrer Wirkungsart werden sie als Insektizide, Akarizide (gegen Milben), Nematozide (gegen Fadenwürmer) bezeichnet, und die gegen unerwünschte pflanzliche Schädlinge als Bakterizide, Fungizide (gegen Pilze) und Herbizide (gegen unerwünschte Pflanzen).
Die wichtigsten und bekanntesten sind die Insektizide, mit denen wir uns hier in erster Linie befassen wollen. Darüber, ob und welche Wirkung die anderen Gruppen auf den Körper haben, ist noch sehr wenig bekannt, auch würde es den hier gegebenen Rahmen überschreiten.
Innerhalb der Insektizide unterscheidet man zwei grosse Gruppen: Die chlorierten Kohlenwasserstoffe und die Phosphorsäureester.
Sie unterscheiden sich in ihrer Auswirkung auf den Organismus deutlich voneinander, was für die folgende toxikologische Betrachtung von Bedeutung ist. Die chlorierten Kohlenwasserstoffe sind meist von hoher Stabilität, hingegen zerfallen Phosphorsäureester, je nach ihrem Aufbau, mehr oder weniger rasch in ihre Spaltprodukte.
Die grosse Bedeutung der Pflanzenschutzmittel auf dem landwirtschaftlichen und hygienischen Sektor wurde erst kürzlich in der Umschau in Wissenschaft und Technik wieder hervorgehoben. Hinter dieser für die gesamte Menschheit enormen Bedeutung verbirgt sich aber die andere, die erst Jahrzehnte später bemerkt wurde: die toxikologische Seite. Wie lange hat es gedauert, bis als harmlos angesehene Stoffe in ihrer Giftigkeit erkannt wurden!

Der Nutzen ist augenfällig, er lässt sich in Tonnen ausdrücken. Die für den Warmblüterorganismus bestehende Schädigungsmöglichkeit blieb lange verborgen. Da diese Stoffe aber aus unserer Umgebung nicht mehr wegzudenken sind, ist es um so wichtiger, sie in ihrem toxikologischen Verhalten kennen zu lernen.

«Sola dosis facit venenum»

Dieser bekannte Ausspruch von Paracelsus besagt, dass die Dosis für eine Giftwirkung massgebend ist. Mit einer Überdosis von Kochsalz z.B. kann sich jeder Mensch umbringen. Niemand wird aber auf den Gedanken kommen, Kochsalz als Gift zu deklarieren. Es gibt eine Grenze, einen Schwellenwert, unter dem eine Giftwirkung nicht mehr gegeben ist. Dies ist der Sinn des zitierten Ausspruches, und in diesem Sinn findet er sich immer wieder in der Pflanzenschutzliteratur.

In den letzten 25 Jahren - und das entspricht auch jenem Zeitabschnitt, in dem die modernen Pflanzenschutzmittel bekannt wurden - haben sich die toxikologischen Kenntnisse gewaltig geändert. Der Ausspruch von Paracelsus verliert darum nicht seinen Sinn, jedoch müssen auf Grund heutiger Erfahrungen sehr wesentliche Einschränkungen gemacht werden. Die Meinung, dass die Dosis allein für eine Giftwirkung von Bedeutung ist, gilt nicht mehr für alle Stoffe.

Ein entscheidender Wendepunkt in der Auffassung von Giftwirkungen trat Ende der vierziger Jahre ein und wurde durch die eindrucksvollen Versuche von Druckrey (1, 2) eingeleitet. Seine Arbeiten wiesen nach, dass es eine von der Dosis unabhängige Giftwirkung gibt. Mit Druckrey bezeichnen wir sie als Summationsgiftwirkung. Für eine solche Wirkung ist charakteristisch, dass nicht die Dosis entscheidend ist, sondern die Irreversibilität der Schädigung im Organismus. Das in den Körper gelangende Gift kann ausgeschieden oder abgebaut werden, ist dann im Organismus nicht mehr vorhanden, hat aber während seines vorübergehenden Aufenthaltes in irgendeinem Gewebe einen irreversiblen Schaden verursacht. Kommt derselbe Stoff neuerlich in den Körper, dann summieren sich diese Schäden. Daher der Name Summationsgifte. Eine unschädliche Mindestdosis gibt es bei dieser Art von Stoffen nicht. Nach Eichholtz (13) bildet diese Erkenntnis den wichtigsten Fortschritt der Toxikologie in den letzten Jahrzehnten. Ob unter den heute gebräuchlichen Pflanzenschutzmit-

teln solche mit summativer Wirkung sind, lässt sich zur Zeit nicht sagen.
Eine andere Art der Giftwirkung ist jene der Kumulationsgifte. Sie sind dadurch gekennzeichnet, dass die betreffenden Stoffe in den verschiedensten Geweben gespeichert werden und nicht oder nur langsam einem Abbau unterliegen, so dass sich die Menge bei neuerlicher Zufuhr vergrössert. Eine solche Kumulation erfolgt häufig im Fettgewebe, vielfach aber gerade in besonders lebenswichtigen Organen, wie Nebenniere und Schilddrüse. Nach der Auffassung vieler Forscher wirken sie erst dann toxisch, wenn sie eine bestimmte Kumulationshöhe erreicht oder überschritten haben. Manche der heute in der Praxis stehenden Pflanzenschutzmittel zeigen solche Eigenschaften.
Die dritte und letzte Art der Giftwirkung ist gekennzeichnet durch den Namen Konzentrationsgifte. Ihre Wirkung ist so, wie ich es schon für das Kochsalz gesagt habe: unterhalb eines bestimmten Wertes ist keine Giftwirkung gegeben. Auch hochgiftige Stoffe zeigen unter dem für sie charakteristischen Schwellenwert keine Giftwirkung, ja können sogar für den Organismus günstige Eigenschaften aufweisen. Für diese Art von Stoffen ist der Ausspruch von Paracelsus gültig, nicht aber für Summationsgifte und nur beschränkt für Kumulationsgifte, so weit wir über deren Wirkung beim Verweilen im Organismus überhaupt schon unterrichtet sind.
Nach diesen Betrachtungen stellt sich von selbst die Frage: Wohin sind die Pflanzenschutzmittel zu stellen? Diese Frage rollt gleich die ganze Problematik auf, da wir heute noch nicht in der Lage sind, eine eindeutige Antwort zu geben. Und das nach so langer Anwendung der meisten Mittel. Das liegt daran, dass Untersuchungen über den Wirkungsmechanismus und das Verhalten dieser Stoffgruppen im Warmblüterorganismus sehr lange Zeit beanspruchen. Wir wissen nämlich heute noch von keinem einzigen Schädlingsbekämpfungsmittel den vollen Metabolismus im Körper. Ein besonders erschwerender Faktor: Wir haben es in der Praxis höchst selten mit reinen Wirkstoffen zu tun. Eine Reinsubstanz kann sich toxikologisch ganz anders verhalten, als das in der Praxis zur Verfügung stehende Mittel mit analogen Verbindungen oder irgendwelchen Zusatzstoffen (3, 4).
Wie schon erwähnt, wissen wir nicht, ob unter den üblichen Pflanzenschutzmitteln solche mit summativen Eigenschaften

sind. Wohl kennen wir eine Reihe mit kumulativen Eigenschaften, z.B. DDT, Aldrin, Dieldrin und Chlordan. Wir wissen um die Kumulation dieser Stoffe, doch sind wir über ihre Wirkung während der Kumulation nicht oder nur mangelhaft unterrichtet. Toxikologisch günstige Aspekte bieten jene Verbindungen, die der dritten Gruppe angehören, den Konzentrationsgiften. Einige der in den letzten Jahren synthetisierten Phosphorsäureester dürften hierher gehören.
Aus dem Gesagten ergibt sich, dass die allgemeine Anwendung des Ausspruches von Paracelsus auf Pflanzenschutzmittel, in dem Sinn, dass jede subakute Dosis harmlos sei, auf einem Nichtwissen um die möglichen Wirkungen im Organismus beruht.

Rückstandsproblem und menschliches Nahrungsgut
Durch die neuen Kenntnisse und Anschauungen auf toxikologischem Gebiet sind Rückstände von Pflanzenschutzmitteln im menschlichen Nahrungsgut zu einem echten und ernsten Problem geworden, mit dem sich zahlreiche Arbeiten auseinandersetzen (3 bis 10). Bei dem weltweiten Einsatz von Schädlingsbekämpfungsmitteln aller Art ist es nur natürlich, dass diese Stoffe als Rückstände in Nahrungsmitteln erscheinen, vor allem dann, wenn es sich um hochstabile Verbindungen handelt. Dies trifft für die meisten chlorierten Kohlenwasserstoffe zu. Diese zeigen ausserdem eine hohe Affinität zu Lipoiden und ätherischen Ölen, so dass ein Eindringen in den pflanzlichen Organismus möglich ist und dort eine Anreicherung dieser Stoffe erfolgen kann. Eine solche Anreicherung kann weiterhin zur Folge haben, dass nicht nur die Rückstände an sich eine Gefahr darstellen, sondern diese auch die Qualität des pflanzlichen Nahrungsgut verändern, wie es durch die Arbeiten von Schuphan klar zum Ausdruck kommt (4, 5). Dass man erst in der zweiten Hälfte der fünfziger Jahre diesen Fragen nachging, mag damit begründet sein, dass man ein Eindringen dieser nichtionogenen Substanzen in das sehr wasserhaltige Pflanzengewebe nicht für möglich hielt (17). Durch zahlreiche Arbeiten ist jedoch bekannt geworden, dass viele der chlorierten Kohlenwasserstoffe durch Pflanzen aufgenommen werden (4, 11).
Das Hauptproblem ist, ob kleinste Mengen von ihnen, dauernd aufgenommen, dem menschlichen Organismus schaden können oder nicht. Die Ansichten darüber sind nicht einheitlich. Gerade in dieser Hinsicht findet man in der Pflanzenschutzliteratur den

Ausspruch des Paracelsus' angeführt, dass sehr kleine Mengen von Giftstoffen für den Organismus unschädlich seien. Von dieser Überlegung ausgehend, hat man die sogenannten Toleranzwerte eingeführt und ist der Meinung, dass Rückstände in diesen Mengen oder darunter unwirksam sind.
Je nach der Stoffart bewegen sich die Toleranzwerte meist in den Grenzen von 1 bis 10 ppm (ppm: parts per million), gelegentlich auch darüber. Da bei kumulierenden Stoffen Toleranzwerte wenig Sinn haben und wir über mögliche Schädigungen nichts oder nur wenig wissen, wurde schon vor Jahren die Forderung aufgestellt, dass Giftstoffe mit kumulativen Eigenschaften nicht in Nahrungsstoffen auftreten dürfen, auch nicht in «tolerierten» Grössenordnungen (8). Diese Forderung ist wohl begründet und muss immer wieder gestellt werden. Toleranzwerte erscheinen nämlich wenig sinnvoll, wenn nach vier bis fünf Wochen im menschlichen Organismus z.B. 30 und noch mehr ppm eines hochstabilen Insektizides sich anreichern (3). Dass in tolerierten Grössenordnungen und darunter schon Gewebsschäden auftreten können, ist bekannt (12, 16).
Die toxikologische Seite des Rückstandsproblems gestaltet sich heute deshalb besonders schwierig, weil wir nicht nur von den einzelnen Wirkstoffen physiologisch nichts oder nur wenig wissen, sondern überhaupt noch keine Ahnung haben, wie die physiologische Reaktion aussieht, wenn mehrere Pflanzenschutzmittel im Organismus zusammenkommen. Die eine Gemüseart kann ganz andere Stoffe als Rückstände aufweisen, als eine zweite Gemüsesorte oder Obst. Die bei landwirtschaftlichen Arbeitern vielfach anzutreffende völlige Unkenntnis über die von ihnen verarbeiteten Mittel kann dazu führen, dass eine Gemüsesorte gleich mehrere Pflanzenschutzmittel aufweist. Führt die Anwesenheit eines zweiten chlorierten Kohlenwasserstoffes z.B. zu einer verstärkten Giftwirkung, zu einem Potenzierungseffekt? Derartige Effekte im Organismus sind von anderen chemischen Verbindungen bekannt geworden und können schwerste Schäden nach sich ziehen. Bezüglich der modernen Pflanzenschutzmittel liegen unsere Kenntnisse völlig im Dunkeln. Toleranzwerte tragen noch ein weiteres erschwerendes Problem in sich. Es hat sich nämlich gezeigt, dass dauernd immer wieder aufgenommene, sehr kleine Dosen eines Insektizides sich anders verhalten können, als die Aufnahme einzelner grösserer Dosen desselben Stoffes. Auf diese Besonderheit

verwies Eichholtz (13): so erleidet z.B. eine Ratte durch einzelne grössere Dosen eines Insektizides keinen Schaden (zumindest zunächst nicht), geht aber durch sehr kleine, dauernd gegebene Mengen in einigen Wochen ein. Die aufgezeigten Probleme führen zur Frage, welche Beobachtungen über die

chronische Giftwirkung
vorliegen. Wir wissen einiges von Tierexperimenten, aber nichts vom Menschen selbst. Dazu ist meines Erachtens die Zeit seit der Einführung der modernen Pflanzenschutzmittel zu kurz. Wenn in der Literatur (10, 14) Beispiele angeführt werden, wonach im menschlichen Organismus gespeichertes DDT zu keinen erkennbaren Schäden geführt hat, so sagt dies noch nichts, da wir über die Latenzzeiten dieser Stoffe keine Aussage machen können (1, 2). Am menschlichen Organismus Versuche anzustellen, ist unmöglich, wir müssen auf Tierversuche zurückgreifen. Aber auch das ist mit sehr grossen Schwierigkeiten verbunden, weil wir heute noch von keinem Pflanzenschutzmittel spezifische histopathologische Schäden kennen. Aus Tierversuchen ist schon eine Menge bekannt, doch würde es weit über den hier möglichen Raum hinausgehen, wollte ich näher auf die Pathologie eingehen. Es sei in diesem Zusammenhang auf Negherbon (16) verwiesen, der ein überaus reichhaltiges Material verarbeitet hat.
Von einer anderen Warte aus gesehen, ist das Rückstandsproblem vielleicht noch bedeutungsvoller, dadurch nämlich, dass sich über verschiedene Nahrungsketten, also auf Umwegen, sehr erhebliche Mengen von Insektiziden z.B. in den menschlichen Organismus völlig unbemerkt einschleichen können. Im Fleisch von Tieren, in Milch, Butter und Eiern können ganz erhebliche Mengen chlorierter Kohlenwasserstoffe auftreten (4, 17). In Fischen wurden 60 bis 80 ppm, in vielen Fällen aber auch hunderte von ppm und in Extremfällen sogar über 2000 ppm gefunden (15). Damit erweist sich deutlich, dass die zum Schutz des Konsumenten erlassenen Toleranzwerte illusorisch werden, sobald es sich um stabile chemische Verbindungen handelt.
Die Frage, ob eine chronische Giftwirkung durch sehr kleine Dosen möglich ist, darf nicht bei dem einzelnen Individuum haltmachen. Es ist heute bekannt (ein neues Arbeitsgebiet der modernen Toxikologie), dass manche chemische Verbindungen, in kleinen Dosen aufgenommen, dem betreffenden Versuchstier keinen

Schaden zufügen, wohl aber schwere Schäden in späteren Generationen manifest werden, und zwar genetisch verankert. Die Vorstellung, dass unter Umständen das Erbgut von besonders stabilen oder in besonders spezifischer Art wirksamen Pflanzenschutzmitteln beeinflusst werden könnte, ist mehr als besorgniserregend. Manche Beobachtungen an wirbellosen Tieren lassen dies vermuten. In diesem Fall bewegen wir uns auf Molekülebene. Die kleinste Dosis kann im genetischen Material einen nicht mehr zu ändernden Schaden anrichten.

Der Grundsatz von Paracelsus ist auf diesem Niveau unanwendbar. Mit seherischem Weitblick hat schon 1770 der unbekannt gebliebene Verfasser des «Systèmes de la nature» die Sachlage vollkommen richtig erfasst, wenn er schrieb: «Es braucht nur einen kleinen Zufall, ein Atom am falschen Platz, um dich zu verderben, um dich zu erniedrigen, um dir deinen Verstand zu nehmen, auf den du so stolz bist». Nach rund 200 Jahren sind wir so weit, dies zu begreifen und nachzuweisen.

An unserem Institut wurden Fütterungsversuche an Mäusen im Hinblick auf Schäden bei späteren Generationen durchgeführt. Da aber toxikologische Untersuchungen mit sehr kleinen Dosen an Warmblüterorganismen äusserst zeitraubend sind, begann ich zunächst

Toxikologische Versuche bei niederen Wirbellosen

mit dem Ziel, histopathologische Wirkungen zu studieren. Interessanterweise hat sich herausgestellt, dass auch bei niederen wirbellosen Tieren mit Stoffen, die beim Menschen und beim warmblütigen Tier krebserregend sind, charakteristische histopathologische Veränderungen hervorzurufen sind (18 bis 21).

Es ist üblich, den Grad der Giftigkeit eines Stoffes durch die «Dosis letalis» oder «Dosis letalis 50%» (bei welcher 50% der Versuchstiere zugrunde gehen) auszudrücken. Dadurch ist ein Vergleich zwischen stark giftigen und weniger giftigen Verbindungen möglich. Diese Werte sagen aber hinsichtlich des Angriffspunktes im Organismus oder hinsichtlich der physiologischen Wirkungsart nichts aus. Kelthane ist z.B. nach den DL- und DL_{50}-Werten für Warmblüter viel weniger giftig, als z.B. DDT, Lindane und Chlordane. Die Versuche von Götz (22) und meine eigenen diesbezüglichen Untersuchungen haben zur Auffassung geführt, dass Kelthane histopathologisch gegenüber niederen Wirbellosen eines

der gefährlichsten Pflanzenschutzmittel überhaupt ist. Daher gab ich Hildegund Staudinger, Dissertantin an diesem Institut, für die oben erwähnte Untersuchung an Mäusen Kelthane. Dieses ist eine dem DDT homologe Verbindung mit spezieller Wirkung gegenüber Milben. Verfüttert wurden 7 ppm, gleichmässig im Futter verteilt. Es sei so viel gesagt, dass signifikante Schäden sich in der F_3-Generation einstellen: Wie die Untersuchungen erkennen lassen, besteht im Habitus der 12 Tage alten Jungtiere ein enormer Unterschied. Den Versuchstieren fehlt zu dieser Zeit ein Haarkleid vollkommen (das betrifft alle Nachkommen), sie sind sehr schwach, der Kopf ist im Verhältnis zum übrigen Körper zu gross. Bei weiterem Wachstum bekommt der Schädel eine hydrocephalus-(Wasserkopf-)ähnliche Form und das Kopfskelett zeigt weitgehende Anomalien. Die Schädelknochen z.B. besitzen nur ein schwach verknöchertes Zentrum, die übrigen Partien verbleiben knorpelig. Nach dem Abpräparieren der Kopfhaut können die einzelnen Schädelknochen mit der Pinzette leicht abgehoben werden. Der hydrocephalus-ähnliche Zustand des Kopfes ist wahrscheinlich durch pathologische Veränderungen der Blutkapillaren im Gehirn bedingt, da die Gehirnräume mit Blutflüssigkeit erfüllt angetroffen wurden. Darüber sind aber die Untersuchungen noch nicht abgeschlossen.
Die histopathologischen Versuche an niederen Wirbellosen liessen vermuten, dass es sich bei dem erwähnten Stoff - trotz geringer Toxizität gegenüber Warmblütlern - um eine sehr wirksame Verbindung handelt, was sich dann bei Versuchen an Mäusen bewahrheitet hat. Es ist zu hoffen, dass die eingeschlagene Methode der Prüfung von Substanzen an niederen Wirbellosen, zumindest für bestimmte Aussagen, noch weiter ausbaufähig ist, um möglichst rasch über das physiologische Verhalten Aufschluss zu geben.
Die toxische Gesamtsituation der Gegenwart ist so mannigfaltig, dass es erfreulich wäre, im Pflanzenschutz zu einem wirksamen Schutz des Konsumenten zu kommen. Dieser Schutz wäre heute möglich, wenn man sich dazu entschliessen würde, endlich die persistenten Mittel durch weniger haltbare zu ersetzen. Eine Forderung, die auf Klimmer (7) zurückgeht, von anderen Autoren ebenfalls vertreten wird (3, 4, 8, 17) und nicht oft genug wiederholt werden kann.

Literatur

(1) H. Druckrey, Beiträge zum Mechanismus der Carcinogenese. Acta Union Intern. contre le cancer 10 (1954) H. 3, S.13.
(2) H. Druckrey, Cancer prevention. Ebenda 13 (1957) H. 1, S. 13.
(3) H. An der Lan, Schädlingsbekämpfungsmittel und ihre biologische Bedeutung. Mitt. österr. Sanitätsverwaltg. 64 (1963) S. 232.
(4) W. Schuphan, Gesundheitliche Schäden durch Pflanzenschutzmittel? Der Landarzt 39 (1963) S. 1217.
(5) W. Schuphan, Aktuelle Pflanzenschutzprobleme in ihrer möglichen Auswirkungen auf die Gesundheit von Tier und Mensch im Spiegel lebensmittelrechtlicher Bestimmungen. Qualitas Plantarum et Materiae Vegetabilis 9 (1963) S. 337.
(6) Fr. Bär, Hygienische Forderungen im Pflanzenschutz. Mitt. Biol. Bundesanst. f. Land- u. Forstwirtsch., Berlin-Dahlem (1956) H. 85.
(7) O.R. Klimmer, Toxikologie der Schädlingsbekämpfungsmittel. Verhdlg. Dtsch. Pharmakol. Ges. 232 (1957) H. 1, S. 11.
(8) S.W. Souci, Die Behandlung von Lebensmitteln mit fremden Zusatzstoffen. Münch. Mediz. W. 99 (1957) S. 1569.
(9) F. Beran, Pflanzenschutz - Gesundheitsschutz. Der Pflanzenarzt 15 (1962) H. 9, S. 49.
(10) H. Maier-Bode, Vergiftungen durch Pflanzenschutzmittel-Rückstände? Pflanzenschutzberichte, Bundesanst. f. Pflanzenschutz, Wien 30 (1963) H. 4/6, S. 49.
(11) A. Kloke, Untersuchungen über die Aufnahme organischer Kontaktinsektizide und bakterizider Verbindungen durch die Pflanze. Z. Acker- u. Pflanzenbau 103 (1957).
(12) Fr. Bär, Gesundheitliche Gefahren der chemischen Pflanzenschutzmittel? Anz. f. Schädlingskde. 29 (1956) H. 6, S. 85.
(13) Fr. Eichholtz, Biologische Existenz des Menschen in der Hochzivilisation. Verlag G. Braun, Karlsruhe 1959.
(14) W.C. Hayes, F.W. Durham and C. Cueto, The effect of known repeated oral doses of Chlorophenothane (DDT) in man. J.A.M.A. (1956) S. 890.
(15) E.G. Hunt and A.I. Bischoff, Inimical effects on wildlife of periodic DDD Application to Clear Lake. Calif. Fish and Game 46 (1960) S. 91.
(16) O.W. Negherbon, Handbook of Toxicology. Bd. 3: Insecticides. W.B. Sounders Comp., Philadelphia-London 1959.
(17) H. An der Lan, Physiologische Besonderheiten moderner Pflanzenschutzmittel. Schrift. d. Ver. z. Verbreitg. naturwiss. Kenntn. i. Wien, Bd. 1958/59, S. 30.
(18) M. Gersch, Zellentartung und Zellwucherung bei Regenwürmern nach Behandlung mit cancerogenen Kohlenwasserstoffen. Arch. f. Geschwulstforschg. 10 (1957) S. 101.
(19) Fr. Seilern-Aspang, Experimentelle Beiträge zur Frage der Zusammenhänge: Regenerationsfähigkeit-Geschwulstbildung. Roux-Arch. f. Entwicklungsmech. 152 (1960) S. 491.
(20) H. An der Lan, Histopathologische Auswirkungen von Insektiziden (DDT und Sevin) bei Wirbellosen und ihre cancerogene Beurteilung. «Mikroskopie» 17 (1962) S. 491.
(21) J.A. Foster, Induction of Neoplasms in Planarians with Carcinogens. Cancer Res. 23 (1963) S. 300.
(22) R. Götz, Zur Wirkung moderner Schädlingsbekämpfungsmittel auf Planaria gonocephala Dugés und Planaria alpina Dana. Diss. Innsbruck 1959.

Auswirkung und Probleme der Gewässerverunreinigung durch Pflanzenschutzmittel

1967

Die Grundlage für die Existenz jeglichen Lebens ist Wasser. Selbst die wichtigsten Grundnahrungsstoffe können für eine gewisse Zeit entbehrt werden, nicht aber Wasser. Es ist das wichtigste Bindeglied zwischen anorganischer und organischer Welt. Reines Wasser allein kommt nicht vor, stets enthält es die verschiedensten Stoffe gelöst, im Meer eine Vielzahl, im Süsswasser wesentlich weniger.
Es ist bekannt, dass das Wasser der Erdoberfläche einem steten Kreislauf unterworfen ist. Meere, Seen und Flüsse stellen eine Einheit dar, bilden ein Kontinuum, von dem am Festland nur ein kleiner Teil sichtbar ist, der über das Grundwasser und über eine Mischungszone mit den Ozeanen in direkter Verbindung steht.
Es ist eigenartig: Die menschliche Gesellschaft hat eine Vielzahl von hygienischen Vorschriften erlassen, um das Einzelindividuum und damit die gesamte Bevölkerung zu schützen. An eine ebenso notwendige Hygiene ihrer eigenen Umwelt denkt sie nicht. Man kann sich des Eindruckes nicht erwehren, dass der Mensch die Fähigkeit noch nicht erreicht hat, vorausblickend über die Hygiene seiner Umgebung nachzudenken und danach zu handeln. Sonst wäre es nicht denkbar, dass er einen der kostbarsten und wichtigsten Grundstoffe seiner Existenz derart vernachlässigt. In manchen Gegenden Europas ist die Belastung des Wassers mit den verschiedensten Stoffen eine so hohe, dass reines genussfähiges Wasser nicht mehr zur Verfügung steht. Der Gesamtkomplex an Problemen, der sich mit der Gewässerverunreinigung ergibt, kann vorerst nur mit einem grossen Fragezeichen versehen werden. Die Verunreinigung der Gewässer mit Pflanzenschutzmitteln ist davon nur ein kleineres, aber nicht minder wichtiges Gebiet. In gleicher Weise äussern sich Schuphan (1963 a), Wellenstein (1964) und Buhse (1965), letzterer verweist besonders eindringlich auf die

Möglichkeit der Gewässerverunreinigung durch Pflanzenschutzmittel.

Die Forderung vieler Autoren (im europäischen Raum: Klimmer 1957, Souci 1957, Eichholtz 1959, An der Lan 1963, 1964, 1966, Schuphan 1963, 1965, Wellenstein 1964), von stabilen chemischen Verbindungen im Pflanzenschutz abzugehen, gilt für das Wasser genau so, wie für den Boden mit seiner Pflanzenwelt. Paracelsus hat weitschauend die Sachlage richtig erkannt, wenn er sagt: «Wir werden nicht nur geboren von unserer Mutter, sondern gleicherweise durch unsere Mutter Erde, die mit jedem Mundvoll Nahrung täglich Einzug in uns hält». Boden und Wasser sind eine Einheit, von der die menschliche Zukunft abhängt. Zerstören wir diese Einheit, wird auch die Zukunft des Menschen in Frage gestellt. Ähnlich äussert sich Kresser (1966), wenn er in seiner Inaugurationsrede sagt: «Die Sünden gegen das Wasser rächen sich täglich mehr; es fehlt uns dort, wo wir es am dringendsten brauchen, es straft uns mit Epidemien, weil es nicht rein gehalten wird, es lehrt uns, dass es wie die Gesundheit der grösste Schatz ist, dessen Wertes man sich erst bewusst wird, wenn man ihn verloren hat». Im Jahre 1960 hat der bekannte amerikanische Krebsforscher Hüper (1960) den bedeutungsvollen Gedanken ausgesprochen: Die Gefahr, dass der Genuss von verunreinigtem Trinkwasser Krebsfälle zur Folge hat, wird in absehbarer Zeit erheblich zunehmen.

Unwissenheit und Gedankenlosigkeit über die möglichen Auswirkungen von Pflanzenschutzmitteln auf die Lebewelt der Gewässer hat in zahlreichen Fällen zu schwersten Störungen in stehenden und fliessenden Gewässern geführt. Bei grossflächiger Ausbringung von Pflanzenschutzmitteln, vor allem vom Flugzeug aus, ist es gar nicht anders möglich, als dass diese Mittel in Gewässer gelangen. In sehr vielen Fällen werden bewusst solche Mittel eingebracht, um z.B. bestimmte Krankheitserreger, lästige Insekten oder unerwünschten Pflanzenwuchs zu vernichten. Aus der Fülle der Beispiele seien einige eindrucksvolle angeführt.

Eine in Canada gegen einen Forstschädling durchgeführte grossflächige Behandlung der Wälder hatte zur Folge, dass in den zugehörigen Bächen und Flüssen der gesamte Forellenbestand vernichtet wurde. Man schätzte damals die Zahl der vernichteten Fische auf 800.000 Exemplare (Bull. Union Intern. p.l. Conservation d.l. Nature 1956). Aus der Literatur ist nicht zu entnehmen, ob man

bei dieser Bekämpfungsaktion das Fischsterben mit in Rechnung gestellt hat. Auch ist nicht angegeben, wie viele andere Tierarten dabei vernichtet wurden.
In einem anderen Fall wurden Insektizide absichtlich in Gewässer ausgebracht. Es handelte sich um ein System von ausgedehnten Wassergräben mit langsam fliessendem Wasser, wo zahlreiche Mücken brüteten. Wegen der weitläufigen Ausdehnung des Grabensystems entschloss man sich zur Ausbringung des Mittels (Dieldrin) vom Flugzeug aus. Diese Bekämpfungsaktion erfolgte Ende der fünfziger Jahre in Florida und wurde von Anfang an genau kontrolliert. Schon wenige Minuten nach dem Auftreffen des Mittels auf die Wasseroberfläche, setzte das Sterben von Fischen ein. In dem besprühten Bereich lebten ca. 1 Million Exemplare, die 30 verschiedenen Fischarten zugehörten. Die Abtötung des Fischbestandes war restlos. Erst nach 4-5 Monaten setzte sehr zögernd eine nur teilweise Neubesiedlung ein (Durvard, nach Schweizer Fischereizeitung, Jahrg. 68, 960, S. 11).
In British Columbien mussten Bekämpfungsmassnahmen in einem Forst durchgeführt werden. Es war bekannt, dass in den zugehörigen Flüssen starke Lachswanderungen stattfinden, weshalb man alle Vorkehrungen traf, damit das Gift nicht in die Flüsse gelange. Trotzdem wurde in einem einzigen der Flüsse die Nachkommenschaft von rund 40.000 Lachsen fast vollkommen vernichtet (Crouter 1959). Kersvil (1958) schilderte ähnlich gelagerte Fälle.
Ein sehr aufschlussreicher Bericht liegt von Burden (1956) vor. Im Gebiet von Khartum am Nil wollte man mit einem DDT-Präparat im Wasser lebende Insektenlarven (Simulium-Arten) unter Kontrolle bringen. Um dies zu erreichen, wurde 10 Meilen oberhalb von Khartum ein Abschnitt des Blauen Nil mit einem das DDT enthaltenden Emulsionsöl besprüht. Beim Eintreffen des Wassers in Khartum selbst betrug die DDT-Konzentration 0,017 ppm und blieb in den weiteren sechs Stunden auf einer Höhe von 0,003 ppm. Unmittelbar bei Khartum stellte man zahlreiche tote Fische fest. Man untersuchte zwei Arten näher. Dabei stellte sich heraus, dass eine der Arten in den Kiemen 0,9 ppm und in den Eingeweiden 2,5 ppm DDT enthielt. Bei der zweiten Art enthielten die Kiemen 2,7 ppm, das Gewebe der Eingeweide 79 und das Fettgewebe 64 ppm DDT. Ich erwähne diese Zahlen, da sie zeigen, dass trotz sehr niedriger Giftkonzentration das Fischgewebe in der Lage ist,

recht beträchtliche Mengen dieses Mittels zu speichern.
Manche Pflanzenschutzmittel können schon in sehr niedriger Konzentrationshöhe Fische auch dann töten, wenn sie nur durch wenige Stunden mit ihnen in Kontakt gekommen sind. Es sei in diesem Zusammenhang auf die Versuche von Phelps (1965) hingewiesen, die das eben Gesagte sehr deutlich veranschaulichen. Der genannte Autor und seine Mitarbeiter experimentierten mit der Barschart Lepomis macrochirus. Dabei konnten sie die ausserordentlich rasche und nachhaltige Wirkung von Aldrin und Endrin in einer Konzentration von nur 1 ppm deutlich machen. Bleibt die genannte Fischart durch acht Stunden in Aldrin-haltigem Wasser der angeführten Konzentrationshöhe und wird nach dieser Zeit in reines Wasser versetzt, so erfolgt nach weiteren vier Stunden ein Sterben der Tiere. Bei Endrin sind die Zeitintervalle bedeutend kürzer, das heisst, die physiologische Wirkung ist ausgeprägter. Die Verweildauer in einer 1 ppm-Konzentration von nur drei Stunden genügt schon, dass die Versuchstiere, in reines Wasser zurückgebracht, bereits nach einer Stunde eingehen! Auch bei dem wesentlich weniger toxischen Servin sind die bei Fischen einmal eingetretenen Anfangssymptome irreversibel und führen in reinem Wasser zum Tod der Tiere, wie Aspöck (1963) zeigen konnte.
In den gebrachten Beispielen wird stets vom Fischbestand gesprochen. Es ist aber wichtig festzuhalten, dass in stehenden und fliessenden Gewässern gerade auch die Fischnährtiere stark in Mitleidenschaft gezogen werden oder überhaupt völlig zugrunde gehen, da diese in manchen Fällen noch empfindlicher reagieren als die Fische. Eine Neubesiedlung benötigt unter Umständen Jahre und liegt dann meist in einer veränderten Zusammensetzung vor. Auf derartige Fragen geht Graham z.B. (1958, 1960) näher ein, ebenso Kononova (1959). Es sind Fälle bekannt geworden, wo in Fischgewässern der Fischbestand vernichtet wurde, nicht aber durch direkte Gifteinwirkung, sondern über den Umweg der völligen Vernichtung der Fischnährtiere. Die Fische sind also verhungert!
Erst verhältnismässig spät hat man sich Gedanken über die Fischtoxizität von Pflanzenschutzmitteln gemacht und gleichzeitig untersucht, wie sich die einzelnen Mittel gegenüber den Fischnährtieren auswirken. Zu diesem Fragenkomplex erschienen zahlreiche Publikationen. Bauer (1961) hat sich der Mühe unterzogen, die einzelnen Arbeiten zusammenzutragen und sie kritisch in einer

Studie über Nebenwirkungen von Pflanzenschutzmitteln auf Fische und Fischnährtiere publiziert. Damit wurde eine empfindliche Lücke geschlossen. Alle, die in irgendeiner Form mit diesen Stoffen zu tun haben, finden hier spezielle Angaben, so dass gröbste Schäden in der Praxis vermeidbar sind.
Ich möchte betonen, dass Überlegungen über die toxischen Auswirkungen dieser Mittel bei Fischen und vor allem bei den übrigen Wassertieren wesentlich komplexer sind als bei Landarthropoden und Warmblütern. Nicht nur der Wirkstoff selbst ist massgebend, sondern ebenso die Anwendungsform: ob Staub oder Emulsion. Emulsionen sind meist wesentlich giftiger. Ausserdem sind die einzelnen Fischarten sehr unterschiedlich in ihrer Empfindlichkeit, ebenso die einzelnen Altersstadien. Für die Praxis besonders wichtig ist folgendes: Hinsichtlich eines Fischgewässers genügt es nicht, den Giftwert eines Mittels zu kennen, man muss das Verhalten der Handelsware samt ihren Trägerstoffen berücksichtigen. Kommen verschiedene Stoffe zusammen zur Anwendung, so genügt es nicht, den Giftwert der verschiedenen Stoffe additionsmässig in Rechnung zu stellen, da bei Verwendung eines Gemisches die Giftwirkung um ein Vielfaches erhöht sein kann. Es kann also ein Stoffgemisch auch dann zu Fischverlusten führen, wenn jeder einzelne der Stoffe für sich allein unterhalb der Schädlichkeitsgrenze liegt (Bauer 1961).
Aus der für Landarthropoden und Warmblüter bekannten Giftigkeit darf nicht in gleicher Weise auf Fische und andere Wasserorganismen geschlossen werden. Wie unterschiedlich sich die einzelnen Stoffe verhalten geht, aus den nachfolgenden Zusammenstellungen hervor.
Diese Zusammenstellung lässt ersehen, das chlorierte Kohlenwasserstoffe in ihrer Gesamtheit toxischer sind, als Phosphorsäureester. Dies gilt in vielen Fällen in ähnlicher Weise auch für Wirbellose des Wassers, wobei allerdings darauf hingewiesen werden muss, dass noch zahlreiche Fragen völlig offen sind. Auch unsere Untersuchungen (Zusammenarbeit mit Götz 1959 und Aspöck 1963) zeigen, dass die einzelnen Pflanzenschutzmittel gegenüber Wasserorganismen selbst bei nah verwandten Arten ein sehr vielfältiges Spektrum aufweisen.
Die übliche Toxizitätsreihung einiger bekannter Vertreter von Pflanzenschutzmitteln ist folgende: E605, Systox, Metasystox, Lindan, DDT, Sevin, Kelthane, Malathion, Methoxychlor, Dipte-

Regenbogenforellensetzlinge			Hechtsömmerlinge		
Wirkstoff:	«Schwellen wert» mg/l	tödliche Konzen- tration mg/l	Wirkstoff:	«Schwellen wer» mg/l	tödliche Konzen- tration mg/l
Endrin	0,004	0,008	Endrin	0,0002	0,001
Thiodan	0,008	0,01	Thiodan	0,001	0,005
Dieldrin	0,01	0,04	Dieldrin	0,005	0,05
Malathion	0,01	0,1	DDT	0,005	0,05
Toxaphen	0,05	0,2	Chlordan	0,005	0,05
DDT	0,05	0,2	Toxaphen	0,01	0,1
Lindan	0,1	0,3	Aldrin	0,01	0,2
Aldrin	0,15	0,2	Lindan	0,01	0,2
Diazinon	0,4	0,5	Heptachlor	0,01	0,4
Chlorthion	0,25	0,5	Chlorthion	0,08	0,4
Heptachlor	0,4	0,6	Malthion	0,01	1,0
Chlordan	0,6	1,0	Systox	0,1	4,0
Dipterex	0,8	1,0	Metasystox	0,1	4,0
Parathion	1,0	3,0	Diazinon	0,5	2,0
Systox	1,0	4,0	Dipterex	0,5	1,0
Metasystox	5,0	7,5	Parathion	1,0	3,0

(nach D. Lüdemann und H. Neumann, aus Buhse 1965).

rex und Dimethoate. Diese Reihung gibt hinsichtlich des Verhaltens dieser Stoffe gegenüber Süsswasserorganismen keine Auskunft. Darauf hat schon Bauer (1961) aufmerksam gemacht. Man darf sich nicht vorstellen, dass einfach eine andere Stoffgruppierung für Fische und Fischnährtiere gefunden werden kann. Auch das ist nicht möglich. Am ehesten lässt sich noch eine einigermassen einheitliche Reihung für Fische finden. Untersucht man aber die einzelnen Pflanzenschutzmittel anderen Wassertieren gegenüber, so stösst man wieder auf ein gänzlich anderes Verhalten. Es sind längst noch nicht alle Tiergruppen untersucht, doch lässt sich heute schon sagen: es muss jede einzelne Gruppe von Wasserorganismen für sich untersucht werden, herunter bis zu den Genera und in vielen Fällen bis zu den Arten.

Es sei dies am Beispiel zweier Süsswasser-Trikladen (Vermes), Crenobia alpina (Dana) und Euplanaria gonocephala (Dugés) dargestellt (siehe die beiden Abb. 1 u. 2). Vertreter dieser Tiergruppen verhalten sich Pflanzenschutzmitteln gegenüber so, dass sie bei niederen Dosen nicht allmählich eingehen, sondern die einzelnen Verbindungen mehr oder weniger rasch zu geweblichen

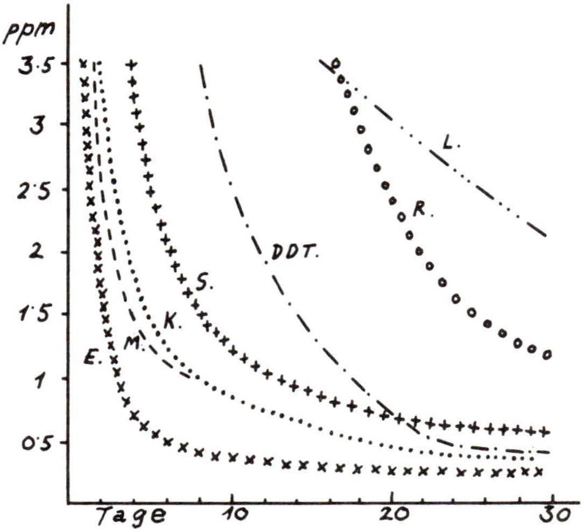

Abb. 1. Toxisches Verhalten verschiedener Pflanzenschutzmittel gegenüber Crenobia alpina (Vermes, Tricladida). Die Kurven geben an, bei welchen ppm-Werten die Tiere eingehen. Durchschnittswerte nach GÖTZ (1959) und eigenen Versuchen, vom Verf. umgezeichnet. E – E605, DDT – Dichlordiphenyltrichlormethan, K – Kelthane, L – Lindan, M – Malathion, R – Rothane, S – Systox.

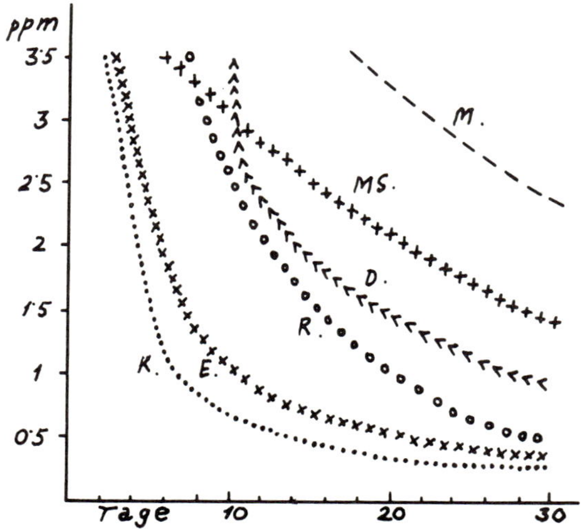

Abb. 2. Toxisches Verhalten verschiedener Pflanzenschutzmittel gegenüber Euplanaria gonocephala (Vermes, Tricladida). Sonst wie bei Abb. 1. D – Dipterex, E – E605, K – Kelthane, M – Malathion, MS – Metasystox und Systox, R – Rothane.

Auflösungserscheinungen führen, die nach einiger, je nach den Mitteln sehr verschieden langen Zeit den Tod der Tiere verursachen (Götz 1959, An der Lan 1962, Aspöck 1963). Ist einmal ein gewisser Grad der Gewebsauflösung erreicht, so führt auch ein Zurückversetzen in reines Wasser zu keiner Erholung der Tiere mehr. Die Werte in den Tabellen stellen Durchschnittswerte dar und besagen, nach welcher Zeit die geweblichen Auflösungserscheinungen zum Tod der Tiere geführt haben.
Schon auf einen Blick lässt sich aus den Tabellen ablesen, dass alpina empfindlicher reagiert als gonocephala. Dies gilt nicht nur für Pflanzenschutzmittel, sondern in gleicher Weise für sehr verschiedene chemische Verbindungen. Ausserdem lässt sich sofort erkennen, dass zwei so nahe verwandte Arten sich sehr unterschiedlich gegenüber den geprüften Mitteln verhalten.
Betrachtet man alpina, so ergibt sich eine Toxizitätsreihung von E605 ausgehend über Malathion, Kelthane, Systox, DDT, Rothane zu Lindane. Anders bei gonocephala: In diesem Fall (besonders eigenartig) liegt in der Toxizität Kelthane an der Spitze, gefolgt von E605, Rothane, Dipterex, Systox und Metasystox und zuletzt Malathion. Die Unterschiede sind teilweise überraschend. Metasystox z.B. ist in dem in der Abbildung angegebenen Bereich gegenüber alpina gar nicht wirksam, wohl aber gegenüber gonocephala (gleich wie Systox) DDT wirkt auf alpina, nicht aber auf gonocephala, selbstverständlich immer in dem angegebenen Bereich. Auch Lindane scheint in der Abbildung bei gonocephala nicht auf. Wahrscheinlich müssen wir bei anderen Süsswasserorganismen mit ähnlichen Erscheinungen rechnen.
Überschaut man die gesamte pflanzliche und tierische Lebewelt der Gewässer, so harrt eine grosse Zahl von Fragen noch einer Klärung. Eines lässt sich jedoch schon aus verschiedenen Beobachtungen und Untersuchungen ableiten: Die Plankton-Organismen sind auf Grund ihres hohen Fett- und Ölgehaltes in der Lage, chlorierte Kohlenwasserstoffe zu speichern, die zu diesen Fettstoffen eine besonders hohe Affinität aufweisen. Das Unangenehme ist, dass die meisten Vertreter dieser Kohlenwasserstoffe eine ausserordentlich hohe Stabilität besitzen, so dass eine Anreicherung in den Planktonorganismen möglich ist und über die Nahrungskette weiter gegeben werden können. Man unterliegt unter Umständen einer argen Täuschung, wenn z.B. nach einer Insektizidbehandlung die Wasseranalyse negativ ausfällt. Das be-

treffende Mittel kann völlig von den Planktonorganismen aufgenommen worden sein. In seiner sehr lesenswerten Zusammenstellung über die Chemotherapie in Land- und Forstwirtschaft weist Wellenstein (1964) gerade auf diese Frage hin und führt an, dass im Wasser des Clear Lake nur Insektizidspuren nachweisbar waren, das Plankton 250 mal so viel davon enthielt, Fische aber 25.000 mal so viel in ihrer Muskulatur aufwiesen. Es sind Fälle bekannt geworden, in denen das Plankton noch nach zwei Jahren (ohne weitere Insektizidbehandlung) 5 mg/kg an Pflanzenschutzmitteln enthielt, welche also von Generation zu Generation weitergegeben wurden (Hunt u. a. 1960). Dies ist für die Praxis von enormer Bedeutung, da das gesamte Plankton die Nahrungsbasis für alle höheren Lebewesen im Wasser ist. Es erklärt sich auch die Beobachtung, dass Fische reichlich stabile chemische Verbindungen innerhalb der Pflanzenschutzmittel in ihrem Gewebe speichern: über die Nahrungskette werden diese Stoffe von Organismus zu Organismus weitergegeben. Bei manchen Untersuchungen wurden im Fischgewebe bis zu 2500 mg/kg derartiger Stoffe festgestellt (Hunt 1960). Kleinere Fische werden von grösseren Fischen oder von Raubvögeln gefressen, ebenso von verschiedenen Säugern. Nur dadurch ist es möglich, dass Haifische im Pazifik ebenfalls schon chlorierte Kohlenwasserstoffe in ihrem Organismus aufweisen. Wie innig verflochten die verschiedensten Wege der Nahrungsketten sind, wird durch nichts so deutlich veranschaulicht, dass selbst Pinguine und Robben der Antarktis in ihrem Körper schon DDT aufweisen. In einer Gegend, die weitab von Pflanzenschutzmassnahmen gelegen ist (Sladen et al. 1966). Untersuchungen an Raubvögeln haben die bemerkenswerte Tatsache aufgedeckt, dass diese ganz erhebliche Mengen von chlorierten Kohlenwasserstoffen in ihrem Körper aufweisen, die nur über die schon erwähnte Nahrungskette dorthin gelangt sein können. Die in den letzten Jahren beobachteten gestörten Verhaltensweisen von Seeraubvögeln werden mit Pflanzenschutzmitteln in Zusammenhang gebracht, was bei der Neurotoxie dieser Stoffe durchaus möglich ist. So vernichteten z.B. diese Tiere ihre Gelege, so dass die Nachkommenschaft verloren ist. Auch dem menschlichen Organismus können auf dem Umweg der Ernährung durch Fische chlorierte Kohlenwasserstoffe zugeführt werden, die erheblich über dem Toleranzwert liegen (über den Sinn von Toleranzwerten bei stabilen chemischen Verbindungen siehe

Publikationen von: Klimmer 1957, Souci 1957, Eichholtz 1959, An der Lan 1964, 1966, Wellenstein 1964).

Welche biologische Irrwege manchmal gegangen werden, möge folgendes Beispiel veranschaulichen: Zur Steigerung des Austern-Ertrages wurde DDT angewendet! Auf den zur Austernkultur angebrachten Kunstplatten traten Balaniden als Konkurrenten auf. Diese liessen sich mit DDT leicht in Schach halten, so dass ein vermehrter Austernbesatz möglich wurde. Man weiss aber nicht, in welcher Menge die Austern selbst oder andere Meeresorganismen diesen Stoff speichern.

Die Probleme, die sich im Zusammenhang mit all den Anwendungsformen chemischer Pflanzenschutzmittel im Hinblick auf die Gewässerverunreinigung ergeben, sind zahlreich und können hier nur in groben Zügen aufgezeigt werden. Dass beabsichtigt oder unbeabsichtigt Pflanzenschutzmittel in die verschiedensten Gewässerarten gelangen, ist eine Tatsache. Da viele unter den verwendeten Mitteln sehr stabilen Verbindungen angehören, ist ausserdem die Frage zu erörtern, ob diese stabilen Verbindungen nicht auch durch die vielen Wege, die das Wasser im Boden nimmt, weiter verbreitet werden können. Darüber fehlen uns eingehende Freilanduntersuchungen, doch ist inzwischen mehrfach bekannt geworden, dass chlorierte Kohlenwasserstoffe und unter den Phosphorsäureestern auch das Parathion im Grundwasser auftreten, und in Grundwasserbrunnen nachgewiesen wurden (Gunther 1964), Schuphan 1965).

Weiteres ist nachgewiesen, dass manche chlorierte Kohlenwasserstoffe durch viele Jahre hindurch sich im Boden halten, sodass ein langsames Einsickern in das Grundwasser möglich sein kann. Wilkinson (1964) spricht bei Aldrin und Heptachlor von 9 Jahren, selbst wenn der Boden laufend bebaut wurde.

Die Land- und Forstwirtschaft arbeitet mit diesen Pflanzenschutzstoffen. Diese können mehr oder weniger rasch durch Niederschläge von dem behandelten Pflanzengut auf den Boden gelangen, weiter direkt durch das Niederschlagswasser Bächen und Flüssen und Seen zugeführt werden oder mit dem Bodenwasser direkt in das Grundwasser gelangen. Tarzwell (1959), Nicholson (1959) und Woodwarth (1960) berichten, dass von besprühten Feldern Pflanzenschutzmittel abgeschwemmt wurden und weitab von der Ausbringungsstelle Fische vernichteten. Ja, selbst nach einer Passage durch Filteranlagen waren im Trinkwasser noch diese

Stoffe nachweisbar, so dass Fische in Aquariumsversuchen eingingen (siehe dazu Eichler 1965).
Durch die Untersuchungen der Bundesanstalt für Pflanzenschutz in Wien (Beran und Guth 1965) sind wir über das Retentionsvermögen verschiedener Bodenarten unterrichtet. So wertvoll diese im Labor gewonnenen Angaben sind, so dürfen sie nicht für das Freiland verallgemeinert werden. Die Autoren sind der Ansicht, dass nur in extremen Fällen eine Grundwasserverunreinigung erfolgen kann. Die praktischen Erfahrungen widersprechen dem aber. Schon 1959 verweist der U.S. Public Health Service in seiner Novemberausgabe auf die «Public Health Aspects of the Contamination of Ground Water in South Platte River Basin in Vicinity of Thenderson». Der hier gegebene Rahmen lässt es nicht zu, auf die zahlreichen Angaben über Grundwasserverunreinigung durch diese Stoffe im einzelnen einzugehen. Sie zeigen aber, dass derartige Verbindungen in diesen Gewässerbereich gelangen können. Es muss in diesem Zusammenhang darauf hingewiesen werden, dass eine Grundwasserkontamination nicht nur durch von der Oberfläche einsickerndes Wasser erfolgen kann, sondern ebenso (und vielleicht sogar in verstärktem Masse) von stehenden und fliessenden Gewässern aus, die mit dem Grundwasser, wie ich eingangs schon erwähnte, ein Kontinuum bilden. Jeder Fluss und jeder See steht mit dem Grundwasser in direkter Verbindung und da stabile chlorierte Kohlenwasserstoffe anscheinend die Eigenschaft haben, sich besonders im Schlamm festzulegen, wie die amerikanischen Forscher Hickey und Keith von der Wisconsin-Universität festgestellt haben, so kann von diesem Bereich aus eine Verunreinigung des Grundwassers leicht eintreten. Wie sehr von dieser Weite aus das Grundwasser bis zur Unbenützbarkeit verunreinigt werden kann, wissen wir vom Rheingebiet. Stundl (1965) verweist eindringlich auf diese Möglichkeit.
Wenig wissen wir auch über Auswirkungen von Fungiziden gegenüber Wasserorganismen. Bauer (1961) führt einige Beispiele an, aus denen ersichtlich ist, dass manche der in der Praxis üblichen Fungizide gegenüber Fischen eine beträchtliche Giftigkeit erkennen lassen, so dass auch bei Anwendung dieser Mittel Vorsicht geboten erscheint. Die Wirkung auf andere Wasserorganismen, vor allem aber das Verhalten im Boden und Grundwasser ist unbekannt.
Die grosse Gruppe der teilweise sich physiologisch recht eigenartig

auswirkenden synthetischen Herbizide ist im grossen und ganzen wesentlich weniger giftig. Ich verweise in diesem Zusammenhang neuerlich auf die schon mehrmals zitierte Arbeit von Bauer (1961), aber auch auf die Publikation von Neururer und Slanina (1960). Manche dieser Mittel zeigen Giftigkeitswerte, die, gemessen an anderen Pflanzenschutzmitteln, als sehr niedrig anzusehen sind. So rufen einzelne toxische Erscheinungen erst bei 1000 und mehr mg/l hervor, viele schwanken im Bereich zwischen 100 und 1000mg/l und wenige liegen unter 100. Allerdings gibt es auch Vertreter in dieser Stoffklasse, die für einzelne Wasserorganismen schon in Konzentrationen unter 10 mg/l tödlich wirken, oder noch tiefer gehen, z.B. 2,4,5-T-Mittel und MCPA-Verbindungen. Wenngleich die Toxizität dieser Stoffe im allgemeinen geringer ist als die der meisten anderen Pflanzenschutzmittel, so ist doch Vorsicht geboten, wegen der schon angedeuteten besonderen physiologischen Wirkungsweise, so lange wir nicht mehr von ihnen wissen. Durch die höchst interessanten Untersuchungen von Schuphan (1963, 1965) hat sich nämlich herausgestellt, dass Herbizide in der Lage sind, pflanzliche Inhaltsstoffe umzubauen, ohne dass eine toxische Wirkung erkenntlich wäre. Der Umbau der pflanzlichen Inhaltsstoffe kann aber zur Folge haben, dass bei Verfütterung der behandelten Pflanzen schwerste gesundheitliche Schäden bei den Versuchstieren eintreten. Es wäre denkbar, dass Herbizide, die in stehende oder langsam fliessende Gewässer eingebracht werden, um unerwünschten Pflanzenwuchs zu beseitigen, auch auf die Planktonorganismen in analoger Weise einwirken und auf dem Umweg über diese bei höheren Tieren sich nachteilig auswirken. Ob solche Auswirkungen eintreten können, kann erst künftige Forschung ergeben, in Betracht zu ziehen sind sie aber.
Für das Arbeiten im Gelände, gleichgültig ob es sich um Insektizide, Fungizide, oder Herbizide oder um Spezialmittel handelt, muss nachdrücklichst davor gewarnt werden, Verbindungen stabiler Konstitution in Gewässer zu bringen. Da bei den heute verwendeten Mitteln grosse Gefahren für den Lebensraum Wasser tatsächlich bestehen, füge ich die für die Praxis gute Gruppeneinteilung von Bauer (1961) ein, von mir ergänzt hinsichtlich des Carbamates Sevin (Aspöck u. An der Lan 1963).
Die Einteilung von Bauer nimmt Bezug auf die Fischgiftigkeit und viele Fischnährtiere, kann aber nicht auf alle Wassertiere in gleicher Weise übertragen werden. Bauer ordnet die Pflanzenschutz-

mittel in vier Gruppen: A, B, C und D.
Die erste Gruppe (A) umfasst alle jene Stoffe, die in Gewässernähe überhaupt nicht angewendet werden sollten: Endrin, Thiodan, Toxaphen, Dieldrin, Aldrin, Isodrin, Methoxychlor, DDT-Emulsion, Gusathion, 2,4-D und 2,4,5-T-Kombination, CIPC und CMU, sowie die zur Unkrautbekämpfung verwendeten Carbamate.
Die Gruppe B darf in der Nähe von Fischgewässern nur mit grosser Sorgfalt Verwendung finden: HCH (Lindan), Chlordan, Heptachlor, Parathion, Chlorthion, Diazinon, Malathion, Nikotin, Derris (Rotenon), Pyrethrum, die Winterspritzmittel, DDT-Spritzmittel und Stäubemittel, Sevin.
Die dritte Gruppe (C) kann in flachen Gewässern Fischen noch gefährlich werden: Dipterex, Systox, Metasystox, CMU und TCA + 2,4-D + 2,4,5-T und nach unseren Untersuchungen auch Sevin.
Die letzte Gruppe (D) umfasst Mittel, die bei normaler Aufwandmenge eine Fischgefährdung nicht herbeiführen dürften: Chlorate, TCA, Dalapon, Simazin, 2,4-D, 2,4,5-T, MCPA und Aminotriazol + TCA + 2,4-D.
Ganz besonders erschwerend für alle Untersuchungen wirkt die Tatsache, dass wir es in stehenden und fliessenden Gewässern, im Bodenwasser und im Grundwasser nicht nur mit Pflanzenschutzmitteln zu tun haben, sondern dass in erster Linie noch die verschiedensten Kunstdüngemittel mit dabei sind. Ob eine Reaktion der Pflanzenschutzmittel mit diesen oder auch mit natürlichen Stoffen möglich ist, darüber lässt sich zur Zeit überhaupt nichts aussagen, doch muss man überlegen, dass verschiedenste Reaktionen ablaufen können, vielleicht sogar eine Potenzierung nach der einen oder anderen Richtung erfolgt.
Um ein weiteres aktuelles Problem aufzuzeigen: Ich erwähnte schon die Bedeutung der Planktonorganismen für die Speicherung von Pflanzenschutzmitteln, die auf Grund ihrer Affinität zu Fetten und Ölen aus dem Wasser entnommen und in diesen Kleinlebewesen sich ansammeln. Es hat sich gezeigt, dass auch cancerogene Kohlenwasserstoffe von den gleichen Planktonorganismen gespeichert werden. Wir haben zur Zeit noch keine Vorstellung, wie sich diese mit den chlorierten Kohlenwasserstoffen aus dem Pflanzenschutzsektor vertragen oder welche Reaktionen ablaufen könnten.

Zieht man ausserdem noch in Betracht, dass etwa Detergentien vorhanden sein können und dass sich überdies eine Vielzahl industrieller Abwässer einschaltet, so wird das Fragengebiet ein so umfangreicher Problemkreis, dass es ausserordentlich schwierig sein wird, in absehbarer Zukunft nur einigermassen darüber Klarheit zu erhalten. Dass wir in Detergentien Trägerstoffe für cancerogene Kohlenwasserstoffe sehen müssen, ist bekannt, auch dass sie unter bestimmten Voraussetzungen die Aktivität dieser Stoffe hinaufsetzen. Mit analogen Vorgängen bei chlorierten Kohlenwasserstoffen aus dem Gebiet des Pflanzenschutzes muss man sich auseinandersetzen.

Für die Zukunft muss unbedingt eine Wasserhygiene gefordert werden (ähnlich wie dies Schimtschek für den Forst verlangt hat 1964, 1964 a): Nicht nur die von Bauer aufgestellten Richtlinien einhalten, sondern, was noch wirkungsvoller wäre, in der Praxis nur mehr solche Mittel anwenden, die nach einiger Zeit einem Abbau unterliegen! Ich schliesse mich damit der in verschiedensten Publikationen mehrfach geäusserten Forderung an, keine persistenten Mittel zu verwenden. Wasser ist ein zu kostbarer Stoff, als dass man derart gedankenlos damit umgehen dürfte, wie es bereits geschehen ist.

Literatur

An der Lan, H. (1962): Histopathologische Auswirkungen von Insektiziden (DDT und Sevin) bei Wirbellosen und ihre cancerogene Beurteilung. - Mikroskopie, Bd. 17, H. 3/4, 85.
(1963): Schädlingsbekämpfungsmittel und ihre biologische Bedeutung. - Mitt. Österr. Sanitätsverwalg. Jg. 64, 232.
(1964): Toxikologische Probleme moderner Pflanzenschutzmittel. - Die Umschau, H. 21, 649.
(1966): The present situation of toxicology in the field of crop protection. - Residue Reviews, Vol. 15, 31.
Aspöck, H., An der Lan, H. (1963): Ökologische Auswirkungen und biologische Besonderheiten des Pflanzenschutzmittels Sevin (1-Naphtyl-N-methylcarbamat). - Zeitschr. angew. Zoologie, Jg. 50, H. 3, 343.
Bauer, K. (1961): Studien über Nebenwirkungen von Pflanzenschutzmitteln auf Fische und Fischnährtiere. - Mitt. Biol. Bundesanst. f. Land- u. Forstwirtsch., Berlin-Dahlem, H. 105.
Beran, F., Guth, J.A. (1965): Das Verhalten organischer insektizider Stoffe in verschiedenen Böden mit besonderer Berücksichtigung der Möglichkeiten einer Grundwasserkontamination. - Pflanzenschutzber. Bd. XXXIII, H. 5/6, 65-117.
Buhse, G. (1965): Beeinträchtigung der Binnengewässer und Gewässerbelastung als Folge naturfremder Massnahmen. - Anz. f. Schädlingkde., Jg. XXXVIII, H. 12, 177.
Bulletin der Union Intern. p. l. Protection de l. nature (1956), Bd. 5, No. 2 u. 3.
Burden, E.H.W.J. (1956): A case of DDT poisoning in fish. - Nature, Vol. 178, 546.
Crouter, R.A., Vernon, E.H. (1959): Effects of Black-headed Budworm Control in Salmon and Trout in British Columbia. - Canadian Fish Culturist, Issue 24, 23.
Durvard, (1960): zitiert nach «Schweizerische Fischereizeitung», Jg. 68, H. 1, 11.
Eichholtz, Fr. (1959): Biologische Existenz des Menschen in der Hochzivilisation. - Verlag G. Braun, Karslruhe.
Eichler, W.D. (1965): Biologische Gefahren der Chemisierung unserer Umwelt durch Insektizide und die Verantwortung des Biologen. - Biol. Rundschau, Bd. 3, H. 5/6, 227.
Götz, R. (1959): Zur Wirkung moderner Schädlingsbekämpfungsmittel auf Planaria gonocephala Dugés und Planaria alpina Dana. Diss. Innsbruck.
Graham, R.J., Scott, D.O. (1958): Effects of Forest Insect Spraying on Trout and Aquatic Insects in Some Montana Streams. - Final Report, Montana State Fish and Game Dept.
Graham, R.J. (1960): Effects of Forest Insect Spraying on Trout and Aquatic Insects in Some Montana Streams. - Biol. Probl. in Water Pollution. U.S. Public Health Service Technical Rep., W.S. 60.
Gunther, F.A. (1964): Residue Reviews 6, Springer-Verl. Göttingen, Heidelberg, 7 u. 12.
Hueper, D.W.C. (1960): Cancer hazards from natural and artificial water pollutants.- Proc. Confer. Physiol. Aspects of Water Qualitiy, Sept. 8-9, Washington, D.C. U.S. Public Health Service.
Hunt, E.G., Bishoff, A.J. (1960): Inimical Effects on Wildlife of Periodic DDD Applications to Clear Lake. - Calif. Fish and Game, Vol. 46, No. 1, 91.
Kerswill, C.J. (1958): Effects of DDT Spraying in New Brunswik on future runs of adult salmon. - Fisheries res. board of Canada, Vol. 48, No. 8.
Klimmer, O.R. (1957): Toxikologie der Schädlingsbekämpfungsmittel. - Verhandlg. Dtsch. Pharmakolog. Ges. 232, H. 1, 11.
Kononova, N.E. (1959): On the effects of DDT preparation on the aquatic fauna when controlling forest pests. - Zool. Journ., T. XXXVIII/6, Moskau.
Kresser, W. (1966): Wasser - die Grundlage allen Lebens. - Verlag d. Techn. Hochschule Wien, Wien.
Neururer, H., Slanina, K. (1960): Chemische Bekämpfung unerwünschter Teichpflanzen mit besonderer Berücksichtigung der Fischtoxizität von Herbiziden. - Pflanzenschutzberichte, XXIV, H. 8/10, 139-162.
Nicholson, H. (1959): Insecticide Pollution of Water Resources. - Journ. Am. Water-

works Assn., Vol. 51, 981.
Phelps, J.M., Jr., Hastings, J.R., Gammon, J.E. (1965): The effect of pesticides on the Bluegill (Lepomis macrochirus) in a northern Indiana Lake. - Proc. Indiana Acad. Science, Vol 74, 379.
Schimitschek, E. (1964): Grundsätzliche Betrachtungen zur Frage der ökologischen Regelung. - Zeitschr. angew. Entomol. Bd. 54, 22.
(1964): Einfluss von Siedlung, Wirtschaft und geistigen Strömungen auf Massenauftreten von Insekten. - Göttinger Universitätsreden 43.
Schuphan, W. (193): Aktuelle Pflanzenschutzprobleme in ihrer möglichen Auswirkung auf die Gesundheit von Tier und Mensch im Spiegel lebensmittelrechtlicher Bestimmungen. - Qualitas Plantarum et Materiae Vegetabilis, 9, 337.
(1963 a): Gesundheitliche Schäden durch Pflanzenschutzmittel? - Der Landarzt, 39, 1217.
(1965): Pflanzenschutzprobleme im Spiegel der Qualitätsforschung. - Anz. f. Schädlingskde., Jg. XXXVIII, H. 7, 97 u. H. 8, 117.
Sladen, W., Menzie, C.M., Reichel, W.L. (1966): DDT residues in adeliae penguins and a crabeater seal from antarctica. - Nature 210, Nr. 5037, 670.
Souci, S.W. (1957): Die Behandlung von Lebensmitteln mit fremden Zusatzstoffen. - Münch. Mediz. W. Bd. 99, 1569.
Stundl, K. (1965): Einwirkungen von verunreinigten und gestauten Flüssen auf die ufernahen Grundbereiche. Natur u. Land, Jg. 51, H. 5, 100.
Tarzwell, Cl.M. (1959): Pollutional Effects of Organic Insecticides to Fishes. - Transact. 24th North Am. Wildlife Conf. Washington D.C., Pub. by Wildlife Managmt. Inst., 132.
Wellenstein, G. (1964): Die Chemotherapie in Land- und Forstwirtschaft. Erfolge, Problematik und Gefahren. - Schriftenr. Forstl. Abtlg. Albert-Ludwigs-Univ., Freiburg i. Br., Bd. 4.
Wilkinson, A.T.S., Finlayson, D.G., Morley, H.V. (1964): Toxic residues in soil 9 years after treatment with aldrin and heptachlor. - Science 143, 681.
Woodward, R.L. (1960): Effects of Pesticides in Water Supplies. - Journ. Am. Waterworks Assn., Vol. 52, No. 11, 1367.

Vergiften wir unsere Umwelt

1969

Der Fortschritt in den hochindustrialisierten Ländern, das rasche Anwachsen aller technischen und wissenschaftlichen Bereiche haben die menschliche Gesellschaft in diesem Jahrhundert in eine eigenartige Situation versetzt. Die Entwicklung arbeitet vielen Erfordernissen der belebten Welt und der menschlichen Gesellschaft entgegen. Überall stossen wir auf Fehler und Irrtümer, deren Ursachen teilweise nicht mehr fassbar sind. Die gegenwärtige Lage deutet darauf hin, dass das Missverhältnis zwischen Zivilisationsfortschritt und unserer Umwelt in naher Zukunft noch grösser wird.
Die chemische Übersättigung unserer Umwelt hat zwangsläufig zu einer unnatürlichen Beeinflussung der gesamten Tier- und Pflanzenwelt geführt. Körperfremde Substanzen werden in den pflanzlichen und tierischen Organismus aufgenommen und treten dadurch in den natürlichen Stoffkreislauf ein. Als körperfremde Substanzen sind einerseits solche anzusprechen, die zwar in der Natur teilweise weit verbreitet vorkommen, aber durch den technischen Fortschritt in biologisch untragbaren Mengen angereichert werden, andererseits solche, die als neu hergestellte Verbindungen in die belebte und unbelebte Umwelt gelangen.
In den letzten zehn Jahren hat sich herausgestellt, dass eine in unserer Umwelt überall vorkommende Substanz zu einer ernsten Gefahr für den Menschen werden konnte. Es handelt sich um Blei. Dieses Metall ist im Erdmantel und den Ozeanen weltweit verbreitet. Erst durch die allgemeine Industrialisierung konnte es zu einem Gefahrenmoment werden. Durch die Industrie und die Motorisierung (Bleizusätze im Benzin) wird Blei in unnatürlich hohen Mengen in der Umwelt angereichert. Als industrielle Abgase und als Verbrennungsrückstände der Kraftfahrzeuge gelang es in die Atmosphäre. Es lagert sich dann in der nächsten Umgebung ab oder wird durch die atmosphärische Zirkulation in weiteste Gebiete verfrachtet. Nur so ist es zu erklären, dass selbst das grönländische Inlandeis an seiner Oberfläche unnatürlich hohe Bleimengen aufweist.

Schweizerische, deutsche und amerikanische Untersuchungen zeigten, dass Blei in der Grosstadtluft vorhanden ist, und dass es sich auf Pflanzen niederschlägt, wodurch diese zu Bleiträgern werden. Dies gilt in besonderm Mass für alle Autobahnen. Es konnte nachgewiesen werden, dass Pflanzen in der Nähe von Autobahnen 50 bis 200 Milligramm Blei je Kilogramm Pflanzenmasse enthalten. An vielbefahrenen Kreuzungen steigen diese Werte bis zu 3000 Milligramm je Kilogramm. Dies sind Mengen, die weit über den natürlich vorkommenden Bleimengen liegen.

Aus den Pflanzen gelangt das Blei in den tierischen und über diesen oder auch aus den Pflanzen direkt in den menschlichen Organismus. Blei häuft sich im tierischen Organismus an und wird beim Milchvieh über die Milch weitergegeben. Durch die Plazenta kann es auf den Foetus übergehen. Dasselbe gilt für den Menschen. Von deutscher Seite wurde schon vor Jahren darauf hingewiesen (Institut für Qualitätsforschung pflanzlicher Erzeugnisse), dass Pflanzen aus dem Bereich von Strassenzügen nicht als Nahrungs- und Futterpflanzen verwendet werden dürfen. Es ergibt sich von selbst, dass Weidevieh nicht in der Nähe viel befahrener Autobahnen weiden sollte.

Die möglichen Rückwirkungen auf den Menschen sind sicher zahlreich, zur Zeit aber noch nicht in ihren Zusammenhängen überschaubar. Führend in dieser Hinsicht sind die sowjetischen Forschungen. Sie weisen darauf hin, dass vor allem Kreislaufstörungen, teilweise auch Darm- und Nervenentzündungen, auf den vermehrten Bleigehalt im menschlichen Organismus zurückzuführen seien. Auch das logische Denkvermögen und die Psyche sollen dadurch gestört werden. Von sowjetischer Seite wird die Meinung vertreten, dass eine Bleikonzentration in der Luft von 0,0022 Milligramm je Kubikmeter - eine Menge, die im Gebiet von Verkehrszentren unserer Grosstädte an der Tagesordnung ist - schon zu hoch ist. Man fordert daher von dieser Seite eine höchstzulässige Bleistaubkonzentration für Wohngebiete von 0,0007 Milligramm je Kubikmeter Luft! Dies deckt sich nicht mit den Ansichten vieler deutscher, englischer und amerikanischer Autoren und Stellen, die weit höhere Werte als oberste Grenze zulassen, was aber, nach den erwähnten Forschungen, sicher unrichtig ist.

Riesige Mengen Blei gelangen durch industrielle Abwässer in die Meere. Nach amerikanischen Berechnungen sind es auf der Nordhalbkugel rund 500 000 Tonnen jährlich! Es fehlen noch Arbeiten

darüber, ob und in welcher Grössenordnung Blei auch hier in den biologischen Stoffkreislauf eintritt und welche Folgen daraus abzuleiten wären, besonders im Hinblick auf die Ernährung der menschlichen Gesellschaft aus dem Meeresraum.
Wenn auch noch viele Fragen ungelöst sind, so zeigt sich beim Blei doch deutlich, wie ein allgemein verbreiteter Stoff einzig und allein durch den Zivilisationsfortschritt zu einem Gefahrenmoment erster Ordnung werden kann.

Erst in jüngster Zeit ist ähnliches bei Quecksilber bekanntgeworden. Wenn es auch nicht so weit verbreitet ist wie Blei, so ist es doch in unserer Umwelt vorhanden, ohne eine allgemeine Gefahr zu bilden. Genau wie bei Blei ist es der technisch-wissenschaftliche Fortschritt, der Quecksilber zu einer Gefahrenquelle für den Menschen macht. Von der chemischen Industrie werden quecksilberhaltige Abwässer Flüssen zugeführt. Inwieweit dadurch das Grundwasser mit Quecksilber belastet sein kann, ist zur Zeit unbekannt. Dieses Metall gelangt ausserdem Jahr für Jahr durch quecksilberhaltige Saatgutbeizmittel in das Freiland und dadurch in fliessende und stehende Gewässer. In einer nicht vorhersehbaren Weise erfolgt in der Natur bei niederen Tieren eine Anreicherung dieses Metalls. Es gelang die Entdeckung, dass manche Wasserorganismen Quecksilber in ihrem Körper speichern, auch solche, die Fischen als Nahrung dienen. Das sind zum Beispiel die im Wasser lebenden Larven von Eintagsfliegen, Stein- und Uferfliegen. Wenn auch die in diesen Tieren gefundenen Quecksilberwerte sehr klein sind, so ist doch damit der Anfang einer Nahrungskette gegeben. Mit anderen Worten: Quecksilber tritt in den Stoffkreislauf, in den Biozyklus ein. Es wird von Organismus zu Organismus weitergegeben, wobei es sich im Verlauf der Nahrungskette anreichert, da es nur in unbedeutenden Mengen ausgeschieden wird. Was bei einiger Kenntnis für die Nahrungsketten zu erwarten war, nämlich die Anreicherung in biologisch untragbaren Grössenordnungen in Fischen, ist eingetreten. Als Endglieder der Nahrungsketten im Wasser wiesen sie so hohe Quecksilberwerte auf, dass Fische aus einer Reihe von Gewässern Schwedens nicht mehr zum Verkauf zugelassen werden durften. Wie viele Fische mit zu hohem Quecksilbergehalt vor dieser Feststellung schon verzehrt wurden, lässt sich wohl nur vermuten. Quecksilber ist aber für den Warmblüterorganismus und auch für den Menschen ein sehr gefährlicher Stoff.

Dass fischefressende Warmblüter das Quecksilber ebenfalls in bedenklicher Menge speichern, zeigen Untersuchungen an Seeadlern des Ostseegebietes, die 50 Milligramm je Kilogramm Körpergewicht in ihrem Fettgewebe aufwiesen. Es zeigt aber ausserdem, dass minimale Anfangsmengen genügen, um innerhalb des Stoffkreislaufes zu erheblichen Speichermengen zu kommen. Die Wege, die das Quecksilber in der Natur sonst noch gehen kann, sind bis jetzt nur unzulänglich bekannt. Um es nochmals zu betonen, es ist nur unser eigener Fortschritt, der Blei und Quecksilber zu einer für die menschliche Gesellschaft bedenklichen Gefahrenquelle werden lässt.

Eine umfassende chemische Beeinflussung der belebten und unbelebten Welt ergab sich in diesem Jahrhundert durch die Einführung körperfremder Substanzen in der Landwirtschaft. In erster Linie muss an den chemischen Pflanzenschutz gedacht werden, der mit der Entdeckung der insektenvernichtenden Wirkung des DDT im Jahre 1939 begann. Ob der damals eingeschlagene Weg richtig oder unrichtig war, sei hier nicht untersucht. Tatsache ist, dass unter den in der Praxis üblichen Grundstoffen solche mit langer Wirkungszeit bis heute verwendet werden. Verbindungen mit langer Wirkungszeit gehören teilweise in die Gruppe der chlorierten Kohlenwasserstoffe, wovon DDT, Aldrin, Dieldrin und Endrin allgemein bekannt sind. Ihre Beständigkeit ist so hoch, dass sie im Freiland und teilweise auch im lebenden Organismus kaum einem merklichen Abbau unterliegen. Manche bleiben im Boden zehn und mehr Jahre unter bestimmten Voraussetzungen auch mehr als zwanzig Jahre wirksam.

Bei allen Überlegungen, wie von dieser Seite aus eine chemische Beeinflussung von Pflanzen und Tieren möglich ist, ist zunächst eine Tatsache wichtig: Sind diese Verbindungen einmal in das Freiland ausgebracht, so entziehen sie sich vollkommen der Kontrolle des Menschen. Die Wege, die sie nehmen können, sind zahlreich und nur unzureichend bekannt.

Ein Teil bleibt auf den Pflanzen, ein anderer bleibt im Boden. Teilweise tritt in diesem eine Anreicherung ein, da Jahr für Jahr die gleichen Substanzen verwendet werden. Wurde zum Beisiel einmal Aldrin verwendet, so bleibt dieses rund zehn Jahre im Boden. So kann es dazu kommen, dass Gemüse, das mit diesem Stoff gar nicht behandelt wurde, trotzdem Aldrin aufweist, da es von der Pflanze aus dem Boden aufgenommen wurde. Gleiches

gilt für Wurzelgemüse, vor allem für Möhren.
Pflanzenschutzmittel dieser Art gelangen aus landwirtschaftlich genutztem Boden auch in stehende Gewässer und gelegentlich auch in das Grundwasser. Sie gelangen weiterhin durch die atmosphärische Zirkulation in alle möglichen Gegenden, auch auf die Meeresflächen. Vor allem finden sie aus den industriellen Abwässern den Weg in die Meere, wo sie durch Strömungen überall hin gelangen. Anders wäre es nicht möglich, dass die weitab von jeder Landwirtschaft lebenden Pinguine in der Antarktis ebenfalls Insektenvernichtungsmittel in ihrem Körper aufweisen. Das bedeutet weiterhin, dass in fast allen Meeresbereichen diese Stoffe vorhanden sind, in den einen sicher nur in minimalen Mengen, in anderen aber mehr.
Aus der Tatsache der hohen chemischen Verwandtschaft (Affinität) dieser Substanzen zu allen Arten von Fetten, Ölen und fettähnlichen Stoffen (wie Lipoiden) folgt, dass sie aus den Gewässern rasch in die pflanzliche und tierische Kleinlebewelt, das Plankton, eindringen. Das Plankton bildet die Nahrungsbasis für jedes höhere Leben im Meer und im Süsswasser. Es ist nunmehr Träger der Insektenvernichtungsmittel, die weiterhin über vielerlei Arten von Nahrungsketten von Organismus zu Organismus weitergegeben werden, bis zu den Warmblütlern.
So klein die Mengen im Wasser und im Boden auch sein mögen, zum Beispiel 0,02 Milligramm je Kilogramm oder noch wesentlich weniger, sie genügen, um zu einer Anreicherung über den Weg von Nahrungsketten zu kommen, die bei Endgliedern die noch unschädlichen Mengen weit übersteigen. Einige Beispiele mögen dies erläutern.
Der Bermuda-Sturmvogel wird seit der zweiten Hälfte der fünfziger Jahre ständig untersucht. Er ernährt sich ausschliesslich aus dem Meer. Da das Plankton ganz stabile Arten der Insektenvernichtungsmittel mit sich trägt, gelangen diese in verschiedene planktonfressende Kleintiere und weiter zu Fischen, die dem Vogel als Nahrung dienen. In seinem Organismus speichern sich diese Substanzen und lagern sich auch in den Eiern ab. Diese weisen einen durchschnittlichen DDT-Gehalt auf von 6,4 Milligramm je Kilogramm, ein Wert, der genügt, um bei dieser Art eine lineare Verringerung der Nachkommenschaft von 3,25 Prozent hervorzurufen. Dies bedeutet aber ein Aussterben dieses Vogels in der ersten Hälfte der siebziger Jahre.

Ähnlich verhält es sich mit den Brandseeschwalben der europäischen Nordseeküste. Die Vogelkolonien sind durch den Gehalt von Insektenvernichtungsmitteln in ihrer Nahrung aus dem Meer stark zurückgegangen. 1955 gab es auf einer holländischen Vogelinsel noch ungefährt 20000 Brutpaare, die bis 1965 auf rund 1000 Paare zurückgegangen sind.
Das Prinzip der Weitergabe von Insektenvernichtungsmitteln mit langer Wirkungsdauer ist in allen Lebensräumen das gleiche, nämlich über Nahrungsketten. Dies gilt für das Meer, das Süsswasser und für das Land. Auch der Mensch kann sich dieser Kette nicht entziehen, wie ein Blick auf die beigegebene Tabelle erkennen lässt. Aus ihr ist zu entnehmen, dass selbst Eskimos Pflanzenschutzmittel aufweisen. Ausserdem geht aus dieser Zusammenstellung klar hervor, dass es vollkommen sinnlos ist, bei diesen Mitteln Grenzwerte der Verträglichkeit aufzustellen. Nach der neuen deutschen Höchstmengenverordnung, im Hinblick auf Rückstände von Pflanzenschutzmitteln im Nahrungsgut, wird zum Beispiel DDT mit 1 Milligramm je Kilogramm angegeben. Überprüfungen von Obst, Gemüse und Milch ergeben meist Werte, die unter dieser Grenze liegen. Für die meisten Bodenuntersuchungen gilt dasselbe. Damit gibt man sich zufrieden, unterliegt aber einem grossen Irrtum: Es wird nicht an den biologischen Stoffkreislauf gedacht (Nahrungsketten), in den die Pflanzenschutzmittel eintreten. Durch ihn häufen sich überall in der Natur Mengen an, die eben über den Verträglichkeitsgrenzen liegen und selbst über 2000 Milligramm je Kilogramm Körpergewicht in einzelnen Warmblütlern erreichen können. Die tabellarische Übersicht macht den Irrtum deutlich.
Ein grober Irrtum liegt auch in der Meinung, Insektenvernichtungsmittel würden allein im Fettgewebe gespeichert und seien in diesem Gewebe gleichsam festgehalten, blockiert. Diese Verbindungen reichern sich aber ebenso in allen anderen Gewebearten erheblich mit fettähnlichen Substanzen (Lipoiden) an, wie etwa in Keimdrüsen und Nervengewebe. Auch wird das Fettgewebe in die Stoffwechselvorgänge des Organismus mit einbezogen, je nach der Belastung des Organismus verschieden stark. Milch zum Beispiel enthält nicht nur aus der täglichen Nahrung stammendes Fett, sondern auch aus dem Fettgewebe. Untersuchungen an Frauenmilch haben gezeigt, dass diese einen DDT-Gehalt aufweist, der bis zu 70 Prozent über den für Nahrungsmittel zugelas-

senen Höchstmengen liegt. In manchen Gegenden liegen die Werte der Muttermilch um das Zehnfache, ja sogar um das Dreissigfache höher als die aufgestellten Höchstmengen. So wird die Sinnlosigkeit von Grenzwerten der Verträglichkeit klar.
Es stellt sich von selbst die Frage, welche Auswirkungen auf den menschlichen Organismus möglich sind, wenn diesem laufend derartige Stoffe zugeführt werden. Eine allgemein zufriedenstellende Antwort kann zur Zeit noch nicht gegeben werden. Dazu ist die Beobachtungszeit zu kurz. Der chemische Pflanzenschutz ist eben erst 30 Jahre alt. Wir wissen nur vom DDT einiges, von anderen Insektenvernichtungsmittel so gut wie nichts. Festzuhalten ist, dass diese Verbindungen ausgesprochene Nervengifte sind. Wie sie in kleinen Mengen das Nervensystem beeinflussen können, also in Mengen unter sofort wirksamen Grössenordnungen, darüber geben uns interessante Tierversuche Anhaltspunkte.
Es hat sich nämlich zeigen lassen, dass DDT das Elektroenzephalogramm (EEG) deutlich verändert. Und dies in Mengen, bei denen noch keine klinischen Symptome nachweisbar sind. Auch ist bei diesen Arbeiten der Nachweis gelungen, dass die Verbindungen im Gehirnstamm – einem zentralen Teil der Gehirnbasis –

Dass die Meinung, die Konzentration an gespeichertem DDT im menschlichen Organismus bewege sich noch in vertretbaren Grenzen, ein Irrtum ist, zeigt die Graphik unten. Mit einem ständig zunehmenden Verbrauch von Insektenvernichtungsmitteln in allen Ländern steigt deren Konzentration auf gesundheitsgefährdende Höhe an. Die Graphik rechts zeigt zudem, dass bereits die ganze Erde mit DDT verseucht ist. Die Grösse der Quadrate entspricht der Konzentration des Insektenvernichtungsmittels in dem jeweils untersuchten Material.

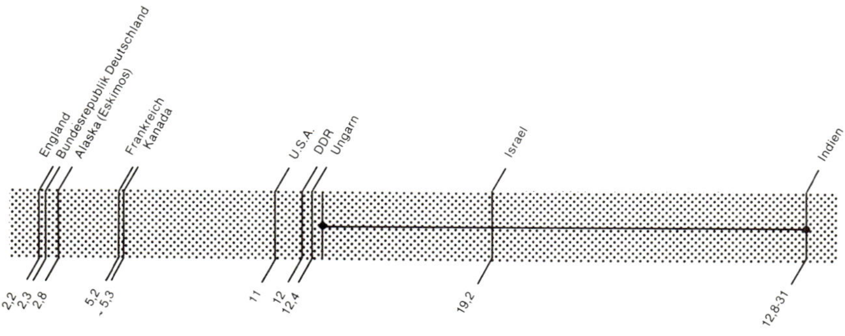

Menschliches Fettgewebe, Konzentration (Milligramm pro Kilogramm Körpergewicht)

Nervenzellen in einen Erregungszustand versetzt.
Im allgemeinen muss für Tierversuche gesagt werden, dass ihre Ergebnisse natürlich nur beschränkt auf den Menschen übertragbar sind. Was aber das Zentralnervensystem der Warmblüter betrifft, so ist die biochemische Arbeitsweise bei Tieren und beim Menschen gleich, daher sind Tierversuche auf den Menschen übertragbar. Was den unnatürlichen Erregungen mancher Nervenzellen im Gerhirnstamm durch DDT, die sich teilweise im EEG bemerkbar machen, für eine Bedeutung zukommen kann, darüber muss erst weitere Forschung Klarheit bringen. Die Forscher, die die EEG-Veränderung entdeckten, sind der Ansicht, dass manche migräneartigen Zustände und manche Arten von Schlaflosigkeit auf das Vorhandensein von DDT im Gehirnstamm zurückzuführen sei. Es ist weiter zu bedenken, dass von diesem Gehirnteil aus sehr wesentliche Organfunktionen des Organismus gesteuert werden. Eine kleine Veränderung mag schwere, nicht sogleich erkennbare Folgen nach sich ziehen, vielleicht erst in den nächsten Generationen. Zu warten, bis krankhafte Zustände sich einstellen, halte ich für unverantwortlich. Es muss der Grundsatz gelten, dass Stoffe, die im Tierversuch als bedenklich angesehen

Konzentration (Milligramm pro Kilogramm Körpergewicht)

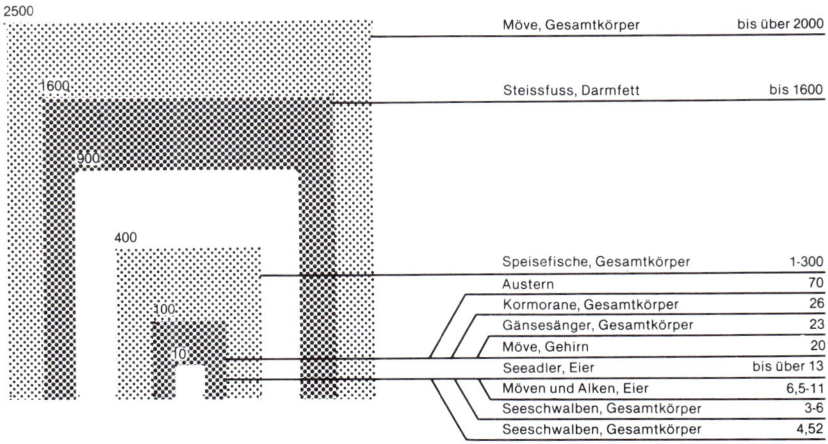

werden, vom menschlichen Organismus fernzuhalten sind. Dieser Grundsatz gilt schon lange bei krebserregenden Substanzen, obwohl eine krebsige Entartung beim Tier auf keinen Fall direkt auf den Menschen übertragbar ist. Um so mehr ist dieser Grundsatz zu vertreten, wenn es sich um direkt auf den Menschen übertragbare physiologische Vorgänge handelt, wie die eben erwähnte Störung im Gehirnstamm. In letzter Zeit ist es gelungen, auch beim Menschen krankhafte Veränderungen des EEG nachzuweisen, die auf eine Insektizidbelastung zurückzuführen sind, und zwar bei Arbeitern, die ständig mit diesen Stoffen zu tun haben. Man komme nicht mit dem Gegenargument, es handle sich hier nur um Menschen, die vermehrt diesen Substanzen ausgesetzt sind. Das Zentralnervensystem ist das Steuerungssorgan für den gesamten Organismus. Ob eine anomale Veränderung des EEG nachweisbar ist oder nicht, es darf dieses Organsystem überhaupt nicht mit Fremdstoffen belastet werden, weil auch kleinste Mengen physiologisch und psychisch sich nachteilig auswirken können, ohne dass mit unseren gegenwärtigen Untersuchungsmethoden Symptome nachweisbar sind.

Nicht auszudenken wären die Folgen, wenn sich erweisen sollte, dass die Insektenvernichtungsmittel vielleicht auch die menschliche Verhaltensweise beeinflussen könnten. Diese Möglichkeit ist im Auge zu behalten, da wir von Tieren her derartiges kennen.

Sehr interessante, zugleich aber bedenkliche Dinge wurden bei einer anderen Gruppe von Pflanzenschutzmitteln aufgedeckt. Es handelt sich um Substanzen, die als Unkrautvertilgungsmittel bezeichnet werden. Mit ihrer Hilfe kann unerwünschter Pflanzenwuchs beseitigt werden. Ein Teil unter ihnen wirkt weitgehend selektiv, das heisst, es werden ganz bestimmte Unkräuter vernichtet. Die gewünschte Wirkungsweise ist nur in bestimmten Konzentrationen gegeben, und zwar in der Art, dass das betreffende Unkraut sich zu Tode wächst. Bei anderen Pflanzen zeigen sich keine sichtbaren Wirkungen.

Dass unter Umständen doch Wirkungen, wenn auch nicht unmittelbar sichtbar, gegeben sein können, hat die deutsche Bundesanstalt für Qualitätsforschung pflanzlicher Erzeugnisse gezeigt. Bei der als Unkrautvertilgungsmittel vielfach verwendeten 2,4-Dichlor-phenoxy-Essigsäure (Handelsbezeichnung: 2,4-D-Mittel) stellte sich heraus, dass die Pflanzen, die sie nicht vernichtet, in ihrem Stoffwechsel beeinflusst, und zwar so, dass die charakteri-

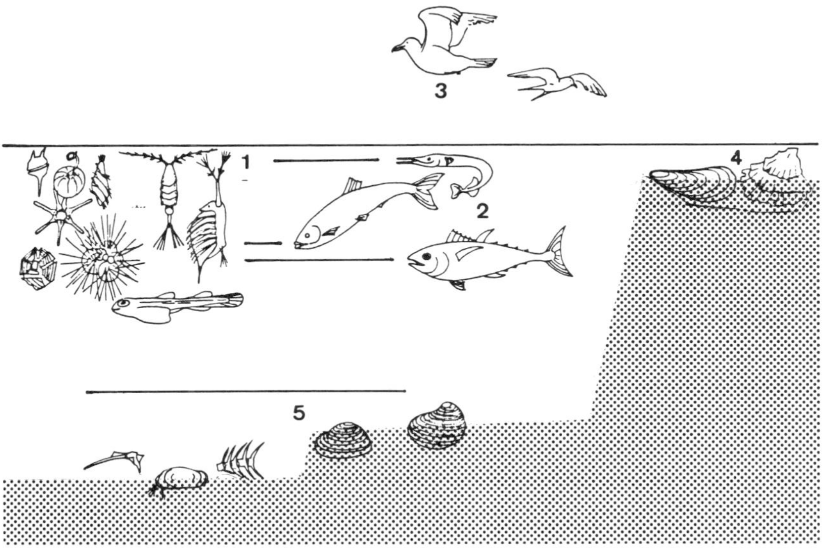

Darstellung der Hauptwege, die ein Insektenvernichtungsmittel im Meer gehen kann. Der Bereich 1 stellt die tierische und pflanzliche Kleinlebewelt dar. DDT dringt wegen seiner chemischen Verwandtschaft zu Fetten und Ölen in das Plankton ein. Dieses dient als Nahrungsbasis für den Bereich 2, die Fische. Kleinkrebse werden von Fischlarven und Jungfischen gefressen, diese wiederum von grösseren Fischen, die den Raubfischen als Nahrung dienen. Raubfische sind Endglieder der Nahrungskette und enthalten oft beträchtliche Mengen an DDT. Dieses kann weiter in den Bereich 3 eintreten, da Fische Vögeln (Möven) als Nahrung dienen; sie weisen Höchstwerte an DDT auf. Die Organismen des Planktons bilden auch die Nahrung für Muscheln. Dadurch tritt DDT in die Bereiche 4 und 5 ein. Je nach Küstenlage können Muscheln beträchtliche Mengen dieser Verbindung speichern. Muscheln werden wieder von einzelnen Fischarten, aber auch von Seevögeln aufgenommen. Der hier dargestellte Weg gilt grundsätzlich auch für Süsswasser. In allen Organismen erfolgt zwar ein geringer Abbau des DDT, jedoch fällt diesem praktisch wohl keine Bedeutung zu.

stischen Inhaltsstoffe der Pflanze eine molekulare Veränderung erfahren. Nachgewiesen wurde dies bisher unbekannte Prinzip an Kartoffeln und Tomaten. Beide wachsen und fruchten völlig normal. Verfüttert man aber die Kartoffeln oder das Tomatenmark, so ergibt sich eine zur Zeit noch nicht aufgeklärte physiologische Veränderung bei den Versuchstieren. Es treten Schäden bei den Nachkommen auf. Ich darf wiederholen: An der behandelten Pflanze keine sichtbaren Schäden. Keine sichtbaren Veränderungen bei den Versuchstieren, aber Schäden bei den Nachkommen. Ob eine analoge Wirkung auf den Menschen möglich ist, lässt sich noch nicht sagen. Dieser Wirkungsmechanismus muss aber weiter erforscht werden, da durch die weiter zunehmende Technisierung der Lebensmittelherstellung auch in anderem Nahrungsgut molekulare Veränderungen eintreten können. Dabei kommt der Gedanke auf, ob synthetisch hergestellte Nahrungsstoffe oder Zusatzstoffe für die menschliche Ernährung nicht ähnliche Effekte auslösen können.

Pflanzen und Tiere unterliegen nicht nur der Wirkung einer einzigen Substanz, sondern werden von einer grossen Zahl von Verbindungen beeinflusst. Über die möglichen Zwischenwirkungen und Kombinationswirkungen sind wir gegenwärtig nur mangelhaft unterrichtet. Will man die gegenwärtige Situation einigermassen meistern, so muss man stets daran denken, dass die belebte Welt eine Ganzheit darstellt, der auch die menschliche Gesellschaft angehört. Die Gesetzmässigkeiten dieser Ganzheit sind uns erst teilweise bekannt, und die durch unsere Unkenntnis verursachte Störung der Ganzheit ist eine der Hauptgründe dafür, dass unser Zivilisationsfortschritt, so wie er sich bisher entwickelt hat, der menschlichen Gesellschaft eine subchronisch bis chronisch giftige Umwelt geschaffen hat.

Biologisch-medizinische Probleme der Hochzivilisation

1969

Man spricht heute von Hochzivilisation in den Industriestaaten. Der damit gemeinte Lebensstandard ist auf die unglaublich rasche Entwicklung von Technik und Naturwissenschaften innerhalb der letzten 3 Jahrzehnte zurückzuführen, deren Entfaltung in all ihren Zweigen, auf Grund der breiten Basis, die in den letzten Jahrzehnten erarbeitet wurde, künftig noch rascher fortschreiten wird. Naturwissenschaften und Technik sind zu einem integrierenden Faktor in der menschlichen Gesellschaft geworden. Sie haben die vielfältigsten Bereiche der belebten und unbelebten Welt erfasst und spielen im Gesamthaushalt der Natur eine bedeutungsvolle Rolle. Sie sind zu einem Machtfaktor geworden, der teils gesteuert, teils aber ungewollt sehr spürbare Veränderungen in allen Bereichen der belebten und unbelebten Welt hervorgerufen hat. In vielen Belangen werden wir vom naturwissenschaftlichen und technischen Fortschritt überrollt, meist ehe wir uns dessen bewusst werden, so dass Fehler hinsichtlich Leben und Umwelt erst erkannt werden, wenn der Eingriff schon vollzogen ist, häufig bereits Jahrzehnte zurückliegt. Wir erkennen heute eine Vielzahl von Fehlern, deren Ursache wir nicht oder nur teilweise zurückverfolgen können. Schwerwiegend ist, dass die meisten nicht mehr rückgängig gemacht werden können. So unglaublich rasch naturwissenschaftliche und technische Errungenschaften fortgeschritten sind, die Möglichkeiten für biologische und ökologische Irrtümer haben Schritt gehalten (An der Lan 1967).
Zu Irrtümern kam es, weil es an der nötigen Grundlagenforschung mangelte oder diese so stark nachhinkte, dass ihre Ergebnisse die gemachten Fehler nicht mehr ausgleichen konnten. Die uns heute entgegentretenden Probleme sind vielfältig und immer äusserst komplex, einerseits durch die unglaubliche Mannigfaltigkeit des modernen Chemismus, der uns vor völlig neue Aufgaben in der Atmosphäre, im Wasser und im Boden stellt, andererseits aber auch dadurch, dass unsere Kenntnisse heute viel tiefer gehen, als noch vor wenigen Jahrzehnten. Da ist etwa das Verhältnis von

Dosis und Wirkung, das sich für uns heute nicht mehr in dem alten «sola dosis facit venenum» erschöpft (An der Lan 1966). Die letzten 25 Jahre haben uns den Einblick in den molekularen Ablauf physiologischer Prozesse gebracht, in welchem Bereich uns das Zusammenspiel von Dosis und Wirkung geradezu eine neue Wissenschaft eröffnet hat, die erst an ihrem Beginn steht. Sie umfasst alle biologischen, biochemischen, medizinischen, pharmakologischen und toxikologischen Gebiete und wird jeden einzelnen dieser Bereiche mit Problemen überschwemmen, vor allem die Toxikologie. Hätte man vor kurzem das Paradoxon für möglich gehalten, dass ein Stoff umso toxischer wird, je mehr man die Konzentration senkt? Eines der wichtigsten Forschungsergebnisse seit Ende der vierziger Jahre ist die Erkenntnis, dass es für manche Stoffe keine sog. unterschwellige Dosis gibt. Selbst kleinste Mengen, bis herab zu molekularen Grössenordnungen, können toxisch sein, in dem Sinn, dass Noxen in irgendeinem Gewebe gesetzt werden. Bei solchen Stoffen gibt es keine unschädliche Mindestdosis (Druckrey 1954, 1957). Diese von Druckrey für den biologisch-medizinischen Bereich erarbeitete Erkenntnis erachte ich als eine der wichtigsten dieses Jahrhunderts.
Historisch ist von Interesse festzuhalten, dass die grundlegenden toxikologischen Untersuchungen in den Minimalbereichen gerade zu dem Zeitpunkt erst begannen, als der chemische Pflanzenschutz (nur ein Teilgebiet der allgemeinen Chemisierung unserer Umwelt) sich anschickte, die besiedelte Welt zu erobern. Das war 1939/40. Wenn ich vorhin sagte, dass die menschliche Gesellschaft von manchen Errungenschaften überrollt wurde, so darf ich den chemischen Pflanzenschutz als eines der lehrreichsten Beispiele anführen. Ende der vierziger Jahre war er schon überall verbreitet. Um diese Zeit, nach 8 Jahren schwieriger Forschungsarbeit, wurde erstmals bekannt, dass manche Stoffe, wie ich eben erwähnte, in kleinsten Mengen, selbst in molekularen Grössenordnungen, physiologisch untragbar sind. So lange hatte es gedauert, bis man diese bedeutende Erkenntnis gewonnen hatte. Inzwischen hatte der chemische Pflanzenschutz ohne entsprechende Grundlagenforschung immer grösseren Umfang angenommen. Am Beginn seiner Epoche wusste man nichts über die Persistenz mancher Verbindungen, man wusste nichts über deren Verhalten im Warmblüterorganismus, nichts über ihren Metabolismus in der Pflanze, nichts über die Wege, die sie in der freien Natur ge-

hen können. Gerade auf diesem Sektor verwies man stets auf den Grundsatz «sola dosis facit venenum», wenn Bedenken geäussert wurden, Rückstände der ausgebrachten Stoffe könnten bedenklich sein. Man wusste es eben noch nicht anders. Aber dadurch konnten der chemische Pflanzenschutz, andere chemische Massnahmen und mit Abwässern und Abgasen in die Natur gelangende Stoffe zu einem ernsten Problem werden, dem wir nun in seiner teilweise bereits herangereiften Komplexität gegenüberstehen. Dass der chemische Pflanzenschutz heute eine Notwendigkeit geworden ist, bleibt unbestritten, und dass in den vierziger Jahren der unrichtige Weg eingeschlagen wurde, kann man niemandem zum Vorwurf machen. Wir haben uns inzwischen in eine chemische Sackgasse hineingesteuert, aus der nur sehr schwer herauszufinden ist. Für manche Probleme hat die nötige Grundlagenforschung eingesetzt, kommt aber aus naheliegenden Gründen nur langsam voran. Es ist zu hoffen, dass der bereits in manchen Ländern geübte integrierte Pflanzenschutz in der Zukunft Möglichkeiten eröffnet, im Pflanzenschutz Wege zu gehen, die biologisch sinnvoll sind.

Die toxikologisch jungen Begriffe Kumulations- und Summationsgifte haben gerade auf dem Gebiet der allgemeinen Chemisierung unserer Umwelt gezeigt, dass es biologisch, medizinisch und veterinärmedizinisch ein Nonsens ist, wenn wir selbst unsere gesamte Umwelt mit persistenten Stoffen verseuchen, von denen manche 3-4 Jahre, einzelne bis zu 9 Jahren und mehr im Boden wirksam bleiben, unter bestimmten Voraussetzungen auch bis zu 20 Jahren (An der Lan 1966, 1969, Bonnemaison 1955, Eichler 1964, 1965, 1967, Schuphan 1963, 1965, Wellenstein 1964, Woodwell 1967). Untragbar sind solche Stoffe deshalb, weil sie in den biologischen Zyklus eintreten und mit dem Nahrungsgut bzw. über die Nahrungskette von Organismus zu Organismus einen Weg einschlagen, der auf Grund ihrer kumulativen Eigenschaften zu einer immer grösser werdenen Kumulationshöhe führt. Der in jedem Organismus erfolgende physiologische Abbau fällt dabei nicht in das Gewicht. Bei den Endgliedern verschiedenster Nahrungsketten, bei Wasser- und bei Landtieren, trifft man auf Höchstwerte, wie etwa 1000 ppm, in einzelnen Fällen sogar 2700 ppm, wie etwa bei Fische fangenden Möwen (An der Lan 1966, 1967, Eichler 1967, Hunt 1960, Woodwell 1967). Solche Werte können auf keinen Fall gleichgültig sein, sehr niedrige allerdings auch nicht, wie sich immer mehr herausstellt. Die Erfahrung hat gezeigt und Experimente haben es teilweise bewiesen, dass kleine und sehr kleine Dosen ständig aufgenommen viel wirksamer sind. So verträgt eine Ratte grössere Dosen eines chlorierten Kohlenwasserstoffes, öfters eingenommen, ohne sichtbaren Schaden, geht hingegen in wenigen Wochen zugrunde, erhält sie den gleichen Stoff täglich in sehr kleinen Dosen (Eichholtz 1959). Die eben angeführten hohen Werte deuten auf die Fragwürdigkeit der sog. Toleranzwerte, die besagen, bis zu welcher Höchstmenge Pflanzenschutzmittel in für den Menschen bestimmten Lebensmitteln vorhanden sein dürfen. Bei stabilen Verbindungen erscheint es auf keinen Fall sinnvoll, solche Toleranzwerte aufzustellen. Auf Grund ihrer kumulativen Eigenschaften reichern sie sich in tierischen Geweben, aber auch im Menschen zu Konzentrationen an, die beträchtlich über den tolerierten Werten liegen. So wurden bei der Bevölkerung der DDR im Fettgewebe Durchschnittswerte bis zu 12 ppm ermittel (Engst 1967). Für die westdeutsche Bevölkerung gelten heute wahrscheinlich ähnliche Werte, denn vor 1965 ermittelte man nur 2,3 ppm. Eskimos in Alaska z.B. zeigen 1,8 ppm und in Indien schwanken die Werte zwischen 12,8 und 31 ppm.

Wenn Freilanduntersuchungen für DDT Werte ergeben, die stets unter den tolerierten Grössenordnungen liegen (im Boden, im Obst und in Gemüsearten), so ist es vollkommen unrichtig, sich mit diesen Werten zufrieden zu geben. Durch die Kumulationsfähigkeit dieser Verbindung und anderer chlorierter Kohlenwasserstoffe ergeben sich über den biologischen Stoffkreislauf (Nahrungsketten) Mengen, die die Toleranzwerte teilweise weit überschreiten, wie aus den vorhin gebrachten Angaben ersichtlich ist. Häufig stösst man auf die irrige Meinung, DDT und ähnliche Verbindungen seien im Fettgewebe gleichsam festgehalten und würden daher nicht in den allgemeinen Stoffkreislauf des Menschen eintreten. Das Fettgewebe wird aber in die Stoffwechselvorgänge mit einbezogen, je nach der Belastung des Organismus verschieden stark, auch erscheint Fett aus diesem Gewebe, neben Nahrungsfetten, in der Muttermilch. Untersuchungen an Frauenmilch haben gezeigt, dass diese DDT-Mengen aufweisen kann, die bis zu 70% über den Nahrungsmitteln zugelassenen Höchstmengen liegen. Es gibt Gegenden ausserhalb von Europa wo in der Muttermilch das dreissigfache der aufgestellten Höchstmengen er-

reicht wird (Universitas 1969).
Es ist bekannt, dass manche Pflanzenschutzmittel eine Affinität zu Gonaden aufweisen (An der Lan 1969, Eichler 1964, Emmel 1946) und dass über einen uns nicht näher bekannten Wirkungsmechanismus die Nachkommenschaft geschädigt werden kann. Bei Vögeln schlüpfen aus Eiern mit nur 2 ppm DDT nur teilweise Junge. Beim Bermuda-Sturmvogel ergaben Untersuchungen seit den fünfziger Jahren einen durchschnittlichen DDT-Gehalt der Eier von 6,44 ppm, was zu einer linearen Reduktion der Nachkommenschaft von 3,25% führte. Diese Reduktion hält unvermindert an (Wurster 1968). Durch manche dieser Stoffe wird auch die Eierproduktion stark reduziert, auch durch Fungizide aus der Gruppe der Thiram-Präparate. Säuger reagieren durch eine verminderte Produktionsleistung oder zeigen Schäden bei der Nachkommenschaft. Dies gilt für die gebräuchlichsten chlorierten Kohlenwasserstoffe. Da, wie ich andeutete, viele dieser Verbindungen eine deutliche Gonadotropie erkennen lassen, können Schäden in den Keimzellen selbst entstehen, vielleicht aber schon im Keimgewebe. Es steht heute noch nicht fest, durch welche Vielfalt von Vorgängen die Nachkommenschaft geschädigt werden kann (An der Lan 1969).
Da alle chlorierten Kohlenwasserstoffe neurotoxisch sind, ergibt sich in allerletzter Zeit ein sehr schwerwiegendes Problem: Die physiologische Wirkung auf das ZNS (Zentralnervensystem). In diesem Bereich haben Tierversuche besondere Bedeutung, da die biochemische Arbeitsweise im ZNS bei Wirbeltieren und beim Menschen gleich ist, somit Versuchsergebnisse direkt auf den Menschen übertragbar sind.
Arbeiten am Laboratorium für Neuropathophysiologie in Budapest haben gezeigt, dass DDT in der Lage ist, das EEG des Rattengehirnes zu beeinflussen (Desi 1966). Die Versuchstiere erhielten in ihrer Nahrung 40, 20, 10, 5 und 0,5 mg DDT kg/Körpergewicht. Die Veränderung am EEG bestand in einer Erhöhung der Amplitude und der Frequenz. Bisher nahm man an, dass Ataxie-Erscheinungen die ersten Symptome einer Intoxikation seien. Die Veränderungen am EEG setzen aber früher ein: Bei 40 mg/kg nur wenig früher als die Ataxie, interessanterweise aber bei 20 mg/kg schon vier Wochen vor der Ataxie. 10 mg/kg waren eben noch wirksam, Mengen unter diesen Werten blieben wirkungslos. Wirkungslos zumindest in Bezug auf die gegenwärti-

gen Nachweismethoden. Ausserdem ist in diesem Zusammenhang von besonderer Bedeutung, dass durch DDT im ZNS die narkotisierende Wirkung von Nembutal stark reduziert wird. Da Nembutal am Gehirnstamm angreift, konnte dadurch nachgewiesen werden, dass DDT in diesem Gehirnteil Nervenzellen in einen Erregungszustand versetzen. Was dies für die allgemeine Nervenphysiologie eines Organismus bedeutet, ist noch nicht bekannt. Es wurde die Vermutung geäussert, dass manche Cephalgien und manche Arten von Schlafstörungen auf derartige Erscheinungen zurückgeführt werden könnten.

Wenn die Einflussnahme wesentlich geringerer DDT-Mengen auf die Arbeitsweise des ZNS mit unseren gegenwärtigen Untersuchungsmethoden nicht fassbar sind, so sagt dies noch nicht unbedingt, dass nicht doch eine Wirkung gegeben ist. Es liess sich nämlich in Laborversuchen zeigen, dass das Verhalten junger Atlantik-Lachse tiefgreifend sich ändert, wenn sie unter dem Einfluss von nur 10-15 µg DDT pro kg Körpergewicht stehen. Sie begeben sich nicht mehr in den für sie gewohnten Temperaturbereich, sondern suchen um 14° höher temperierte Wasserschichten auf. Worauf dies zurückzuführen ist, ist zur Zeit nicht erkennbar. Vielleicht ergeben sich künftig Zusammenhänge ähnlicher Art, wie sie vorhin für den Gehirnstamm angeführt wurden (Udall 1966).

Von einer anderen Sicht aus sind vielleicht manche Erscheinungen in Zukunft erklärbar. In Experimenten vermochte DDT die Potentiale der Nervenmembranen zu ändern (Narahashi 1967). Solchen Versuchen kommt eine grundsätzliche Bedeutung zu, da sie zeigen, dass durch derartige Stoffe das Ionenmilieu an den Nervenmembranen beeinflusst wird. Aus dem Gesagten ergeben sich weitere Probleme: Wie verhält sich das ZNS gegenüber DDT-Homologen? Was geschieht, wenn gleichzeitig 2 oder mehrere dieser Verbindungen einwirken? Was ist die Ursache, dass chlorierte Kohlenwasserstoffe in höherer Konzentration ganz allgemein auf motorische Zentren der hinteren Extremitäten wirken? Werden ausser dem Gehirnstamm auch noch andere Gehirnpartien bevorzugt beeinflusst? Bei einiger Überlegung ist es einleuchtend, dass Toleranzwerte für persistente Stoffe dieser Klasse kaum einen Sinn haben.

Ein biologisch-medizinisches Problem eigener Art ergibt sich aus der Anwendung mancher Herbizide. Das an sich nur wenig toxische «2-4-D» (2, 4-Dichlorphenoxyessigsäure) wirkt auf bestimmte Pflanzen toxisch (im Sinn einer Vernichtung), auf viele andere überhaupt nicht, zumindest rein äusserlich nicht. Trotzdem können aber die Inhaltsstoffe solcher Pflanzen in einer uns nicht näher bekannten Weise verändert werden. Verfüttert man solche äusserlich vollkommen normal aussehende und auch normal wachsende Pflanzen oder deren Früchte an Versuchstiere, so ist an diesen selbst nichts aussergewöhnliches zu erkennen. Wohl aber stellen sich bei der Nachkommenschaft schwere Schäden ein. Es handelt sich hier um eine besonders wichtige Feststellung, aus der sich neue Probleme ergeben, besonders im Hinblick auf die Human- und Veterinärmedizin. Es ist in der Tat wenig wahrscheinlich, dass ein solcher Wirkungsmechanismus jeweils nur auf eine Substanz beschränkt sein sollte (Schuphan 1957, 1963, 1963a, 1965). Dieser von Schuphan erarbeiteten Erkenntnis kommt ebenso hohe Bedeutung zu, wie jener von Druckrey erarbeiteten hinsichtlich toxikologischer Vorgänge in den Minimalbereichen.

Neben dieser Art der Chemisierung unserer Umwelt ist eine andere ebenso bedeutungsvoll, ebenso voller Probleme: die stets zunehmende Luft- und Gewässerverunreinigung. Davon ist in erster Linie die menschliche Gesellschaft in den Industrie-Landschaften und in den Grosstädten betroffen. Näher auf diese Probleme einzugehen, würde den hier möglichen Rahmen überschreiten. Bekannt ist, dass die Atemorgane durch die vielfältigsten Stoffe arg belastet werden. In solchen Gegenden und in Grosstädten kommt noch ein weiteres hinzu, nämlich die noch nicht auf ihren Höchststand angelangte Motorisierung. Die Auspuffgase der Fahrzeuge enthalten ausser cancerogenen Substanzen noch Bleiverbindungen, die den Benzinsorten als Antiklopfmittel beigegeben werden. Was geschieht mit diesem Blei? In der Nähe von Autobahnen und Autostrassen schlägt es sich auf Futter- und Nahrungspflanzen nieder, wodurch deren Nährwert stark reduziert sein kann. Amerikanische Stellen wiesen vor einigen Jahren nach, dass Gras 150 m abseits von Autobahnen mehr als 50 ppm Blei enthalten kann. An stark frequentierten Kreuzungen steigen die Werte beträchtlich an. Man fand Bleimengen bis zu 3000 ppm! In Deutschland geführte Untersuchungen kamen zu ähnlichen Ergebnissen. Es muss daher gefordert werden, dass Nutz- und Nahrungspflanzen nicht in solchen Gegenden angepflanzt werden (Schuphan 1965). Auch Weidevieh darf nicht derart verseuchtes Gras erhalten, da

Blei über die Milch ausgeschieden wird. Blei kumuliert im Warmblüterorganismus. Dies ist physiologisch auf lange Sicht gesehen gefährlich. Es kommt zu einer Schädigung der Nachkommenschaft durch verminderte Gesundheit, aber auch zu einer Reduzierung der Reproduktionsfähigkeit. Durch die weiter zunehmende Motorisierung, besonders aber in manchen Industrie- und Grosstadtgebieten, sind die Bewohner heute schon einer chronischen Bleivergiftung ausgesetzt, da bei ihnen Blut-Blei-Werte von 0,25 ppm nachgewiesen werden konnten (refer: Pflanzenarzt, 1968). Es sind vor allem russische Forscher, die eingehend schon seit längerem diese Fragen studieren und auf mögliche Folgen aufmerksam machen. Ihre Ansichten gehen allgemein dahin, dass die bis in die letzte Zeit üblichen Toleranzwerte für Blei (MAK-Werte und MIK-Werte) um ein Vielfaches zu hoch liegen. Diese Ansichten decken sich mit jenen des amerikanischen Geochemikers Patterson, der nachweisen konnte, dass durch die allgemeine Industrialisierung riesige Mengen Blei in unsere Umwelt gelangen. Allein auf unserer nördlichen Erdhälfte gehen jährlich ca. 500.000 Tonnen Blei in die Meere und ca. 5.000.000 kg werden jährlich der Atmosphäre zugeführt. Es kommt dadurch zu unnatürlich hohen Bleiwerten in den oberflächlichen Wasserschichten des Atlantik, aber auch zu unnatürlich hohen Werten auf der Erdoberfläche. So konnte Patterson für das grönländische Inlandeis abnorm hohe Bleimengen nachweisen, die nur durch die atmosphärische Zirkulation dorthin kommen konnten. Allein aus dem Wenigen, das bisher angeschnitten wurde, ergeben sich für die belebte Welt schwerwiegende Probleme, die rasch angegangen werden müssen, wollen wir künftig eine stark herabgesetzte Gesundheit der menschlichen Gesellschaft vermeiden.
Die stets zunehmende Motorisierung bringt aber, wie erwähnt, auch eine Anreicherung cancerogener Verbindungen. Diese erfolgt einerseits durch die Abgase, aber ebenso durch den Abrieb der asphaltierten Strassenoberflächen, die durch die Abgase mit diesen Stoffen belastet sind. So wie Blei an allen in der Nähe von Autobahnen wachsenden Pflanzen nachgewiesen werden konnte, so auch die von Auspuffgasen und vom Asphaltabrieb stammenden cancerogenen Substanzen. Der Asphaltabrieb schwebt als feinster Staub in der Luft, lagert sich in der Umgebung ab und wird, vor allem in den Städten, von den Bewohnern eingeatmet. Durch Regen wird der Abrieb abgeschwemmt, gelangt in kleinere

und grössere Wasserläufe und in stehende Gewässer. Da diese cancerogenen Verbindungen eine Affinität zu Fetten und Ölen haben (genau wie die im Pflanzenschutz verwendeten chlorierten Kohlenwasserstoffe), so werden sie in stehenden Gewässern auch von den Plankton-Organismen aufgenommen, vielleicht sogar angereichert. Dass der von asphaltierten Strassenoberfläche stammende Asphaltstaub eine bedeutende und humanmedizinisch auf keinen Fall zu unterschätzende Rolle spielt, mag folgendes zeigen: Die in einer deutschen Kleinstadt durchgeführten Berechnungen ergaben, dass der Abrieb ihrer eigenen Asphaltstrassen und jener der nächsten Umgebung jährlich etwa 20.000 kg ausmacht. Von diesen sind ca. 100 kg cancerogene Verbindungen (Elster 1963). Es bedeutet also die allgemeine Motorisierung in zweifacher Hinsicht einen Gefahrenherd, potenziert im Bereich grosser Städte: Vermehrung des Bleigehaltes und Anreicherung dieser Substanz sowie cancerogener Stoffe in der Atmosphäre und in der übrigen Umwelt.
Blei ist nicht das einzige Metall, das die Forschung vor schwierige Probleme stellt. Sorgen bereitet in manchen Gegenden das Quecksilber, das aus der einschlägigen Industrie (Holzschutzmittel und Saatgutbeizmittel) in die Atmosphäre, vor allem aber in fliessende und stehende Gewässer gelangt. Viele Wasserorganismen, vor allem solche, die der Ernährung von Fischen dienen, weisen abnorm hohe Quecksilberwerte auf. Die in manchen Seen und Fliessgewässern Schwedens festgestellten Werte waren so hoch, dass der Verkauf dort gefangener Fische untersagt werden musste!
Auch Zink rückt immer mehr in den Vordergrund physiologischer und medizinischer Interessen, seitdem sich in Tierversuchen herausgestellt hat, dass es auf lange Sicht gesehen vor allem im Hinblick auf die Nachkommenschaft zu schwersten Störungen führt: Die Anfälligkeit für Krebs wird in den späteren Nachkommenschaftsgenerationen grösser (Halme 1968). Nicht nur hier beim Zink, auch bei einer Reihe anderer Stoffe und Verbindungen stellt sich heraus, dass nicht so sehr der aufnehmende Organismus gefährdet ist, sondern die Nachkommenschaft. Diese Erkenntnisse sind Human- und veterinärmedizinisch von Bedeutung. Bei allen diesen Fragen und Problemen wird immer wieder die Ansicht geäussert: Beim Menschen und beim Tier liessen sich bisher keine Schädigungen feststellen, also sind jene kleine Men-

gen die auf irgendeine Weise in den Organismus gelangen, zu tolerieren. Eine solche Einstellung ist unrichtig. Sicher liegt noch vieles im Dunkeln, vielleicht das meiste noch, doch lässt sich einiges aus Tierexperimenten ersehen: Vom Blei erwähnte ich schon, dass die Nachkommenschaft Schäden erleidet. Zink wirkt ebenfalls auf die Nachkommenschaft schädlich, und zwar wahrscheinlich über eine Änderung des genetischen Materials. Vom Heptachlor unter den chlorierten Kohlenwasserstoffen wissen wir, dass bei Verfütterung sehr kleiner Mengen bei der Nachkommenschaft Augenschäden in Form von Katarakten auftreten (Mestitzova 1967). Wie wenig wissen wir noch darüber, wie sich einzelne Stoffe auf den Foetus auswirken. Der verhängnisvolle und ungewollte Grossversuch mit dem Kontergan ist allen noch im Gedächtnis. Es sind Verbindungen bekannt - sie gehören nicht in den Pflanzenschutzbereich, auch nicht in die Lebensmittelindustrie -, die bei einer einmaligen Aufnahme durch einen graviden Organismus mit Sicherheit bei der Nachkommenschaft zu Tumoren im ZNS führen (Druckrey 1965). In diesem Zusammenhang verweise ich nochmals auf die bedeutende Entdeckung Schuphans, dass pflanzliche Inhaltsstoffe durch das Herbizid «2-4-D» umgebaut werden können und diese dann bei der Nachkommenschaft Schädigungen hervorrufen.
Eigene und völlig anders gelagerte Probleme ergeben sich durch radioaktive Stoffe, die in zunehmenden Mass auf die Erdoberfläche gelangen, auf das Land und auf die Meere. Durch das sowjetische Forschungsschiff «Michail Lomonossow» ist bekannt geworden, dass im nördlichen Teil des Pazifik, unweit von der Mündung des Columbia River, eine beachtliche radioaktive Verunreinigung des Meeres gegeben ist, und zwar durch Isotope von Zirkon, Zink, Chrom, Kobalt, Strontium und Caesium.
Auch der nördliche Teil des Atlantik ist in dieser Hinsicht verseucht, ausgehend von der Irischen See, in die Atom-Müll gelangt. Eine grosse Menge der künstlichen radioaktiven Elemente Strontium 90 und Caesium 137 stellten die russischen Forscher im Oberflächenwasser des Indischen Ozeans fest, wohin es in dieser Menge entweder durch besondere atmosphärische Störungen aus der Stratosphäre heruntergekommen ist oder durch Meeresströmungen verfrachtet wurde. Diese Angaben sind von grösstem Interesse, da wir bis jetzt noch nicht überblicken können, wie eine unnatürliche hohe Radioaktivität auf die Basisnahrung der Ozea-

ne, auf das pflanzliche und tierische Plankton, wirkt. Wir können auch zur Zeit nicht abschätzen, in welcher Weise diese genannten Stoffe in die Nahrungsketten eintreten (Universitas 1968). Es ist ein dringendes Erfordernis der gegenwärtig lebenden menschlichen Gesellschaft, und auf das verweisen die russischen Forscher besonders, eine weitere Verseuchung der Meere durch solche Stoffe zu vermeiden. Eine Hauptnahrungsquelle für die Zukunft könnte auf diese Art der Menschheit verloren gehen.
Soweit der hier gegebene Rahmen es zulässt, habe ich auf Gefahren durch den allgemeinen technischen und naturwissenschaftlichen Fortschritt im Bereich der Hochzivilisation hingewiesen. Die Überlegungen erreichen eine zur Zeit nicht überschaubare Komplexizität, wenn man folgendes bedenkt: auf die belebte Welt, inbegriffen die menschliche Gesellschaft, wirken nicht nur die hier angeführten Stoffe und Verbindungen allein. Das Gegenteil ist der Fall. Alle zusammengenommen ergeben ein ganz anderes Wirkungssystem, eines, von dem wir heute nur einiges ahnen können. Immer schon waren Einzelpersonen durch ihre berufliche Tätigkeit einer besonderen toxischen Situation ausgesetzt, einer toxischen Einzelsituation, z.B. im Bergbau oder in gewissen Industrien. Es ergeben sich aber für die heutige, vor allem aber für die künftige Toxikologie Probleme, an die man vor 30 Jahren noch nicht dachte, die damals unbekannt waren. Die menschliche Gesellschaft unterliegt gegenwärtig und in Zukunft nach Eichholtz einer sog. toxischen Gesamtsituation. Diese Situation ist gekennzeichnet durch das Zusammenwirken einer Vielzahl gesundheitsschädlicher Faktoren, die unsere engere und weitere Umwelt betreffen und uns durch diese beeinflussen. Selbst wenn man z.B. die Toxikologie eines Stoffes genau kennt, weiss man noch nicht, wie er sich in der belebten Umwelt oder im Warmblüterorganismus verhält, wenn er mit einem zweiten oder mehreren anderen toxischen Stoffen zusammentrifft. Es kommt zu Erscheinungen, die man allgemein als biologische und biochemische Co-Effekte bezeichnen könnte, bei denen die einzelnen beteiligten Stoffe sich gegenseitig bedingen. Man spricht häufig von einem Potenzierungseffekt, es könnte aber auch das Gegenteil der Fall sein. Die Human-Medizin kennt die Co-Carcinogenes, ein bestimmter Fall biochemischer Co-Effekte. Auf diesen, vielfach noch gänzlich unbekannten Co-Effekten ergeben sich im Hinblick auf die toxische Gesamt- und Einzelsituation eine Vielzahl von Problemen.

Was bedeutet z.B. das Zusammentreffen von verschiedenen Düngemitteln, Pestiziden und Detergentien im Boden und in Gewässern für den allgemeinen biologischen Zyklus und damit für Pflanze, Tier und Mensch? Wer hätte vor wenigen Jahren vermutet, dass die Toxizität von Phosphorsäureestern im Boden durch die Anwesenheit von Detergentien wesentlich erhöht ist? (Lichtenstein 1966).
Aus den hier angeschnittenen Problemen ergibt sich für die Zukunft, dass die klassische Toxikologie zusammen mit der Biochemie eine früher nie geahnte Erweiterung erfahren wird, vor allem in den Bereichen minimaler und minimalster Dosen. Ein vielfältig neuer Bereich tut sich vor uns auf, einer der weitgehend unabhängig ist vom «sola dosis facit venenum» im früheren Sinn. Mögen aber die Probleme noch so speziell sein, die entsprechenden Grundlagenforschungen noch so divergent erscheinen, ihre Lösungen werden in Zukunft zu einer weitgehenden Konvergenz führen und in eine gemeinsame Basis einmünden: in die Molekularbiologie.

Anmerkung der Herausgeber: Diese Publikation war im Herbst 1968 bei «Organon» in Wien im Druck. Infolge Einspruch einer Herstellerfirma wurde die Veröffentlichung ein Jahr verzögert.

Literatur

An der Lan, H. (1966): The present situation of toxicology in the field of crop protection. - Residue Reviews, 15:31-43.
An der Lan, H. (1967): Biologische Probleme durch die Chemisierung unserer Umwelt. - Universitas, 22: 579-588.
An der Lan, H. (1968): Einige Betrachtungen zur Chemisierung unserer Umwelt. - Schriften Ver. Verbrtg. naturwiss. Kenntn., Wien, 108: 25-45.
An der Lan, H. (1969): Schädigungsmöglichkeiten der Nachkommenschaft durch Pflanzenschutzmittel bei Warmblütern. - Zentralblatt f. Bakteriologie, Parasitenkunde, Infektionskrankheiten und Hygiene, I Orig. 210: 234-240.
An der Lan, H. (1969): Braucht die heutige Zivilisation eine Umwelttoxikologie? - Hippokrates (Stuttgart), Jahrg. 40, 8: 308-314.
Bonnemaison, L. (1965): Divers méthodes de protection des cultures contre les Taupins. - Ann. Inst. Nat. Rech. agron., Ser. 6.

Desi, J., J. Farkas and T. Kemeny (1966): Changes of central nervous function in response to DDT administration. - Acta physiol. Acad. Sci. Hung. 30: 275-282.
Druckrey, H. (1954): Beiträge zum Mechanismus der Carcinogenese. Acta Union Intern. Contre le Cancer, 10: 13.
Druckrey, H. (1957): Cancer Prevention. - Acta Union intern. Contre le Cancer, 13: 13.
Druckrey, H. (1965): Selektive Erzeugung maligner Tumoren im Gehirn und Rückenmark von Ratten durch N-Methyl-N-nitroseharnstoff. - Z. Krebsforsch. 66: 389-408.
Eichholtz, Fr. (1959): Biologische Existenz des Menschen in der Hochzivilisation. - Karlsruhe, G. Braun, 1-135.
Eichler, W.D. (1964): Neue Erkenntnisse und Gesichtspunkte zur Frage der Gefährdung des Menschen durch moderne Insektizide. - Vitalstoffe - Zivilisationskrankheiten, 9: 164.
Eichler, W.D. (1965): Biologische Gefahren und Chemisierung unserer Umwelt durch Insektizide und die Verantwortung des Biologen. - Biol. Rundsch., 3: 227-241.
Eichler, W.D. (1967): Die augenblickliche Problematik der Insektizidanwendung. - Schr. Ver. Verbrtg. naturwiss. Kenntnisse Wien, 107: 97-136.
Eichler, W.D. (1967a): Zur gegenwärtigen Problematik der Insektizidanwendung. - Vitalstoffe - Zivilisationskrankheiten, 12: 122-124 und 171-174.
Elster, H.J., H. Lehn, H. Lossnitzer, M. Knott und F. Pöpel (1963): Bodensee-Projekt der deutschen Forschungsgemeinschaft. - Franz-Steiner-Verlag, Wiesbaden, 1-55.
Emmel, L. and M. Krupe (1964): The mode of action of DDT in warmblooded animals. - Zeitschr. f. Naturforschg., 1: 691.
Engst, R. und R. Knoll (1967): Über die Anreicherung von DDT und seinen Metaboliten im menschlichen Fettgewebe. - Lebensmittelchemie u. ger. Medizin (DDR), 12: 297.
Halme, E. (1968): On the carcinogenic influence of drinking water and foodstoffs containing zinc. - Vitalstoffe - Zivilisationskrankheiten, 13: 178-182.
Hunt, E.G. and A.J. Bishoff (1960): Inimical effects on wildlife of periodic applications to Clear Lake. - Calif. Fish. & Game, 46: 91.
Lichtenstein, F.P. (1966): Increase of persistance and toxicity of Parathion and Diazinon in soils with detergents. - J. econom. ent., 59: 985-993.
Mestitzova, M. (1967): On reproduction studies and the occurrence of cataracts in rats after long-term feeding of the insecticide Heptachlor. - Experientia, 23: 42.
Narahashi, T. and H.G. Haas (1967): Intaraction with nerve membrane conductance changes. - Science 157: 1438.
Pflanzenarzt, Jahrg. 21: 72 (1968).
Schuphan, W., H. Schlottman und W. Weinmann (1957): Massnahmen zur Prüfung phytoprotektiver und wachstumsregulierender Mittel auf Pflanzenqualität, insbesonders auf biochemische Merkmale. - Deutsch. Lebensmittelrundsch. 53: 73.
Schuphan, W. (1963): Gesundheitliche Schäden durch Pflanzenschutzmittel? - Der Landarzt, 39: 1217.
Schuphan, W. (1963a): Aktuelle Pflanzenschutzprobleme in ihrer möglichen Auswirkung auf die Gesundheit von Tier und Mensch im Spiegel lebensmittelrechtlicher Bestimmungen. - Qualitas Plantarum et Materiae Vegetabilis, 9: 337.
Schuphan, W. (1965): Pflanzenschutzprobleme im Spiegel der Qualitätsforschung. - Anz. f. Schädlingskd. 38: 97 u. 117.
Udall, S.L. (1966): Über die Gefahren der Pestizide für die Umwelt. - Wandernde Gifte, Verlag. Boden und Gesundheit, Langenburg, 5-10.
Universitas (1968): Jahrg. 23: 883
Universitas (1969): Jahrg. 24: 666.
Wellenstein, G. (1964): Die Chemotherapie in Land und Forstwirtschaft. Erfolge, Problematik und Gefahren. - Schr. Forstl. Abtlg. Albert-Ludwigs-Univ. Freiburg i. Br., 4.
Woodwell, G.M. (1967): Toxic substances and ecological cycles. - Scient. Americ. 216: 24-31.
Wurster, C.F. Jr. and A.S. Meyer (1968): DDT residues and declining reproduction in the Bermuda Petrell. - Science, 159: 979-981.

Braucht die heutige Zivilisation eine Umwelttoxikologie?

1969

Einleitung

Umwelttoxikologie umfasst das vielfältige Gebiet der Chemisierung unserer Umwelt im Verlauf der zivilisatorischen Entwicklung. Chemische Stoffe und Verbindungen mannigfacher Art gelangen absichtlich oder unabsichtlich in die unbelebte und belebte Natur und von dieser direkt oder indirekt in den menschlichen, tierischen und pflanzlichen Organismus. Eine Umwelt-Toxikologie hat sich demnach nicht nur mit dem Menschen zu befassen. Sie muss in gleicher Weise niedere und höhere tierische und pflanzliche Organismen in ihre Betrachtung mit einbeziehen, und zwar im Hinblick auf eine mögliche toxische Gefährdung des Menschen. Eine solche Betrachtungsweise ist notwendig, weil der Mensch durch vielerlei Bande mit der gesamten Umwelt verknüpft und von ihr abhängig ist, wie hinsichtlich der Ernährung, hinsichtlich der Luft, die er atmet und hinsichtlich des Wassers, das er zu sich nimmt. Den meisten Einzelmenschen bleibt zeitlebens unbekannt, dass sie mit und durch ihre Umweltbeziehungen einer überindividuellen Ganzheit angehören. Die sich uns heute entgegenstellende Umwelt-Toxizität ist ohne diese Betrachtungsweise nur lückenhaft zu erfassen. Umwelt-Toxizität ist ein Faktum, das uns zwingt, sich mit ihm auseinanderzusetzen. Allerdings, die breiten Bevölkerungsschichten wissen und merken davon nichts. Denn der Grossteil der in unserer Umwelt vorhandenen toxischen Substanzen führt nur in besonderen Fällen zu akuten Erscheinungen. Wenn auch vieles schon bekannt geworden ist, so ist uns manches in seinen Endauswirkungen noch verborgen.

Der in den letzten drei bis vier Jahrzehnten erreichte Status aller technischen und naturwissenschaftlichen Disziplinen hat sich innerhalb dieser Zeit mit einer nicht voraussehbaren Schnelligkeit vollzogen. Die während dieser Zeit erarbeiteten Kenntnisse lassen eine noch schnellere Entwicklung in der Zukunft erwarten. In der industrialisierten Welt haben wir eine Stufe erreicht, die vielfach als Hochzivilisation angesprochen wird. Gemeint ist damit der gegenwärtige Lebenstandard, den uns der Fortschritt auf allen Wissensgebieten gebracht hat. Dieses gegenwärtige Zivilisationsniveau wird schon in wenigen Jahrzehnten anders beschaffen sein. Technik und Naturwissenschaft sind heute ein Machtfaktor innerhalb der menschlichen Gesellschaft, der alle Bereiche der belebten und unbelebten Welt erfasst und durchdrungen hat. Schon in den letzten zwei Jahrzehnten hat sich aber herausgestellt, dass vieles unserer zivilisatorischen Entwicklung nicht mit der belebten Welt, inbegriffen die menschliche Gesellschaft, harmoniert. Überall stossen wir auf Fehler und Irrtümer. Meist sind die Ursachen, die dazu geführt haben, nicht mehr fassbar. Man kann sich des Eindruckes nicht erwehren: Trotz des raschen Fortschrittes von Technik und Naturwissenschaften (oder eben gerade deshalb) haben die Möglichkeiten zu Irrtümern gegenüber der belebten und unbelebten Welt Schritt gehalten. Zu Irrtümern und Fehlentwicklungen musste es kommen, weil bei der lawinenartigen Entwicklung aller Wissensbereiche eine Koordinierung mit der Grundlagenforschung fehlte. Nur dadurch befindet sich heute die menschliche Gesellschaft in einer toxischen Umweltsituation, deren Problematik in ihrer Komplexität gegenwärtig nicht übersehbar ist.

Die «toxische Gesamt- und Einzelsituation»

Diese Situation ist von Eichholtz folgendermassen charakterisiert worden: Es handelt sich um das Zusammentreffen aller toxischen Substanzen im Boden, in der Fauna und Flora, in der Luft, im Wasser, in der Nahrung, in den Genuss- und Suchtmitteln, in den Gewerbe- und Industrieanlagen, in den Medikamenten und im radioaktiven Material innerhalb unseres Lebensmilieus. Neben dieser toxischen Gesamtsituation kann der einzelne noch einer besonderen toxischen Einzelsituation ausgesetzt sein. Man versteht darunter das ständige Auftreten einer toxischen Substanz im täglichen Lebens- und Arbeitsmilieu des Menschen.

Die Gründe, weshalb wir in den Industrieländern mit ihren Grossstädten und Industrielandschaften einer vielfältigen toxischen Situation gegenüberstehen, sind bekannt. Es ist die Luftverunreinigung durch die Industrie und die Motorisierung, wobei die in die Atmosphäre gelangenden Stoffe sich teilweise auf der Land- und Wasseroberfläche niederschlagen, oft weitab von den Emissionsquellen, wie auf Grönland z.B. Es ist weiterhin die Belastung un-

serer Gewässer durch industrielle und städtische Abwässer, wobei in manchen Gegenden auch das Grundwasser bereits weitgehend in diese Belastung mit einbezogen ist.
Die Ströme und Flüsse führen tausende von Tonnen verschiedenster Abfallstoffe den Ozeanen zu, so dass bereits manche Meeresgebiete unnatürlich hohe Werte von Metallverbindungen und radioaktiven Elementen aufweisen. Hinzuzurechnen ist ausserdem noch die Chemisierung unserer Umwelt durch den chemischen Pflanzenschutz, der seit 1940 mit teilweise hochstabilen Verbindungen weltweit arbeitet. Diese stabilen Verbindungen sind im Boden, in und auf den Pflanzen, und finden von dort den Weg in die Gewässer, allerdings auch von der einschlägigen Industrie. Selbst die Ozeane weisen überall diese Substanzen auf, verfrachtet durch Meeres- und Windströmungen. Durch den Bevölkerungszuwachs und den zivilisatorischen Fortschritt bedingt, ist es notwendig geworden, Grundnahrungsmittel, aber auch Fertigprodukte in grossen Mengen zu lagern, meist verpackt, was in den letzten Jahren zu einer weiteren, völlig unerwarteten toxischen Gesamtlage geführt hat. Es ist nicht zu vermeiden, dass in vielen gelagerten Nahrungsmitteln Mikroorganismen zur Entwicklung gelangen, gewöhnlich in nicht merkbarer Quantität, deren Stoffwechselprodukte dennoch Anlass zu verschiedensten, in ihrer Genese nicht immer fassbaren Toxikosen geben.
Die Hauptquellen, durch die eine Vielzahl von toxischen Elementen und Verbindungen in die belebte und unbelebte Welt gelangen, habe ich angeführt. Was wir aber nicht oder bisher nur teilweise wissen, ist das Verhalten der in unsere Umwelt gelangenden Substanzen, welche Wege sie gehen, was sie für den pflanzlichen und tierischen Stoffwechsel und damit auch für den Menschen bedeuten. So gut wie nichts wissen wir über Auswirkungen, die durch das gleichzeitige Vorhandensein zweier, mehrerer oder vieler Verbindungen verursacht sein können.
Es ist vollkommen unmöglich, in diesem Rahmen eine Aufzählung sämtlicher in der Umwelt und für die toxikologische Gesamtsituation in Frage kommender Stoffe vorzunehmen. Es sei nur auf einige hingewiesen. Vor allem aber ist es der Zweck dieser Zeilen, das Wesentliche einer Umwelt-Toxikologie sowie die Erfordernisse für die Zukunft aufzuzeigen (An der Lan 1966, Eichler 1965, Gedek 1968, Schuphan 1964). Von grundsätzlicher Bedeutung sind in diesem Zusammenhang die

Beziehungen zwischen Dosis und Wirkung

Die genaue Kenntnis dieser Zusammenhänge ist für eine Umwelttoxikologie von zentraler Bedeutung. Sie dürfen nicht allein im Hinblick auf den Warmblüterorganismus gesehen werden, dies wäre zu wenig. Es müssen die physiologischen Wirkungen auf pflanzliche und tierische Organismen, auch niederer Ordnungen, mit in die Betrachtung einbezogen werden, da über die verschiedenen Wege von Nahrungsketten Rückwirkungen auf den menschlichen Organismus möglich und tatsächlich gegeben sind. Bis in die Gegenwart war der Fragenkomplex im Hinblick auf Dosis und Wirkung beherrscht von dem : «sola dosis facit venenum» des Paracelsus. Dieser Grundsatz besagt bekanntlich, dass nur die Dosis einen Stoff zu einem Gift macht, dass eine Grenzschwelle gegeben ist, unterhalb welcher eine Verbindung harmlos sei. Eine Überlegung, die auch heute noch ihre Berechtigung hat, z.B. hinsichtlich Kochsalz, mit dem man sich, nimmt man die entsprechende Menge, umbringen kann. Es wird aber niemand auf den Gedanken kommen, Kochsalz als Gift zu deklarieren.

Hinsichtlich der Grenzschwelle, im Sinne von Paracelsus, haben sich aber unsere Kenntnisse in den letzten zwei bis drei Jahrzehnten wesentlich vertieft und geändert. Bis in die Mitte dieses Jahrhunderts war man der Meinung, dass auch schwere Gifte, unterhalb des toxischen Grenzwertes, in sehr geringen Mengen vernachlässigt werden könnten, bzw. harmlos seien. Von Druckrey wurde ein für die Toxikologie vollkommen neuer Wirkungsmechanismus aufgezeigt, der zum Wichtigsten gehört, was auf diesem Gebiet innerhalb der letzten Jahrzehnte erarbeitet wurde. Einer vollkommen neuen Forschungsrichtung wurde dadurch der Weg geöffnet. Druckrey konnte zeigen, dass es eine von der Dosis unabhängige Wirkung gibt. Er nannte Stoffe mit derartigen Eigenschaften Summationsgifte (Druckrey 1954). Diese zeichnen sich dadurch aus, dass sie, unabhängig von der Dosis, in irgendeinem Gewebe einen irreversiblen Schaden verursachen. Der Stoff selbst kann im Organismus abgebaut oder ausgeschieden werden, ist also nicht mehr vorhanden. Kommt derselbe Stoff neuerlich in den Organismus, so kommen zu den bereits vorhandenen Gewebeschäden neue hinzu. Es summieren sich demnach die Gewebeschäden, daher der Name Summationsgifte. Ich wiederhole nochmals, weil dieser Begriff häufig falsch ausgelegt wird: Nicht der Giftstoff summiert sich im Organismus, sondern die Gewebeschädigungen. Bei solchen Stoffen gibt es keine unschädliche Mindestdosis, sondern jede Menge, auch in molekularen Grössenordnungen, ist als toxisch anzusehen, im Sinne einer summativen Wirkung. Aus dieser Wirkungsweise ergibt sich eine gewisse Latenzzeit, die sich, nach unseren gegenwärtigen Kenntnissen, über zwei bis drei Jahrzehnte erstrecken kann, bis der Schaden akut wird, z.B. als Krebs.

Meiner Meinung nach muss aber mit noch grösseren Latenzzeiten gerechnet werden, vielleicht über eine oder mehrere Generationen, dann nämlich, wenn die summative Wirkung sich auf rein molekulare Bereiche erstreckt, z.B. auf das genetische Material, und die Wirkung erst in den Nachkommenschaftsgenerationen manifest wird. Ergebnisse von Tierexperimenten sprechen für diese Überlegung.

Wir wissen heute noch sehr wenig darüber, welche Stoffe in die Gruppe der Summationsgifte einzureihen sind, und zwar deshalb, weil der Nachweis einer solchen Wirkung schwierig und zeitraubend ist. Das Prinzip ist aufgezeigt. Manche der in den hochzivilisierten Industriestaaten rasch zunehmenden Erkrankungsarten, vor allem die Vorverlagerung auf jüngere Individuen, mögen auf einem solchen Wirkungsmechanismus beruhen.

Ein zweiter Wirkungsmechanismus ist gekennzeichnet durch den Begriff Kumulationsgifte. Sie sind dadurch charakterisiert, dass sie in allen Arten von Geweben gespeichert werden können, vorwiegend im Fettgewebe, aber ebenso in lipoidreichen Geweben, und dass mit Zufuhr neuer Dosen die gespeicherte Menge sich anhäuft, d.h. kumuliert. Daher der Name. Ein physiologischer Abbau erfolgt, doch spielt er bei den meisten Verbindungen dieser Stoffgruppe eine untergeordnete Rolle. Viele Forscher sind der Ansicht, dass eine toxische Wirkung erst nach Erreichen einer gewissen Kumulationshöhe eintritt. Das mag für eine Reihe von Stoffen zutreffen, doch ist diesbezüglich noch keine Sicherheit gegeben. Unsere Kenntnisse darüber sind zu dürftig. Wir wissen z.B. wenig darüber, ob nicht von Kumulationsgiften, auch unterhalb der toxischen Kumulationshöhe, toxische Effekte ausgehen. Eine Reihe von Pflanzenschutzmitteln zeigt kumulative Eigenschaften, wie z.B. das DDT, Dieldrin und andere. Ich verweise in diesem Zusammenhang besonders auf das DDT, da durch Desi und seine Mitarbeiter (Desi 1966), bekannt wurde, dass diese Verbindung, neben anderen Geweben, sich auch im Gehirnstamm ablagert und dort, noch unter der kritischen Kumulationshöhe, unnatürliche Prozesse auslöst. Auch bei dieser Stoffklasse (chlorierte Kohlenwasserstoffe) ist die Möglichkeit gegeben, dass physiologische Prozesse eingeleitet werden, die erst bei der Nachkommenschaft oder einer Nachkommenschaftsgeneration zu Schäden führen. Eine Reihe von Beobachtungen und Befunden an Tieren belegt dies.

Der dritte Typus einer toxischen Wirkung ist bei den Konzentrationsgiften verwirklicht. Sie entsprechen dem, was Paracelsus mit seinem Ausspruch meinte: Dass eine Giftwirkung nur ab einer bestimmten Dosis gegeben ist. Bei ihnen gibt es eine mehr oder weniger scharfe Grenzschwelle, unter der eine toxische Wirkung nicht auftritt. Es ist unterhalb dieser Grenzschwelle sogar eine günstige Wirkung möglich, vielfach auch eine besonders lebenswichtige für den Organismus. Ich verweise in diesem Zusammenhang auf die eminente Bedeutung des Kobalts in sehr geringen Mengen.

Eine weitere Möglichkeit toxischer Wirkung liegt auf ganz anderer Ebene. Sie wurde erst in dieser Dekade erarbeitet bzw. entdeckt und eröffnet bedeutende Einblicke in völlig anders geartete Zusammenhänge. Schuphan (1963, 1963a) ist diese Entwicklung zu verdanken, die ich als ebenso bedeutsam ansehe wie die Entdeckung Druckreys hinsichtlich der Summationsgiftwirkung. Schuphan konnte bei sog. Herbiziden (synthetische Unkrautvernichtungsmittel mit selektiver Wirkung) nachweisen, dass durch ihre Anwendung charakteristische Inhaltsstoffe mancher Pflanzen (eben jene, die nicht durch diese Stoffe vernichtet werden) eine molekulare Umlagerung erfahren, ohne dass eine negative Wirkung hinsichtlich Wachstum, Fruchtbildung oder Geschmack zu erkennen wäre. Werden diese Pflanzen im Tierversuch verfüttert, so kommt es erst bei den Nachkommen zu pathologischen Erscheinungen. Bei dieser Erscheinung stehen wir vor einer völlig neuen toxischen Wirkungsart, die bisher nur von einem Herbizid (2,4-Dichlorphenoxyessigsäure) bekannt geworden ist: Ein an sich wenig toxischer Stoff verursacht in Pflanzen eine molekulare Umlagerung ihrer spezifischen Inhaltsstoffe. Diese führen an Versuchstieren, an die sie verfüttert werden, zu keinen sichtbaren Schäden. Es müssen aber in ihnen bestimmte physiologische Prozesse anders verlaufen, da bei den Nachkommen Schäden auftreten. Wo im Organismus der Angriffspunkt für eine derartige Wirkung zu suchen ist, entzieht sich zur Zeit unserer Kenntnis. Auch in welcher Art hier Dosis und Wirkung zusammenhängen, ist noch unklar. Es ist, wie ich andernorts schon betonte, wenig wahrscheinlich, dass solche Vorgänge nur auf einen einzigen Stoff beschränkt sein sollten. Durch diese Entdeckung wird eine Frage angeschnitten, die vielleicht in naher Zukunft schon von besonderer Bedeutung sein wird, nämlich die mögliche molekulare Umlagerung mancher der Ernährung dienender Stoffe durch die technisierte Lebensmittelherstellung.

Diese Überlegung ist nicht neu. Schon Claude Bernard, einer der Begründer und Wegweiser der Physiologie, hat diesen Gedanken vor mehr als 100 Jahren ausgesprochen, wenn er von einer Perversion der menschlichen Ernährung sprach, die die Ursache für krankhafte Veränderungen der Gewebe sei. Es ist durchaus denkbar, dass manche molekulare Umlagerungen bei Nahrungsstoffen vom Organismus nicht vertragen werden, nicht in dem Sinn, dass akute Wirkungen auftreten, sondern dass die Schäden sich erst spät bemerkbar machen, ähnlich wie bei der von Schuphan gemachten Entdeckung. Ein weites Forschungsfeld wartet der Bearbeitung, nicht nur im Hinblick auf sehr kleine Dosen (in Grössenordnungen von 10^{-9}). Ich erwähne diesen Bereich, da in unserer Umwelt Stoffe vorkommen (z.B. chlorierte Kohlenwasserstoffe innerhalb der Pflanzenschutzmittel), von deren möglicher neurotoxischer Wirkung im ZNS humanmedizinisch praktisch nichts bekannt ist. Tierversuche lassen vermuten, dass durch derartige Grössenordnungen die Verhaltensweisen eines Individuums geändert sein können.

Abschliessend sei noch auf einen besonderen Zusammenhang zwischen Dosis und Wirkung hingewiesen, auf den sog. paradoxen Effekt, auf den «paradoxical effect» der amerikanischen Literatur (Schatz 1964). Das Paradoxon ist dadurch gegeben, dass die Toxizität um so grösser wird, je geringer die Konzentration des betreffenden Stoffes wird. Ein solcher Effekt wurde bei anorganischen und organischen Verbindungen beobachtet und stellt die Forschung in weiterer Hinsicht vor vielfältige Aufgaben.

Toxische Stoffe in der Umwelt

Unter toxischen Stoffen in unserer Umwelt verstehe ich hier nur solche, die durch die zivilisatorische Entwicklung, also durch die Tätigkeit des Menschen, bewusst und unbewusst den Weg in die belebte und unbelebte Umgebung gefunden haben und über viele

Möglichkeiten den menschlichen Organismus beeinflussen können. Es ist merkwürdig, dass die menschliche Gesellschaft bis heute nie daran gedacht hat, eine allgemeine Umwelthygiene zu betreiben bzw. entsprechende Vorschriften zu erlassen. Sicher bemühen sich darum eine ganze Reihe von Institutionen. Das ist aber zu wenig. Da die gesamte Umwelt in stets zunehmendem Masse mit verschiedenen toxischen Stoffen belastet wird, so ist auch eine allgemeine, d.h. international fundierte Umwelthygiene erforderlich.

Es ist in diesem Rahmen, wie ich schon sagte, unmöglich, auf Einzelheiten einzugehen, doch sei die toxische Umweltbelastung an einigen Beispielen aufgezeigt. Die Industrie übergibt in ihrer Gesamtheit eine Vielzahl von schädlichen Stoffen der Atmosphäre und den Gewässern. Dazu kommt noch die noch längst nicht auf ihrem Höchststand gelangte Motorisierung, die mit ihren Abgasen ebenfalls zur Belastung der Luft, aber auch der Gewässer führt. Alle in die Luftschichten gelangenden Stoffe lagern sich teilweise unmittelbar in der Nähe, oft aber weitab vom Herkunftsort auf Böden und Wasseroberflächen ab und treten von dort in den Biozyklus ein, d.h. sie nehmen am biologischen Stoffkreislauf teil.

Besondere Sorgen bereitet heute das durch Industrie und Motorisierung (Bleibenzin) immer mehr in die Umwelt gelangende Blei, und zwar deshalb, weil wir über die toxischen Auswirkungen sehr kleiner Mengen nicht oder nur unzulänglich unterrichtet sind. Blei kumuliert im Warmblüterorganismus, es ist ein typischer «Knochenbesucher», geht durch die Plazenta in die Frucht und wird über die Muttermilch auf den Säugling übertragen. Für manche Bleiverbindungen ist das Gehirngewebe besonders empfindlich. In der Nähe von Autobahnen wurden im Pflanzenmaterial 50-200 mg/kg Blei nachgewiesen, an stark befahrenen Kreuzungen bis zu 3000 mg/kg (Kloke 1964, Schuphan 1964). Der schon einmal erwähnte Autor Schuphan fordert in diesem Zusammenhang, dass Pflanzenmaterial aus solchen Zonen nicht als Nahrungs- oder Futterpflanzen verwendet werden darf, da Blei auch beim Weidevieh über die Milch ausgeschieden wird. Nach den Untersuchungen des amerikanischen Geochemikers Patterson gelangen allein auf unserer Nordhalbkugel über die Flüsse jährlich ca. 500.000 Tonnen Blei in die Meere. Die oberflächlichen Wasserschichten zeigen daher unnatürliche hohe Bleiwerte.

Das Gleiche gilt auch für die oberflächlichen Eisschichten des grönländischen Inlandeises, wohin Blei nur durch die atmosphärischen Strömungen gelangt sein kann. Allein der Atmosphäre werden jährlich ca. 5.000.000 kg Blei zugeführt. Wie wenig hinsichtlich sehr kleiner Bleimengen toxikologisch bekannt ist, zeigen die weit voneinander abweichenden Ansichten der zulässigen Bleigehalte in der Luft. Die MAK-Werte (maximale Arbeitsplatzkonzentration) schwanken beträchtlich, ebenso die MIK-Werte (maximale Immissionskonzentration).
MIK-Werte liegen bei 0,07 mg/m^3 Luft, was aber nach Ansicht vieler Forscher zu hoch ist. Das Gesundheitsamt eines amerikanischen Staates ist auf einen MIK-Wert von 0,006 mg/m^3 gegangen, während russische Forscher der Ansicht sind, dass man noch tiefer gehen müsse. Die Bevölkerung mancher Grosstadtgebiete und Industriegegenden in den USA weist, nach Angaben des schon erwähnten amerikanischen Geochemikers, bis zu 0,25 ppm Blei im Blut auf, was nach seiner Ansicht einer chronischen Bleivergiftung gleichkommt (Patterson 1968, refer. in: «Pflanzenarzt» 5, 27 1968). Was bedeutet dies für die nächste Generation?
Auch Quecksilber findet sich in manchen Gegenden in unnatürlich hohen Werten, vor allem in stehenden und fliessenden Gewässern. Es stammt von entsprechenden Industriezweigen, aber auch von quecksilberhaltigen Saatgutbeizmitteln. Manche niedere Süsswasserorganismen speichern relativ hohe Mengen Quecksilber. Da diese vielfach als Fischnahrung dienen, so gelangt Quecksilber auch in Fische, wo es kumuliert. Einen derartigen Weg bezeichnet man als Nahrungskette, sie ist ein Teil des biologischen Stoffkreislaufes. Früher dachte niemand daran, dass niedere Wasserorganismen in der Lage sind, dieses Metall zu speichern. Der «Erfolg» bleib leider nicht aus, denn in jüngster Zeit wurde bekannt, dass in Schweden Fische aus zahlreichen Seen und Bächen wegen des hohen Quecksilbergehaltes nicht zum Verkauf kommen durften (Johnels 1967).
Umwelttoxikologisch von grösster Bedeutung ist die seit drei Jahrzehnten andauernde Ausbringung hochstabiler chemischer Verbindungen durch den weltweit arbeitenden chemischen Pflanzenschutz. Dass er durch die riesigen Monokulturen notwendig geworden ist, betonte ich immer wieder. Dass er vielleicht human- und veterinärmedizinisch, im Hinblick auf eine Umwelthygiene und allgemein biologisch gesehen, einen falschen Weg geht (hin-

sichtlich lange peristenter Mittel), liegt daran, dass zu Beginn der chemischen Pflanzenschutz-Ära allein das «sola dosis facit venenum» Gültigkeit hatte. Die hochstabilen Mittel stammen aus der Gruppe der chlorierten Kohlenwasserstoffe, von denen als Hauptvertreter das DDT allgemein bekannt ist. Viele unter ihnen bleiben mehrere Jahre im Boden aktiv, einzelne 9 und mehr Jahre. Aus den Böden und über die atmosphärische Verfrachtung gelangen diese Stoffe in alle Gewässerarten und in der Folge auch in die Ozeane. Sie alle haben eine hohe Affinität zu tierischen und pflanzlichen Ölen, Fetten und Lipoiden, sie sind alle neurotoxisch und vielfach, so weit bis jetzt bekannt wurde, ausgesprochen gonadotrop. Sie sind heute weltweit verbreitet, in niederen tierischen und pflanzlichen Organismen, in Warmblütern und auch im menschlichen Organismus, vorwiegend der zivilisierten Länder (Risebrough 1967, Woodwell 1967).

Der Biozyklus dieser Stoffe, also der Eintritt in den biologischen Stoffkreislauf, ist anhand des DDT von zahlreichen Forschern untersucht und beschrieben worden. Auf dem Land, in den Gewässern und in den Ozeanen gibt es zahlreiche Möglichkeiten, in Nahrungsketten einzutreten. Auf dem Land werden diese Stoffe von den Nutz- und Nahrungspflanzen aufgenommen und gelangen direkt oder über den Umweg der Tierfütterung in verschiedene tierische Produkte und über diese unter Umständen auch in den Menschen. In den Gewässern und in den Ozeanen dringen derartige Verbindungen, auf Grund der schon erwähnten Affinität zu Fetten und fettartigen Substanzen, aktiv in die pflanzliche und tierische Basisnahrung (Plankton) ein und werden über die verschiedenen Nahrungsketten von Organismus zu Organismus weitergegeben. Auf Grund ihrer kumulativen Eigenschaften erhöht sich ihre Menge in jedem Einzelorganismus der Nahrungsketten und erreicht bei den Endgliedern dieser Ketten Höchstwerte. Der in jedem Organismus vor sich gehende physiologische Abbau fällt dabei nicht ins Gewicht. Bei einigen Endgliedern von Nahrungsketten fand man Höchstwerte, wie z.B. bei Fische fangenden Möwen, bei denen bis zu 2700 ppm DDT gefunden wurde. Fasane in der Nähe von Reisfeldern wiesen ähnlich hohe Werte auf. Interessanterweise ergeben sich hinsichtlich so hoher Werte, so weit heute darüber Sicheres ausgesagt werden kann, weitgehende artliche Unterschiede. Wie in jüngster Zeit durch die «Helgoländer Meeresuntersuchungen» (Koeman 1968) veröffentlicht

wurde, ist das Küstengebiet der Nordsee weitgehend durch chlorierte Kohlenwasserstoffe verseucht. Verschiedene Fischarten zeigten beträchtliche Mengen aus dieser Stoffgruppe. Hohe Konzentrationen wiesen auch Miesmuscheln auf. Wahrscheinlich liegen die Verhältnisse an den übrigen europäischen Küstengebieten ähnlich. Bei derartigen Verbindungen Toleranzwerte aufzustellen, erscheint wenig sinnvoll. Der Mitteleuropäer zeigt in seinem Fettgewebe im Durchschnitt DDT-Werte, die zwischen 3,5 und 12 ppm liegen. Der erste Wert wurde 1965 für Westdeutschland bekanntgegeben, der zweite 1968 für die DDR.
Ich erwähnte schon die Gonadotropie dieser Stoffe. Zunächst ist sie bei der Vogelwelt bekannt geworden, und zwar durch ein deutliches Nachlassen der Reproduktionsleistung, durch unfruchtbare Eier und durch geschädigte Nachkommen. Bei einer Art (Bermuda-Sturmvogel), die seit Ende der fünfziger Jahre kontrolliert wird, ist bei einem durchschnittlichen DDT-Gehalt der Eier von nur 6,4 ppm die Reduktion der Nachkommenschaft streng linear 3,25%, so dass das Aussterben dieser Art in die beginnenden siebziger Jahre verlegt werden kann (Wurster 1968). Sicher ist auch bei den Säugern eine Gonadotropie gegeben, doch kennt man die Zusammenhänge zwischen Nachkommenschaftsschäden und einer Gondadotropie noch nicht. Da derartige Stoffe auch die Plazenta passieren, ist nicht verwunderlich, dass auch menschliche Foeten mit solchen Stoffen belastet sind. Was dies physiologisch für die pränatale Phase und für das spätere Leben bedeutet, entzieht sich zur Zeit unserer Kenntnis.
Da es sich bei chlorierten Kohlenwasserstoffen durchwegs um Neurotoxine handelt, ist jüngsten Arbeiten aus dem Institut für Neuropathophysiologie in Budapest besondere Aufmerksamkeit zu schenken. Desi und seine Mitarbeiter konnten nachweisen, dass DDT das EEG bei Ratten, hinsichtlich Amplitude und Frequenz, deutlich verändert, bevor noch irgendwelche klinischen Symptome erkennbar sind (Desi 1966). Ausserdem ist ihnen der Nachweis gelungen, dass DDT im Gehirnstamm Nervenzellen in einen Erregungszustand versetzt. Es erscheint mir besonders wichtig, auf solche Zusammenhänge hinzuweisen, weil die biochemische Arbeitsweise des ZNS bei Wirbeltieren und beim Menschen die gleiche ist und daher Befunde an diesem Organsystem direkt auf den Menschen übertragbar sind. Was unnatürliche Erregungszustände in diesem wichtigen Gehirnabschnitt bedeuten,

lässt sich zur Zeit nur vermuten. Neurophysiologisch bleibt auf diesem Gebiet noch ungeheuer viel zu tun, denn erst von einem einzigen Stoff dieser Verbindungsklasse liegen genauere Angaben vor. Ob und wo andere neurotoxische Verbindungen dieser Art im ZNS wirksam sind, ist noch unbekannt. Gemeint sind hier stets Dosen ohne klinische Symptome.

Auf einem anderen Gebiet werden sich in naher Zukunft noch weitreichende Probleme ergeben, und zwar auf Grund der Zunahme radioaktiver Substanzen, die mehr und mehr in unsere Umwelt geraten, vor allem in die Ozeane. Darüber liegen von dem russischen Forschunsschiff «Michail Lomonossow» interessante Angaben vor. Die Forscher fanden einen Teil des Nordpazifik, in der Nähe des Columbia River, stark radioaktiv verunreinigt. Festgestellt wurden die Isotope von Chrom, Kobalt, Zirkon, Zink, Strontium und Zäsium (Universitas 1968). Auch der nördliche Teil des Atlantik wird von der irischen See her mit solchen Stoffen belastet. Die bisher höchsten Mengen wurden aber in den Oberflächengewässern des indischen Ozeans nachgewiesen, vor allem hinsichtlich Strontium 90 und Zäsium 137. Da hier wesentlich mehr radioaktive Isotope angereichert sind als in gleichen Breiten anderer Meere, vermutet man, dass entweder durch besondere meteorologische Vorgänge vermehrt derartiges Material aus der Stratosphäre in den indischen Ozean gelangt ist, oder, dass sie durch Meeresströmungen hierher gebracht wurden. Es entzieht sich gegenwärtig völlig unserer Kenntnis, was die Anreicherung dieser Isotope für die Basisnahrung (Plankton) und für die höheren Organismen bedeutet, sobald Isotope den biologischen Stoffkreislauf mitmachen.

Die zivilisatorische Entwicklung, zugleich auch die Bevölkerungszunahme, zwingen die Industriegesellschaft zur Anschaffung haltbarer Lebensmittel bzw. zu ihrer Lagerung bei Massengütern. In verarbeitetem und verpacktem Zustand gelangen sie nach mehr oder weniger langer Zeit an den Endverbraucher. Trotz gesteigerter Lebensmittelhygiene birgt aber die moderne Lebensmittelverarbeitung und -lagerung die Gefahr neuer toxikologischer Probleme in sich. Es lässt sich nämlich nicht immer vermeiden, dass geringe Mengen Mikroorganismen mitgelagert oder mitverpackt werden, die bei frischen Lebensmitteln nie zur Entfaltung kommen. Zwar kommt es bei der modernen hygienischen Verpackungsart nicht zu einer Massenvermehrung dieser Organismen, also nicht zu einer Verschimmelung, wohl ist aber die Möglichkeit gegeben, dass bei auch noch so kurzfristiger Entwicklung gefährliche Toxine in kleinen und kleinsten Mengen in das Nahrungsgut eindringen. Für akute Vergiftungen reichen diese Mengen nicht aus. Aus Tierversuchen weiss man aber, dass sehr geringe Mengen dieser Stoffwechselprodukte oft erst nach Jahren zu Karzinomen oder anderen schweren Störungen führen (Gedek 1968). Wenn vor kurzem der Vorsitzende der amerikanischen Gesellschaft «Institute of Food Technology» von Mykotoxikosen als einem Syndrom der Zukunft gesprochen hat, so muss man ihm Recht geben, wenn man eine diesbezügliche Zusammenstellung von Gedek durchsieht, wo über mykotoxinhaltige Nahrungsmittel berichtet wird (Frank 1968, Gedek 1968). Gerade hinsichtlich der Mykotoxikosen wird darauf verwiesen, dass sehr kleine Mengen dieser niedermolekularen und hitzebeständigen Stoffe zu sehr verschiedenen, meist ihrer Genese nach nicht so leicht fassbaren Krankheitsbildern führen können.

Umwelt-toxikologische Aufgaben der Gegenwart

Was ich eben über die verschleierte Wirkungsmöglichkeit von Mykotoxinen sagte. betrifft in analoger Weise die gesamte Umwelt-Toxikologie. Immer wieder hört oder liest man den Einwand: So lange sich am Menschen keine Schäden bemerkbar machen, kann der Stoff nicht schädlich sein, was analog auch für das Tierexperiment gilt. Eine solche Einstellung ist grundfalsch und im Zeitalter der Molekularbiologie unwissenschaftlich. Sie zeugt ausserdem von einer Unverantwortlichkeit der kommenden und den nächsten Generationen gegenüber. Der Standpunkt, dass mich die Zukunft nichts angeht, ist nicht vertretbar, ausserdem unmoralisch und ohne Ethik. Was die Umwelt-Toxikologie in ihrer Gesamtheit so schwierig macht, ist die augenblicklich nicht überschaubare Komplexität. Es war in diesem Rahmen nur möglich, auf besonders augenfällige Tatsachen hinzuweisen. Die menschliche Gesellschaft ist in ihrer Umwelt aber nicht einem der angeführten Metalle oder Verbindungen ausgesetzt, sondern unterliegt dem Einfluss aller. Die Lungen in den Industrielandschaften nehmen nicht nur bestimmte Abgase auf, nicht nur Blei oder kanzerogene Kohlenwasserstoffe, sondern ein vielfältiges Spektrum von Stoffen. Daraus ergeben sich gänzlich anders geartete Auswirkungen, die ich andernorts als biologische Co-Effekte be-

zeichnet habe, Effekte, die sich nur aus dem Zusammenwirken zweier oder mehrerer Stoffe ableiten lassen. Ich verweise diesbezüglich auf den Begriff der Co-Karzinogenese.
Mit der Feststellung der Dosis letalis oder Dosis letalis 50% allein ist es nicht getan. Diese Angaben ergeben einen bestimmten Anhaltspunkt, sie sagen aber nichts darüber aus, wie sich sehr kleine Mengen einzelner oder mehrerer Stoffe über längere Zeiträume auswirken.
Es wird heute viel von Molekularbiologie gesprochen. Gerade sie wäre in der Lage, in dieses so überaus komplexe biologisch-medizinisches Grenzgebiet klärend einzudringen. Für einen einzelnen allerdings ein unmögliches Beginnen. Dazu ist eine Zusammenarbeit von Medizinern, Biologen, Chemikern, Pharmakologen und Toxikologen erforderlich. Sie ist ein dringendes Erfordernis der Gegenwart, wollen wir in den Bereichen der Hochzivilisation die Zukunft meistern.

Literatur

An der Lan, H.: The present situation of toxicology in the field of crop protection. Residue Reviews 15, 31-43 (1966).
Desi, J., J. Farkas and T. Kemeny: Changes of central nervous function in response to DDT administration. Acta physiol. Sci. Hung. 30, 275-282 (1966).
Druckrey, H.: Beiträge zum Mechanismus der Carcinogenese. Acta Union contre le Cancer 10, 13 (1954).
Eichler, W.D.: Biologische Gefahren der Chemisierung unserer Umwelt durch Insektizide und die Verantwortung des Biologen. Biol. Rundsch. Bd. 3, 5/6, 227-241 (1965).
Frank, H.K.: Mykotoxikosen - das Syndrom der Zukunft. Deutsch. Mediz. Wochenschr. 49, 2396-2397 (1968).
Gedek, B.: Zur Bedeutung von Mykotoxinen für den Menschen. Deutsch. Mediz. Wochenschr. 49, 2397-2399 (1968).
Johnels, A.G., T. Westermark, W. Berg, P.I. Persson and B. Sjöstrand: Pike (Esox lucius L.) and some other aquatic organisms in Sweden as indicators of mercury contamination in the environment. Oikos (Kbh.) 18, 323-333 (1967).
Kloke, A.: Verunreinigungen von Kulturpflanzen mit Blei aus Kraftfahrzeugabgasen. Die Naturwissensch. H. 15, 367-368 (1964).
Koeman, J.H., J. Veen, E. Brouwer, L. Huisman-d-Brouwer and J.L. Koolen: Residues of chlorinated hydrocarbon insecticides in the North Sea environment. Helgoländer wiss. Meersuntersuchg. 17, No. 1-4, 375-380 (1968).
Risebourg, R.W., D.B. Menzel, D.J. Martin, H.S. Olcott: DDT Residues in Pacific Sea Birds: a Persistant Insecticide in Marine Food Chains. Nature, Vol. 216, 589-590 (1967).

Schatz, A., E.B. Schalscha and V. Schatz: Soil Organic Matter as a Natural Chelating Material, Part 2: The Occurence and Importance of Paradoxial Concentration Effects in Biological Systems. Compost Science, Vol. 5, No. 1, 26-31 (1964).

Schuphan, W.: Gesundheitliche Schäden durch Pflanzenschutzmittel? Der Landarzt 39, 1217 (1963).

Ders: Aktuelle Pflanzenschutzprobleme in ihrer möglichen Auswirkung auf die Gesundheit von Tier und Mensch im Spiegel lebensmittelrechtlicher Bestimmungen. Qualitas Plantarum et Materia Vegetabilis 9, 337-364 (1963a).

Ders: Pflanzenschutz, Landschaftsschutz, Menschenschutz; moderne Probleme um den biologischen Wert der Nahrungs- und Futterpflanzen. Kosmos, Jahrg. 60, 11, 497-508 (1964). - «Universitas» Jahrg. 23, H. 8, 883 (1969).

Woodwell, G.M.: Toxic Substances and Ecological Cycles, Scient. Americ., Vol. 216, 3, 24-31 (1967).

Wurster, D.F. Jr. and A.S. Meyer: DDT Residues and Declining Reproduction in the Bermuda Petrell. Science, Vol. 159, 3818, 979-981 (1968).

«Ungewollte und unbewusste Manipulation der menschlichen Gesellschaft durch den zivilisatorischen Fortschritt»

1969

Das Wort Manipulation verstehe ich im Sinn einer Lenkung, einer Steuerung. Es dreht sich also darum, aufzuzeigen, wie der zivilisatorische Fortschritt die menschliche Gesellschaft ungewollt zu steuern vermag, und zwar biologisch-medizinisch gesehen.
Vorausgeschickt seien einige allgemeine Gesichtspunkte im Hinblick auf die Stellung des Menschen in der belebten Welt. Anatomisch-physiologisch gesehen gehört der Mensch dem Tierreich an. Geistig nimmt er, im positiven und negativen Sinn, eine Sonderstellung ein, und zwar auf Grund einer besonderen Entwicklung seines Gehirnes.
Die belebte Welt, Pflanzen- und Tierwelt, ist mit ihrer Umwelt auf einen bestimmten Gleichgewichtszustand eingespielt, der durch ein kaum überschaubares System von Beziehungen geregelt wird. Dieser Zustand ist kein starrer, sondern im Verlauf grösserer Zeiträume wandelbar. Tier- und Pflanzengesellschaften lassen alle Übergänge von quasi-stabil zu labil erkennen. Ich sage quasistabil, weil es eine echte Stabilität in diesen Bereichen nicht geben kann und der Stabilität von Lebensgemeinschaften nur ein relativer Wert zuzuordnen ist. Allerdings können viele Lebensgemeinschaften, im Vergleich mit dem Alter eines einzelnen Menschen, als stabil angesehen werden. Es ist nicht ohne weiteres erkennbar, welche Lebensgemeinschaften stabil oder labil sind. Ein tropischer Regenwald z.B., der Inbegriff von Üppigkeit und Fruchtbarkeit, ist ausserordentlich labil. Der Bau einer Strasse kann für ihn eine empfindliche Störung bedeuten, die Lebensgemeinschaft bricht auf weite Strecken zusammen. Tierische Lebensgemeinschaften verhalten sich analog.
Der Mensch ist das erste Lebewesen dieser Welt, das aktiv in die gesamte Umwelt eingreift und sie somit selbst gestaltet. Die oft

wesentlichen Veränderungen durch Menschenhand rufen in der belebten und unbelebten Umwelt eine Reaktion hervor, die sich nach verschieden langen Zeiträumen bemerkbar macht, nach Jahrzehnten oder Jahrhunderten. Je grösser der Fortschritt in Wissenschaften und Technik ist, umso weiter reichen die Auswirkungen. Der Mensch, soweit er darüber nachdenkt, überlegt nicht, in welcher Weise die veränderte Umwelt für seine eigene Existenz eine Gefährdung bedeuten könnte. Manches ist in diesem Zusammenhang bekanntgeworden, sehr vieles liegt noch völlig im Dunkeln, kann vielleicht geahnt werden. Der Mensch beachtet nicht, dass er in dem vielfältigen Netz von Umweltbeziehungen, auch in den tierisch-pflanzlichen Bereichen, Gesetzmässigkeiten vor sich hat, die sinnvoll Ganzheiten entsprechen und diese wieder übergeordneten Ganzheiten zugeordnet sind. Wird nur ein kleiner Teil eines bestimmten Systems verändert, so erfolgt eine Art Kettenreaktion von Auswirkungen.
Auch der Einzelmensch ist eine biologische Ganzheit und über vielfältige Beziehungen von seiner Umwelt abhängig. Sein Leben, auch das jeder Lebensgemeinschaft, wird aufrechterhalten durch ein Zusammenspiel von Wechselbeziehungen, im Sinn eines harmonischen Antagonismus: Jeder physiologische Vorgang im menschlichen Organismus bedingt einen Gegenvorgang, damit jedem Grenzen gesetzt sind. Ein Prinzip, das allgemeine Gültigkeit hat, auch in den Wechselbeziehungen zwischen organischer und anorganischer Welt, auch innerhalb von Lebensgemeinschaften.
Diese Erörterung habe ich vorausgeschickt, weil der zivilisatorische Fortschritt meist unbemerkt in organische und anorganische Systeme eingreift, somit der natürliche Antagonismus eine Störung erleidet. Diese Störung betrifft einzelne Glieder und einzelne Faktoren von Lebensgemeinschaften und durch sie rückwirkend die gesamte Gemeinschaft. So auch die menschliche Gesellschaft.
Der gegenwärtige Status der Zivilisation, man spricht gern von einer Hochzivilisation, wurde durch einen ausserordentlich raschen Fortschritt in allen technischen und naturwissenschaftlichen Bereichen innerhalb der letzten 30 bis 35 Jahre ermöglicht, wobei ich die Medizin in den naturwissenschaftlichen Bereich mit einbeziehe. Das gegenwärtige Wissensgut stellt eine Basis dar, von der aus die weitere Entwicklung noch rascher ablaufen wird als bisher. Es erscheint merkwürdig, dass trotz aller Erfahrungen, trotz enormen Fortschrittes, sich immer deutlicher herausstellt, dass vieles

mit den Erfordernissen der belebten Welt, und mit eingeschlossen der menschlichen Gesellschaft, nicht harmoniert. Es erscheint merkwürdig! Geht man aber den Dingen nach, soweit dies möglich ist, so ist es gar nicht so merkwürdig. Das Missverhältnis zwischen den Belangen der belebten Welt und dem zivilisatorischen Fortschritt ergibt sich dadurch, dass die allgemeine Grundlagenforschung nicht Schritt halten konnte. Sie kann es zur Zeit auch nicht, und wenn keine Abhilfe geschaffen wird, so wird in Zukunft die Diskrepanz noch umfangreicher werden.
Da ich nicht auf alles eingehen kann, möchte ich an Hand weniger Beispiele aufzeigen, wie weitgehend die Chemisierung unserer Umwelt gediehen ist und zum Schluss aufzeigen, was wir aus diesen Erkenntnissen im Hinblick auf eine unbewusste Manipulation der menschlichen Gesellschaft zur Zeit aussagen können.
Ein ernstes Problem ergibt sich aus der Luftverunreinigung im Bereich der Grosstädte und der Industrielandschaften. An dieser Luftverunreinigung sind massgeblich beteiligt der Hausbrand, die Industrieabgase und die noch nicht auf ihrem Höchststand angelangte Motorisierung: im speziellen sei auf die Abgase der Benzin- und Dieselfahrzeuge verwiesen. Beide Fahrzeugkategorien bringen mit ihren Auspuffgasen krebserregende Verbindungen in die Atmosphäre. Bei ruhiger Wetterlage reichern sich diese Stoffe in der Stadtluft beträchtlich an und lagern sich auf der Strassenoberfläche ab, werden aber durch den Verkehr immer wieder emporgewirbelt. Im Freiland lagern sie sich ebenfalls auf der Strassenoberfläche bzw. in der Umgebung auf Gras und Blättern ab. Niederschläge spülen diese Verbrennungsrückstände ab. Sie gelangen in Böden, aber auch in alle Gewässerarten. In stehenden Gewässern dringen sie, auf Grund ihrer Fettlöslichkeit, leicht in Kleinstlebewesen (Plankton) ein. Diese Tatsache wurde bekannt, weil das aus dem Überlingersee (Bodensee) nach Südwestdeutschland gepumpte Wasser laufend einer eingehenden Untersuchung unterzogen wurde. Da auf der Strassenoberfläche, wie ich sagte, diese Substanzen zu finden sind, so hat man überschlagsmässig für die asphaltierten Strassenoberflächen Überlingens und seiner nächsten Umgebung berechnet, wie gross im Verlauf eines Jahres der Asphalt-Abrieb durch den Verkehr ist. Man kam auf 20.000 kg! Von diesen sind ca. 100 kg krebserregende Stoffe. Da im See selbst eine weitgehende Verdünnung eintritt, ist der Gehalt dieser Verbindungen in den Kleinstlebewesen auf keinen Fall besorgnis-

erregend, dennoch aber zu beachten, da die Motorisierung weiter im Zunehmen begriffen ist. Auch wissen wir zur Zeit nicht, mit welchen anderen durch den zivilisatorischen Fortschritt bedingten Fremdstoffen die cancerogenen Verbindungen reagieren und dadurch besondere Effekte entstehen können, z.B. ein Potenzierungseffekt.

Neben krebserregenden Stoffen bringen die Benzinfahrzeuge nicht zu unterschätzende Bleimengen in die Umgebung, da dem Benzin Bleiverbindungen als Antiklopfmittel zugesetzt werden. Blei gelangt ausserdem durch die einschlägige Industrie in die Atmosphäre und in die Gewässer. Einige Zahlen sollen verdeutlichen, mit welchen Mengen wir gegenwärtig rechnen müssen. Schweizerische, amerikanische und deutsche Messungen haben ergeben, dass bis zu einigen 100 m seitlich von Autobahnen Blei auf allen Pflanzenarten nachzuweisen ist. Die Mengen schwanken von 50 bis einigen 100 mg/kg Pflanzenmaterial. An viel befahrenen Kreuzungen steigt der Bleiwert stark an und erreicht Werte von 2000 bis 3000 mg/kg.

Industrielle Abwässer schwemmen gewaltige Bleimengen in die Flüsse und durch diese in die Meere. Nach Berechnungen des amerikanischen Geophysikers Patterson sind es auf unserer Nordhalbkugel ca. 500.000 t jährlich. Dadurch ergibt sich, dass in den oberflächlichen Wasserschichten unnatürlich hohe Bleimengen aufscheinen. Den durch Industrieabgase hervorgerufenen Bleigehalt in der Atmosphäre schätzt man auf rund 500.000 kg pro Jahr. Dieses Blei wird durch die atmosphärische Zirkulation überall hin verfrachtet. So erklärt es sich (ebenfalls nach Patterson), dass auch in den oberflächlichen Schichten des grönländischen Inlandeises unnatürlich hohe Bleimengen lagern. Blei ist ein in der Natur überall auftretender Stoff, doch führen die erwähnten Emissionsquellen zu Werten, die die natürlichen übersteigen und dadurch kann es zu bedenklichen Anreicherungen kommen.

Blei ist physiologisch ein unangenehmes Element. Es lagert sich im Warmblüterorganismus ab und wird über die Milch ausgeschieden. Auf Grund der vorhin angeführten Bleiwerte hat man in Deutschland vorgeschlagen, Milchvieh nicht in der Nähe von Autobahnen weiden zu lassen und Pflanzenmaterial aus diesen Bereichen nicht zur Verfütterung zu verwenden. Ebenso soll vermieden werden, dass für die menschliche Ernährung vorgesehenes Gemüse in solchen Gegenden angebaut wird.

Wie kleine Mengen Blei sich physiologisch im Warmblüterorganismus auswirken, vor allem über mehrere Generationen, darüber sind wir nur unzureichend orientiert. Auch wissen wir wenig, ob und in welcher Menge zusätzliches Blei in den biologischen Stoffkreislauf eintritt. Dies ist, im Hinblick auf die vorhin genannten Mengen, von grosser Bedeutung, da an eine Anreicherung von Blei in für die menschliche Ernährung bestimmten Meeresprodukten zu denken ist. Auch darüber fehlen uns klare Vorstellungen. Wie gross unser Nichtwissen ist, ergibt sich am deutlichsten in den divergierenden Ansichten über höchstzulässige Bleimengen. Für die Luft sind bei uns Mengen zugelassen, die bei 0.07 mg/m^3 liegen, was aber nach Ansicht vieler Forscher zu hoch ist. Die Hygienebehörden eines amerikanischen Staates sind auf 0,006 mg/m^3 heruntergegangen. Russische Wissenschafter sehen die höchstzulässige Menge schon bei 0,0007 mg/m^3. Die Untersuchungen der Russen sind von besonderem Interesse, da diese beobachtet haben, dass Schulkinder in Zonen von bleiverarbeitenden Industrien intelligenzmässig deutlich hinter der Norm zurückbleiben. Der Bleigehalt der Luft in Grosstädten erreicht bei Windruhe einen dreimal höheren Wert, als er nach russischer Ansicht zulässig ist. In den Bevölkerungsschichten amerikanischer Grosstädte und von Industriegebieten liegt der Bleigehalt des Blutes bei 0,25 ppm, ein Wert, der, nach Ansicht des schon erwähnten amerikanischen Geophysikers Bleivergiftung gleichzusetzen ist.
Umwelthygienisch, und zwar wegen der möglichen Rückwirkung auf die menschliche Gesellschaft, spielt der seit drei Jahrzehnten andauernde chemische Pflanzenschutz eine besondere Rolle. Dass der chemische Pflanzenschutz dort, wo es sich um ausgedehnte Kulturen handelt, nötiger denn je ist, lässt sich nicht leugnen. Dass er biologisch, human- und veterinärmedizinisch gesehen einen falschen Weg eingeschlagen hat, kann niemandem zum Vorwurf gemacht werden. Zu Beginn dieser Ära hatte allein das «sola dosis facit venenum», der bekannte Ausspruch des Paracelsus, Gültigkeit. Einwände gegen die Anwendung chemischer Stoffe, wegen möglicher Rückstände z.B., wurden stets mit dem eben zitierten Ausspruch abgetan. Diese teilweise heute nicht mehr gültige Anschauung wird gelegentlich immer noch als allein gültiges Argument vorgebracht. Eines überlegte man allerdings nicht: Was für Wege nehmen stabile Verbindungen, wenn sie in das Freiland ausgebracht worden sind und sich dadurch der menschli-

chen Kontrolle entziehen?
Zu den stabilen Verbindungen gehören manche aus der Gruppe der chlorierten Kohlenwasserstoffe. Der Hauptvertreter, das DDT, ist allgemein bekannt. Es gibt Produkte aus dieser Stoffklasse, die viele Jahre im Boden verbleiben, einzelne 9 bis 12 Jahre, unter besonderen Voraussetzungen auch bis zu 20 Jahren. Charakteristisch für alle ist eine hohe Affinität zu tierischen und pflanzlichen Ölen, Fetten und fettähnlichen Substanzen. Weiterhin ist ihnen gemeinsam, dass sie alle Nervengifte sind, sich in allen Organen ablagern können, wobei Fettgewebe vielfach bevorzugt zu sein scheint. Zu bedenken ist, dass sie sich auch in den männlichen und weiblichen Keimdrüsen ablagern. Heute sind diese Stoffe weltweit verbreitet, vor allem das DDT, sicher auch andere, nur fehlen diesbezügliche Untersuchungen. Die weltweite Verbreitung, verursacht durch Flüsse, Meeresströmungen und atmosphärische Zirkulation, führt zu einem Eintreten dieser Stoffe in den biologischen Stoffkreislauf. Man spricht in diesem Zusammenhang von Nahrungsketten. An einem Beispiel sei dies erläutert. Auf Grund der schon erwähnten Affinität zu Fetten und fettartigen Substanzen dringen chlorierte Kohlenwasserstoffe leicht in tierische und pflanzliche Kleinstlebewesen (Plankton) stehender Gewässer und der Meere ein. Diese Kleinstlebewesen bilden die Basisnahrung für höheres Leben jeglicher Art. Durch sie wird z.B. das DDT weitergegeben an Kleinkrebse. Diese dienen einer Reihe anderer Tiere als Nahrung, z.B. Jungfischen, die ihrerseits von grösseren gefressen werden, diese wieder von grösseren Raubfischen. So gelangen stabile Verbindungen der angeführten Stoffklasse von Glied zu Glied der Nahrungskette, bis zu einem Endglied; dieses kann ein Raubfisch sein, aber ebenso ein fischefangender Vogel. Die Anreicherung von DDT in jedem höheren Glied der Nahrungskette erfolgt so, dass in den jeweiligen Endgliedern die Höchstwerte vorliegen. Zwar erfolgt in jedem Zwischenglied ein physiologischer Abbau, jedoch kommt diesem nur geringe Bedeutung zu. Die Höchstwerte in den Endgliedern unterliegen grossen Schwankungen, abhängig von der Gegend und der Artzugehörigkeit. Fischefangende Möven weisen zuweilen Werte auf, die weit über 2000 ppm liegen. Diesen hohen Werten stehen sehr kleine gegenüber, wie man sie z.B. bei Pinguinen feststellte, die ca. 10 bis 15 Teile pro Milliarde Teile im Körper aufweisen. Diese Tiere übrigens geben den besten Beweis, dass stabile Pflan-

zenschutzmittel über Wind- und Meeresströmungen weltweit verbreitet werden, denn sie leben weitab von landwirtschaftlich genutzten Gegenden und ernähren sich ausschliesslich von Meerestieren.
Ob so geringe Mengen physiologisch von Bedeutung sind, lässt sich zur Zeit nicht sagen. Zu bedenken geben Versuche mit jungen Atlantik-Lachsen, die bei Vorhandensein der oben genannten Werte in ihrem Organismus ihre Verhaltensweise änderten. Die an eine bestimmte Wassertemperatur adaptierten Jungfische suchten dann Wasserbereiche auf, die um 14° höher liegen. Und dies unter dem Einfluss von nur wenigen Teilen auf eine Milliarde Teile!
In den letzten Jahren ist es gelungen, den Nachweis zu erbringen, dass DDT sich im Gehirnstamm (Gehirnbasis) ablagern kann und die dort befindlichen Zellen in einen Erregungszustand versetzt. Diese Befunde wurden an Ratten erhoben. Derartige Feststellungen sind von eminenter Bedeutung, weil die biochemische Arbeitsweise des Nervensystems beim Säuger und beim Menschen dieselbe ist. Somit sind die am Tier gewonnenen Erkenntnisse direkt auf den Menschen übertragbar. Der Erregungszustand an der Gehirnbasis gibt sich dadurch zu erkennen, dass die ableitbaren Gehirnströme (das EEG) signifikant in Frequenz und Amplitude verändert sind. Da sich im Tierversuch deutlich Schlafstörungen zeigten, ist man der Ansicht, dass manche Störungen dieser Art bei Menschen auf die gleiche Ursache zurückzuführen seien. Zur Zeit lässt sich nicht sagen, was es neurophysiologisch bedeutet, wenn im Gehirn derartige Stoffe vorhanden sind. Bis jetzt wissen wir nur vom DDT etwas, von den anderen Verbindungen dieser Stoffklasse überhaupt nichts.
Vielfach stösst man auf die Behauptung, DDT würde sich nur im Fettgewebe ablagern. Das stimmt nicht. DDT ist auch in anderen Gewebearten vorhanden, vor allem in lipoidreichen, und zu solchen gehört das Nervensystem. Am menschlichen Organismus wurde bisher meist nur das Fettgewebe untersucht. Reihenuntersuchungen, z.B. hinsichtlich des Nervensystems, fehlen. Da im Organismus des Mitteleuropäers durchschnittlich 5 bis 10 mg/kg DDT vorhanden sind (bezogen auf Fettgewebe), so ist sicherlich diese Verbindung auch im Nervensystem.
An einigen Beispielen habe ich aufgezeigt, was unter der Chemisierung unserer Umwelt zu verstehen ist. Die Beispiele könnten

um ein Vielfaches vermehrt werden. Im Hinblick auf eine unbewusste und ungewollte Manipulation der menschlichen Gesellschaft interessiert nicht die akute Giftigkeit irgendeines Stoffes, sondern die nicht akute, die nicht merkbare oder nicht in Erscheinung tretende «Vergiftungsmöglichkeit». Ich setze dieses Wort unter Anführungszeichen, da der Begriff Vergiftung zu sehr akute Bedeutung hat. Gemeint ist aber eine durch diese Substanzen veränderte Stoffwechsellage, in einem Organ oder im Gesamtorganismus, die nach einer gewissen Latenzzeit zu krankhafter Veränderung führt, die am Organismus selbst oder erst bei der Nachkommenschaft zu erkennen ist. Durch den Zivilisationsfortschritt gelangen vermehrt solche Stoffe in den menschlichen Organismus.

Dass die weisse Rasse innerhalb der menschlichen Gesellschaft weitgehend einer ungewollten Manipulation unterlegen ist und weiterhin unterliegen wird, sei kurz an folgendem aufgezeigt. Es ist eine bekannte Tatsache, dass manche Krebsarten bei Weissen rapid im Zunehmen begriffen sind, und zwar dort, wo es sich um städtische und industrielle Ballungsräume handelt. Auffallend ist, dass in den letzten 30 Jahren die Krebsanfälligkeit sich mehr und mehr auf jüngere bis jüngste Individuen verlagert hat. Es gibt Gegenden in den USA, wo Krebs bei Jugendlichen derart zugenommen hat, dass bis zu 60% der zehn- bis vierzehnjährigen davon befallen sind. Es ist sicher nicht so, dass diese Menschen durch Aufnahme irgendwelcher Stoffe akut erkranken. Soweit sich darüber etwas aussagen lässt, ist es wohl so, dass schon die Elterngenerationen Fremdstoffe mit der Nahrung oder dem Trinkwasser aufgenommen haben (ich denke z.B. an das Zink), die bei ihnen nicht zur Auswirkung kamen, sondern sich erst bei den Nachfolgegenerationen manifestieren. Dass die gegenwärtige Umweltsituation diese Erscheinungen beschleunigen kann, ist unzweifelhaft. Bemerkenswert ist, dass in jüngster Zeit sich im Tierversuch analoge Erscheinungen darstellen liessen. Analog in dem Sinn, dass an den Eltern-Tieren keine Erscheinungen auftraten, wohl aber in den Nachfolgegenerationen, wobei Krebs in späteren Generationen früher zur Entwicklung kam. Die ungewollte Manipulation im Hinblick auf Krebs erfährt somit im Tierversuch eine Bestätigung.

Völlig unbewusst verläuft auch die Beeinflussung des Nervensystems mit der Wirkung einer zunehmenden allgemeinen Nervosität, schon bei Jugendlichen, und rapid ansteigender Allergien. Ich verweise neuerlich auf das Blei, das anscheinend in der Lage ist, die Gedächtnisleistung negativ zu beeinflussen. Ob allein oder in Kombination mit anderen Substanzen, bleibt zunächst vollkommen unklar.

Das Zentralnervensystem ist das übergeordnete Steuerungszentrum für sämtliche physiologischen Prozesse, aber auch für alle psychischen Bereiche. Den Belangen dieses Organsystems gegenüber zeigt sich manches unseres zivilisatorischen Fortschrittes diametral entgegengesetzt. Es ist ein fundamentaler Irrtum anzunehmen, dass kleine Mengen stabiler chemischer Substanzen in diesem System belanglos seien. Es können von hier aus krankhafte Zustände und Krankheiten induziert und auch der Foetus negativ beeinflusst werden, es kann die Psyche verändert werden, vorübergehend oder bleibend.

Die rasche Zunahme der Erkrankungen des Kreislaufsystems gehört ebenfalls in den Rahmen einer unbewusst ablaufenden Manipulation, ohne dass wir bestimmte Faktoren allein dafür verantwortlich machen können. Die Ursachen sind stets multifaktorieller Art. Wir unterliegen nicht nur den verschiedensten Abgasen, dem vielfältigen Spektrum verschiedenster sich in unserer Umwelt in stets zunehmendem Masse anhäufender chemischer und radioaktiver Substanzen, sondern wir unterliegen überdies einer uns noch weitgehend unbekannten Kombinationswirkung.

Das Rauchen allein verursacht keinen Lungenkrebs. Wohl wird aber durch das ständige Rauchen im Lungengewebe eine Ausgangslage geschaffen, die dieses überaus zarte Gewebe für eine zusätzliche Belastung mit Fremdstoffen empfindlich macht. Lungenkrebs ist das Endstadium einer vielschichtigen Belastung der Atemorgane durch sehr verschiedene Fremdstoffe. Die uns in den meisten Fällen unbekannten Kombinationswirkungen sind es, die die augenblickliche Situation so komplex erscheinen lassen. Kombinationswirkungen sind es auch, die all das bewirken, was man unter Zivilisationsschäden und Zivilisationskrankheiten zusammenfasst.

Auf einer Kombinationswirkung fusst die schwerste Last, die die weisse Rasse mit sich trägt, nämlich: das genetische Material, die Erbsubstanz, ist auch bei vollkommen gesund erscheinenden Menschen negativ belastet. Dem können wir uns nicht entziehen. Unser Zivilisationsfortschritt zwingt der menschlichen Gesellschaft stets neue Umweltbedingungen auf, ein Vorgang, der unvermindert anhält und in Zukunft noch komplexer werden wird. Abhilfe kann nur dann erwartet werden, wenn es gelingt, die Grundlagenforschung mit der künftigen Entwicklung auf allen Gebieten zu koordinieren, so dass jeder weitere Fortschritt sinnvoll den Belangen der belebten Welt unter- bzw. zugeordnet werden kann.

Tiere und Menschen sind Todesopfer unserer Erfolge

1970

Alle technischen und naturwissenschaftlichen Bereiche haben in diesem Jahrhundert einen unglaublichen Aufschwung genommen, besonders in den letzten drei bis vier Jahrzehnten. Das auf allen Gebieten erarbeitete Wissensgut bildet eine Grundlage, von der aus die weitere Entwicklung wahrscheinlich noch schneller voranschreiten wird als bisher. In den letzten zwei Jahrzehnten, vor allem aber in den letzten Jahren, wurde immer deutlicher, dass vieles unseres allgemeinen Fortschrittes nicht in Übereinstimmung zu bringen ist mit den Belangen der belebten und unbelebten Umwelt. Schon wesentlich früher meldeten sich Stimmen, um auf das bevorstehende Missverhältnis hinzuweisen. Solche Warnungen wurden übergangen. In den allerletzten Jahren wurde immer deutlicher, dass unser eigener Fortschritt eine weitgehende Verseuchung der gesamten Umwelt mit sich bringt, die zwangsläufig die belebte Welt, inbegriffen die menschliche Gesellschaft, nachteilig beeinflusst.

Nur wenigen wird bewusst, wie stark wir von der Umwelt abhängig sind, dass jedes Lebewesen, von den Einzelligen angefangen bis hinauf zum Menschen, in ständiger Berührung mit der Umwelt steht, mit der belebten und unbelebten. Diese Abhängigkeit bedeutet aber nicht weniger, als dass jedes Lebewesen mit seiner für ihn charakteristischen Umwelt eine untrennbare Einheit darstellt. Dies gilt in gleicher Weise für das Einzelgeschöpf wie auch für seine Lebensgemeinschaft. Es gilt in gleicher Weise für höhere Lebensordnungen und ebenso für die menschliche Gesellschaft. Diese Beziehungen zwischen den Lebewesen untereinander und zur belebten und unbelebten Umwelt unterliegen vielschichtigen Gesetzmässigkeiten, die allgemeine Gültigkeit haben. Die Wissenschaft, die sich mit diesen Gesetzmässigkeiten befasst, also mit dem Zusammenleben und der Umwelt, ist die Ökologie, eine Wissenschaft, die bis in die Gegenwart stiefmütterlich behandelt wurde.

Der Mensch ist in seinem Fortschrittsglauben vielfach der Meinung, Technik und Naturwissenschaften gäben ihm Mittel in die Hand, sich über die Natur hinwegzusetzen. Da das Leben des Einzelmenschen kurz ist, so mag dies für manche Bereiche zutreffen, aber nur scheinbar. Diese Einstellung und die Unkenntnis über die ökologischen Grundtatsachen brachte es mit sich, dass wir heute Umweltfragen gegenüberstehen, die uns zwingen, uns mit ihnen auseinanderzusetzen, wenn wir überleben wollen. Diese Probleme betreffen unsere gesamte Umwelt, die durch Luft, Wasser und Boden und durch unsere Mitmenschen gegeben ist.
Es ist ein Widerspruch: Je grösser der Fortschritt, umso mehr Irrtümer. Unser eigener Fortschritt hat uns eine Art chemischer Zwangsjacke angelegt. Es bedarf übernationaler Forschungsarbeit, um uns aus dieser bedenklichen Lage herauszuarbeiten.
Eine der wesentlichsten zivilisationsbedingten Änderungen, die sich gegen das gesamte Leben, auch die menschliche Gesellschaft stellt, ist die Anreicherung körperfremder Stoffe in unserer belebten und unbelebten Umwelt, ihre weitgehende Chemisierung. Man wird sich vielleicht die Frage vorlegen: Wieso war dies möglich? In einer Zeit, wo wir auf einen so gewaltigen Fortschritt hinweisen können? Zu einem Grossteil ist dies geschichtlich begründet. Bezüglich körperfremder Stoffe ganz allgemein, aber auch im Hinblick auf Gifte hielt man sich bis in die Gegenwart an den bekannten Ausspruch des Paracelsus: «Sola dosis facit venenum» (die Menge macht einen Stoff zum Gift). Es kommt also nur auf die Menge an, ob ein Stoff ein Gift ist oder nicht. Dieser Grundsatz hatte bis in die Mitte dieses Jahrhunderts, auch noch bis zum Beginn der sechziger Jahre seine Berechtigung. Nach dem eben erwähnten Grundsatz des Paracelsus gibt es für jedes Gift mit abnehmender Menge einen Grenzwert, unter dem der betreffende Stoff nicht mehr als Gift anzusprechen ist. Erst um 1950 wurde ein anderer Grundsatz erkannt und in den inzwischen verflossenen zwanzig Jahren durch zahlreiche Versuche gesichert. Die biologische Forschung ist im Hinblick auf die Beziehungen zwischen Menge und Wirkung bis in den molekularen Bereich vorgedrungen. Das Festhalten an dem Paracelsus-Grundsatz ist eine der Hauptursachen, dass wir uns heute in einer so verhängnisvollen Lage befinden. Auch heute noch gibt es Verfechter dieses nunmehr über vierhundert Jahre alten Ausspruches. Sicher, es gibt Stoffe, die sich nach diesem Grundsatz verhalten, die unter einem

Schwellenwert in ihrer Wirkung vernachlässigt werden können. Es ist aber völlig unmöglich, heute noch die Giftigkeit einer Verbindung allgemein nach diesem Grundsatz zu beurteilen.
Bei Gesprächen und wissenschaftlichen Auseinandersetzungen der letzten Zeit musste ich immer wieder die Feststellung machen, dass auch von ernst zu nehmenden Wissenschaftern von dem «sola dosis facit venenum» nicht abgegangen wird. Bei Gesprächen über Fremdstoffe in den Grundnahrungsmitteln musste ich mir immer wieder entgegnen lassen: Dieser Stoff zeigt eine so geringe Giftigkeit («Toxizität»), dass Rückstände vernachlässigt werden können. Eine derartige Einstellung ist grundfalsch. Es hat den Anschein, dass der in anderem Zusammenhang von Max Planck einmal geäusserte Ausspruch sich immer von neuem bewahrheitet: «Eine neue wissenschaftliche Wahrheit pflegt sich nicht in der Weise durchzusetzen, dass ihre Gegener überzeugt werden, sondern dadurch, dass die Gegner allmählich aussterben und die heranwachsende Generation von vornherein mit der Wahrheit vertraut ist». Wir kennen heute zahlreiche Verbindungen, die bis herab zu molekularen Grössenordnungen eine «Giftwirkung» erkennen lassen. Wenn ich das Wort Giftwirkung besonders hervorgehoben habe, dann deshalb, weil der Begriff Gift zu sehr mit rasch erkennbaren Wirkungen verknüpft ist. Bei Stoffen, die noch in molekularen Mengen wirksam sind, ist aber eine rasche Wirkung nicht gegeben. Bei dem aufnehmenden Lebewesen sind keine Vergiftungserscheinungen erkennbar. Entweder treten solche erst sehr spät auf, z.B. als Krebs, oder erst bei der Nachkommenschaft. Es ist leider immer noch üblich, derartige Stoffe als harmlos hinzustellen, nur deshalb, weil bei dem betreffenden Lebewesen keine Schadwirkung zu erkennen ist. Dies gilt in gleicher Weise für das Tier wie für den Menschen. Es ergibt sich von selbst, dass sich der Fragenkreis, im Hinblick auf die allgemeine Umweltverseuchung, riesig erweitert hat.
Die allgemeine Chemisierung unserer Umwelt erfolgt durch eine Anreicherung von körperfremden Stoffen in allen belebten und unbelebten Bereichen, als eine Folgeerscheinung des technischen und wissenschaftlichen Fortschrittes. Als körperfremd müssen alle jene Stoffe angesprochen werden, die wohl in der Natur weit verbreitet vorkommen, durch unseren Zivilisationsfortschritt aber in biologisch unduldbaren Mengen angereichert werden. Dazu kommen noch jene, die als vollkommen neu hergestellte Stoffe

absichtlich oder unabsichtlich in unsere Umwelt gelangen. Beide Stoffgruppen stellen uns heute Schwierigkeiten gegenüber, die rasch angegangen werden müssen, denn die gegenwärtige Lage ist biologisch, medizinisch, aber auch vom Standpunkt der allgemeinen und auf einzelne Fälle zielenden Umwelthygiene aus gesehen, abzulehnen. Der amerikanische Umweltforscher Woodwell hat schon 1967 die gegenwärtige Lage vollkommen richtig erfasst, wenn er sagt: «Was wir bisher über die Gefahren hinsichtlich der Störung ökologischer Systeme kennengelernt haben, ist ein umfassender Beweis dafür, dass in den Weiten der Erde keine Sicherheit mehr für die Zukunft gegeben ist».
Allein durch unseren technischen Fortschritt konnte ein in unserer Umwelt überall vorkommender Stoff zu einer Gefahr für die menschliche Gesellschaft werden. Es ist Blei, das in der Natur überall zu finden ist und, abgesehen von Bleibergwerken und mit Blei beschäftigten Personen, nie eine Gefahr für die menschliche Gesellschaft bedeutet hat. Eine der Hauptursachen für die Anreicherung dieses Metalles in der Luft, im Wasser und im Boden ist die Motorisierung, wegen des bleihaltigen Benzins. Hinzu kommt noch die bleiverarbeitende Industrie.

Was die Russen vom Blei halten

Blei wird den verschiedenen Benzinsorten seit den zwanziger Jahren als Antiklopfmittel zugesetzt. Bis vor kurzem machte man sich keine Gedanken darüber, welche Wege das Blei in der Natur nimmt. Auch erachtete man einen Blutbleispiegel unterhalb eines bestimmten Wertes als tragbar, ja sogar als unschädlich, immer im Hinblick auf den Grundsatz von Paracelsus. Ausgehend von diesem Gedankengut wird auch heute noch die Auffassung vertreten, die Benzinverbleiung gefährde weder Mensch noch Tier. Schon Anfang der sechziger Jahre hat Schuphan in Deutschland eindringlich vor Blei gewarnt. Es gelangt über die Auspuffgase in die Luft und lagert sich in der nächsten Umgebung ab oder wird durch Luftströmungen überallhin verfrachtet. Nur so ist es erklärbar, dass in den oberflächlichen Eisschichten nordamerikanischer Gletscher und im grönländischen Inlandeis unnatürlich hohe Bleimengen nachgewiesen werden konnten. Durch amerikanische, schweizerische und deutsche Untersuchungen wurde bekannt, dass Blei in jeder Grosstadt zu finden ist, dass es sich seitlich von Autobahnen auf Pflanzen niederschlägt, wodurch diese

zu Bleiträgern werden (vgl. Tier 1970).
Seitlich von Autostrassen wurden 50 bis 200 Milligramm Blei in jedem Kilogramm Pflanzenmasse festgestellt. Diese Werte steigen an vielbefahrenen Kreuzungen bis auf 3000 Milligramm. Schuphan forderte damals, dass Futterpflanzen oder solche für die menschliche Ernährung nicht in diesen Gebieten angebaut werden dürften, weiter, dass Weidevieh nicht in solchen Gebieten gehalten werden dürfe, da Blei wieder über die Milch ausgeschieden wird, sich sonst aber im Warmblüterorganismus anreichert. Bei Mensch und Tier kann Blei in das ungeborene Kind übergehen. Die Ansichten gehen noch weit auseinander, welcher Wert für Menschen noch zu verantworten ist. Der von der russischen Forschung vorgeschlagene Höchstwert für Bleistaub ist 0,0007 mg/m^3, sieben Tausendstel eines Milligramms in jedem Kubikmeter Luft. Ein Wert, der in Grosstädten weit überschritten wird.
Um zu veranschaulichen, wie gross die Mengen Blei sind, die allein durch die Motorisierung in die Umgebung gelangen, seien die folgenden Werte gegeben: Ein Liter Benzin enthält, je nach den Sorten unterschiedlich, 200 bis 600 Milligramm Blei. Davon kommen fünfzig bis siebzig v.H. über die Auspuffgase ins Freie. Nimmt man einen Durchschnittswert von 400 Milligramm Blei je Liter und rechnet man mit fünfzig v.H., die den Auspuff verlassen, so gibt ein Wagen, bei einem Benzinverbrauch von zehn Litern auf hundert Kilometer Strecke, zwei Gramm Blei an die Umgebung ab. Bei tausend Fahrzeugen auf dieser Strecke, sicher kein hoher Wert, ergeben sich aber schon zwei Kilo Blei. Nach den russischen Ansichten vergiften diese zwei Kilo rund zweitausend Millionen Kubikmeter Atemluft.
Durch industrielle Abgase gelangt Blei in grossen Mengen über Flüsse in die Meere. Nach amerikanischen Unterlagen sind es allein auf unserer Nordhalbkugel rund 500.000 Tonnen jährlich! Es fehlen noch Arbeiten darüber, in welcher Art und Weise Blei den allgemeinen Stoffkreislauf mitmacht, und was für die Tierwelt daraus ableitbar wäre. Es sind Stimmen laut geworden, dass Keimschäden auf Blei zurückzuführen seien, was eine schwere Bedrohung der biologischen Zukunft bedeuten würde. Dass Blei in irgendeiner Form den biologischen Stoffkreislauf mitmacht, ergibt sich aus der Tatsache, dass in Nahrungsmitteln 50 bis 2000 ppm gefunden werden, also bis zu zwei Gramm je Kilo. Getränke weisen oft noch höhere Werte auf. Wenn auch noch viele Fragen

ungelöst sind, so ist eines deutlich: Nur durch unseren eigenen Fortschritt wurde ein in der Natur allgemein verbreiteter Stoff zu einer scharfen Gefahrenquelle. Die vorhin gebrachten Zahlen sprechen in vielen Teilen der Welt, vor allem in den Industrielandschaften, für eine chronische Bleivergiftung.
Erst in jüngster Zeit ergab sich ähnliches für Quecksilber. Es ist nicht so allgemein verbreitet wie Blei, doch ist es, ohne je eine Gefahr gebildet zu haben, in der Umwelt vorhanden. Auch hier zeigt sich dasselbe: Dieses Metall wird zu einer Gefahr für Tier und Mensch, allein durch den wissenschaftlich-technischen Fortschritt. Quecksilberhaltige Abwässer kommen von der einschlägigen Industrie. Es ist noch zu wenig untersucht, welche Wege von hier aus dieses Metall nehmen kann. Ausserdem werden quecksilberhaltige Saatgutbeizmittel in der Landwirtschaft verwendet, so dass Jahr für Jahr dafür gesorgt wird, dass Quecksilber in die Umwelt gelangt. Was dieses Metall verursachen kann, zeigen zusammenfassende Berichte aus Schweden. Körneressende Vogelarten haben stets die Möglichkeit, gebeiztes Saatgut aufzunehmen. Durch die Wirkung dieses Metalles auf die Nerven sterben zahlreiche Vögel an Lähmungserscheinungen. Um Vergleichsuntersuchungen anstellen zu können, wurden rund 1500 Vogel- und Säugerarten untersucht, entweder tot gefundene Tiere, oder sie wurden für die Untersuchungen geschossen. Bei toten und bei frisch erlegten Tieren schwanken die festgestellten Quecksilberwerte von unter zwei Milligramm bis zu 140 Milligramm in jedem Kilo Leber- und Nierengewebe. Bei toten und geschossenen Tieren bewegen sich die Quecksilberwerte in ähnlichen bis zu gleichen Grössenordnungen. Raubvögel als Endglieder von Nahrungsketten zeigen höhere Werte als Körnerfresser.

Fliegen speichern Quecksilber
Unerwartet war die rasche Anreicherung von Quecksilber bei Wassertieren, vor allem bei Fischen. Man wird sich die Frage vorlegen: Wie kommt dieses Metall in den Fischkörper! Ich erwähnte schon die industriellen Abwässer der einschlägigen Industrie. Es war nicht vorherzusehen, dass niedere Wasserorganismen dieses Metall in ihrem Körper speichern, vor allem auch solche, die die Grundnahrung für Fische bilden, so die Larven von Köcherfliegen, Steinfliegen, Eintagsfliegen und Uferfliegen. Der in diesen Tieren zu findende Quecksilbergehalt ist sehr niedrig, doch ist

damit der Anfang einer Nahrungskette gemacht. Fische nehmen diese Tiere auf und speichern das Quecksilber.
Unbekannt war auch, dass dieses Metall eine für den Fisch ungiftige Eiweissbindung eingeht, so dass Fische mit teilweise recht erheblichem Quecksilbergehalt in Bächen, Flüssen und Seen zu finden waren. Für den Warmblüterorganismus bedeutet aber dieses Metall ein schweres Gift, sowohl für die Nerven als auch für die Nieren. Fische aus einer grösseren Zahl von schwedischen Gewässern durften wegen des zu hohen Quecksilbergehaltes nicht mehr zum Verkauf kommen.
Damit ist aber auch sicher, dass vor diesem Verbot Fische mit Quecksilber dem menschlichen Verbrauch zugeführt wurden, der Mensch also in den Stoffkreislauf dieses Metalles miteinbezogen ist. Aus anderen Gegenden Europas liegen keine Einzelangaben vor, doch wird von ärztlicher Seite vermutet, dass die rasche Zunahme von Nierenschäden vielleicht hierdurch mitverursacht ist.
Wenn ich eingangs von körperfremden Stoffen sprach, so gehören die beiden erwähnten Metalle zu jenen, die in der Natur allgemein verbreitet sind und nur durch den Zivilisationsfortschritt zu einer Gefahr wurden. Die zweite Gruppe von Stoffen umfasst alle jene, die vollkommen neu hergestellt wurden und nun absichtlich und unabsichtlich in unsere Umwelt gelangen.
In diesem Zusammenhang muss in erster Linie an die Einführung körperfremder Verbindungen in der Landwirtschaft gedacht werden, mit der umfassenden chemischen Beeinflussung der belebten und unbelebten Welt durch die modernen chemischen Pflanzenschutzmittel. Als modern bezeichne ich alle jene, die seit der Entdeckung der insektiziden Eigenschaften des DDT im Jahre 1939 neu gefunden wurden. Der moderne chemische Pflanzenschutz ist also gerade dreissig Jahre alt. Dass damals ein biologisch unrichter Weg eingeschlagen wurde, hat mehrere Gründe. Einer der wichtigsten ist, dass keine Abstimmung zwischen Biologie und Chemie angestrebt wurde. Bezeichnend für das menschliche Verhalten ist es, dass der sicher Erfolg versprechende, Biologie und Chemie berücksichtigende Pflanzenschutz der letzten Jahre erst nach rund 25 Jahren einsetzt, statt dass er an den Beginn dieser Zeit gestellt wurde. Ein sehr bedeutender Grund ist weiterhin, dass man damals mit Recht an dem Grundsatz Paracelsus «sola dosis facit venenum» festhalten konnte, man wusste es nicht anders. Wenn schon in den vierziger Jahren Stimmen laut wurden,

dass von diesen Mitteln Rückstände im Nahrungsgut auftreten könnten, so konnte man stets auf diesen Grundsatz verweisen: die auftretenden Rückstände liegen stets unter der giftigen Grenzschwelle dieser Verbindungen. Geschichtlich ist von Interesse, dass Untersuchungen in den unterschwelligen Mindestbereichen fast zur gleichen Zeit begannen (in Deutschland), wie der moderne chemische Pflanzenschutz sich anschickte, die ganze Welt zu erobern.
Ein Vorwurf kann allerdings der damaligen Zeit nicht erspart bleiben. Das war die ungenügende Überprüfung der für die Praxis freigegebenen Verbindungen. Man machte sich keine Gedanken darüber, welche Wege diese Stoffe , sind sie einmal ausgebracht, in der Natur gehen können. Man wusste lange Zeit nichts darüber, ob die Pflanze derartige Mittel mit den Wurzeln aus dem Boden aufnehmen kann, man wusste nichts über die Stabilität vieler Verbindungen in der freien Natur, im Boden und im Wasser, auch nichts über ihre Beständigkeit in Pflanzen und Tieren. Eine Grundlagenforschung fehlte vollkommen.

Nervengift über Jahrzehnte

Unbestritten ist, dass chemische Schutzmittel sehr viel Gutes erreicht haben. Ich verweise auf den Flecktyphus und die Malaria. Ich bin auch kein Gegner des chemischen Pflanzenschutzes, aber als Biologe muss ich mit guten und gewichtigen Gründen völlig unbiologische Wege ablehnen, und zwar aus umwelthygienischen, humanhygienischen und veterinärmedizinischen Gründen. In erster Linie sind alle jene Verbindungen abzulehnen, die eine so hohe Beständigkeit aufweisen, dass sie Jahre hindurch in den Böden und in Lebewesen giftig bleiben. Es ist allgemein bekannt, dass die heutigen Pflanzenschutzmittel in folgende grosse Gruppen unterteilt werden können: Insektizide, Herbizide (gegen unerwünschte Pflanzen) und Fungizide (gegen Pilze). Dazu kommen noch einige kleinere Gruppen, so gegen Nagetiere oder gegen Schnecken und Älchen. Innerhalb der Insektizide unterscheidet man die chlorierten Kohlenwasserstoffe (DDT, Aldrin, Dieldrin, Endrin, Heptachlor, Toxaphen, um nur einige anzuführen) und die Phosphorsäureester (E605, Metasystox, Systox, Dipterex, Dimethoate zum Beispiel). Dazu kommen noch einige Carbamate. Alle erwähnten Gruppen sind Nervengifte sowohl für Wirbellose wie für alle Arten von Wirbeltieren. Die meisten chlorierten Kohlenwasserstoffe (Paradebeispiel DDT) zeigen eine unglaubliche Beständigkeit, verbunden mit einer besonderen Bindungsfreudigkeit (Affinität) gegenüber allen Fetten, Ölen und fettähnlichen Stoffen, wie gegenüber Lipoiden. Diese beiden Eigenschaften sind verantwortlich für die heutige weltweite Verbreitung dieser Verbindungen. Sie halten sich durchschnittlich drei bis vier Jahre, einzelne bis zu neun und mehr Jahre im Boden. Das ist teilweise abhängig von der Bodenart. Es gibt aber auch Lebensräume, wo sich DDT noch bedeutend länger hält und dabei anreichert. Amerikanische Forscher stellten in den Sumpfgebieten entlang der Südküste von Long Island beträchtliche Mengen von DDT fest. Dort war es vor zwanzig Jahren gegen Moskitos angewendet worden. Aus den Böden können diese Stoffe von den Pflanzen aufgenommen werden und über sie in Pflanzenesser gelangen. Ausserdem wandern sie aus den Böden über viele Möglichkeiten in fliessende Gewässer, auch in das Grundwasser, und sie kommen über Flüsse in die Meere. In Flüsse gelangen diese Verbindungen durch Abwässer der Industrie. Fliessende und stehende Gewässer können ausserdem mit beträchtlichen Mengen chlorierter Kohlenwasserstoffe belastet sein, wenn grossräumige Flächen im Forst behandelt werden. Nicht zu vergessen ist die Verfrachtung mit der Luft. Sie ist mengenmässig gering, aber vorhanden. Sie trägt unmerklich zu einer weiteren Anreicherung bei. Nur dadurch und durch Meeresströmungen ist es erklärlich, dass DDT und verwandte Verbindungen über alle Ozeane verbreitet sind, so dass selbst Pinguine und Robben der Antarktis diese Stoffe aufweisen. Ausgehend von allen Arten von Lebensräumen haben auch beständige Pflanzenschutzmittel zahlreiche Möglichkeiten, in den biologischen Stoffkreislauf einzutreten. Immer erfolgt das über sogenannte Nahrungsketten. Niedere Pflanzen nehmen diese Stoffe zwangsläufig auf (auf Grund ihrer Bindungsfreudigkeit zu allen Fetten). Diese dienen ihrerseits höheren Lebewesen als Nahrung, wobei die Gifte weitergegeben und zudem angereichert werden. Sicher findet in jedem Lebewesen ein Abbau statt, doch fällt er bei Nahrungsketten nicht ins Gewicht.

Es sei hier auf eine vielgliedrige Nahrungskette eingegangen, wie sie im Meerwasser untersucht wurde. In diesen Grosslebensraum gelangen chlorierte Kohlenwasserstoffe durch Flüsse und Windverfrachtung. Sie bleiben nicht im Wasser, sondern werden zunächst von den pflanzlichen Kleinstlebewesen (Plankton) aufgenommen. Schon hier ergibt sich eine schwerwiegende Feststellung: Die Assimilationsleistung der Algen ist sehr erheblich herabgesetzt. Mit anderen Worten: Die Ersterzeuger bilden nicht mehr die gleiche Ernährungsbasis wie früher. Was dies in der Zukunft bedeutet, lässt sich zurzeit nicht abschätzen. Aus dem pflanzlichen Geschwebe (Plankton) gehen diese Stoffe in das tierische über, in Kleinstkrebse und Kleinkrebse, die ihrerseits wieder allen höheren Lebewesen im Meer zur Nahrung dienen. Fischlarven und Jungfische leben vom Plankton, aber auch grössere Tiere. Jungfische dienen hernach grösseren Tieren als Nahrung, und diese wieder werden von Raubfischen gefangen, die innerhalb des Meeres Endglieder der Nahrungsketten sind. Ausserhalb des Meeres sind fischefangende Möwen und Raubvögel Endglieder. In allen Endgliedern finden sich teilweise sehr hohe Werte chlorierter Kohlenwasserstoffe, was an einigen Beispielen aufgezeigt sei.

Gestern noch harmlos, heute verrufen

Seeschwalben zeigten Mengen von drei und sechs Milligramm je Kilogramm (alle Angaben sind immer auf ein Kilogramm berechnet), Gänsesäger über zwanzig. Kormorane über 26. Bei Fischen schwanken die Werte erheblich, je nach den Fanggebieten, und liegen zwischen ein und dreihundert Milligramm. Im Gehirn von Möwen fand man zwanzig Milligramm. Bei manchen fischefangenden Möwen wurden im Gesamtkörper bis über 2000 Milligramm nachgewiesen! Diese Verbindungen gehen auch in die Eier über. Die Werte sind je nach Arten sehr unterschiedlich. Bei Seeadlern fand man dreizehn, bei Alken an der kalifornischen Küste zwischen sechs und zehn Milligramm. Auch scheinen sich die in den Eiern vorhandenen Stoffe sehr unterschiedlich auf die Nachkommenschaft auszuwirken. Bei einzelnen Arten genügen schon drei Milligramm, um die Nachkommenschaft stark herabzusetzen. Eingehende Untersuchungen liegen für den Bermuda-Sturmvogel vor, der seit Mitte der fünfziger Jahre genau beobachtet wird. Seine Eier zeigen einen Durchschnittsgehalt von DDT, der sich um 6,44 Milligramm bewegt. Diese Menge führte zu einer jährlichen Abnahme der Nachkommenschaft um 3,25 v.H. Da dieser Rückgang gleich bleibt, lässt sich das Aussterben dieser Vögel vorhersehen. Auch diese Vogelart stellt ein Endglied der Nahrungsketten im Meere dar. Adler und Falken sind im amerikanischen Küstengebiet in Gefahr, da die Brutleistung stark abgenom-

men hat. Ihre Eier enthalten rund drei Milligramm DDT.
Ähnliche Angaben können auch aus den europäischen Küstengebieten gemacht werden. Erst in jünster Zeit wurde bekannt, dass die Brandseeschwalben des holländischen Küstengebietes in Gefahr sind. Auf der Vogelinsel Griend des holländischen Wattenmeeres brüteten 1955 noch über zwanzigtausend, die bis 1965 auf rund tausend Paare zurückgegangen sind. Es konnte der Nachweis erbracht werden, dass chlorierte Kohlenwasserstoffe die Hauptursache sind. Fische, die der Brandseeschwalbe als Nahrung dienen, wiesen beträchtliche Mengen dieser Verbindungen auf. Die in diesem Bereich lebenden Miesmuscheln zeigten ebenfalls grosse Mengen dieser Insektizide, die sie nur aus dem Geschwebe (Plankton) entnommen haben können, da alle Muscheln Plankton-Filtrierer sind. Für Austern wurden bis siebzig Milligramm dieser Stoffe nachgewiesen. Manche Meereswesen sind diesen Stoffen gegenüber besonders empfindlich, wie verschiedene Garnelen, die ihrerseits wieder eine wichtige Nahrung bilden. Mengen weit unter einem Milligramm im Liter Wasser genügen, um die Hälfte der Garnelen zu vernichten. Ähnliche Grössenordnungen sind für manche Krabben tödlich.
Auch auf dem Land sind Nahrungsketten gegeben, allerdings nicht in der gleichen Mannigfaltigkeit wie in den Meeren. Hier ist auch keine so gleichmässige Verteilung dieser Mittel möglich. Lebende und tote niedere Tiere können Pflanzenschutzmittel in ihrem Körper gespeichert haben und den Beginn einer Nahrungskette bilden. Da chlorierte Kohlenwasserstoffe von Pflanzen aus dem Boden aufgenommen werden können, laufen auch hier die Nahrungsketten über Pflanzenesser. Handelt es sich um Milchvieh, so finden sich diese Verbindungen in der Milch und angereichert in Milcherzeugnissen. Auch der Mensch kann sich diesem giftigen Kreislauf nicht entziehen. Soweit Untersuchungen aus der letzten Zeit überhaupt veröffentlicht sind, ergeben sich folgende Durchschnittswerte: Im menschlichen Fettgewebe schwankt der Gehalt zwischen etwa zwei Milligramm bei den Eskimos in Alaska, elf bei den Amerikanern, zwölf in der DDR und in Ungarn, in Israel steigen die Werte bis neunzehn, und bei den Indern liegen sie zwischen 12 und 31. Ich führe diese Werte absichtlich an, weil sie in krassem Gegensatz zu den «Toleranzwerten» stehen, die angeben sollten, wieviel einer Verbindung im Nahrungsgut vorhanden sein darf. Für DDT ist dieser Wert ein Milligramm! Wenn

auch die Werte in den Böden oder in den zum Verkauf angebotenen Nahrungsmitteln meist weit unter den noch gebilligten Mengen liegen, so ergibt sich aus der Beständigkeit dieser Verbindungen doch eine rasche Anreicherung.
Nach letzten Berichten liegt der Gehalt an chlorierten Kohlenwasserstoffen in der Muttermilch gelegentlich siebzig von Hundert über dem Toleranzwert. Was dies für das Kind bedeutet, lässt sich zurzeit nur sehr schwer abschätzen. Auch das Neugeborene enthält diese Verbindungen schon in seinem Körper. Besonders schwer fällt ins Gewicht, dass diese Verbindungen als ausgesprochene Nervengifte wahrscheinlich für manche Erscheinungen verantwortlich sind, die heute unter dem Begriff Zivilisationsschäden und Zivilisationskrankheiten zusammengefasst werden. Gerade in diesem Zusammenhang ist wichtig, dass im Tierversuch und auch beim Menschen nachgewiesen werden konnte, dass durch DDT, und wohl auch durch andere Verbindungen dieser Gruppe, das elektrische Geschehen verändert ist, bevor äusserlich noch irgendwelche Krankheitsanzeichen erfassbar sind. Was dies zu bedeuten hat, entzieht sich ebenfalls noch unserer Kenntnis.
Dass auch bei Säugern Nachkommenschafts-Schäden möglich sind, ist durch zahlreiche Versuche nachgewiesen. Nur ist es viel schwieriger, klare Zahlenwerte zu bringen. Vögel bewohnen meist einen geschlossenen Siedlungsraum und sind leichter zu überwachen als Säuger. Von Haustieren sind Schäden schon lange bekannt, vor allem dann, wenn Jungtiere mit der Muttermilch Mittel aufnehmen. Schon bei den für das Freiland üblichen Mengen ergaben sich schwere Störungen der Fruchtbarkeit, so z.B. durch Toxaphen. Weibliche Tiere wurden nicht mehr trächtig. Manchmal sind die Nachkommen in ihrer Lebensfähigkeit stark geschwächt.
Es würde zu weit führen, auf weitere Stoffe im Bereich der Pflanzenschutzmittel einzugehen. Ich möchte nur eine Feststellung erwähnen, die deutlich erkennen lässt, wie verworren die augenblickliche Lage ist und wie sehr die nötige Grundlagenforschung überall fehlt.
Die schon viele Jahre in der Praxis üblichen Mittel zur Vernichtung unerwünschter Pflanzen (Herbizide) aus der Stoffklasse der Phenoxyessigsäuren, im Handel bekannt unter der Bezeichnung 2,4-D- und 2,4,5-T-Mittel, sind von geringer Giftigkeit. Vor allem werden sie in der freien Natur verhältnismässig bald abge-

baut, vorausgesetzt, dass genügend Bakterien tätig sind. In der Praxis stellen sich die Dinge aber doch anders, und auch diese Verbindungen finden den Weg gelegentlich in die Warmblüter. Entweder sie wirken geradewegs oder über den Umweg veränderter pflanzlicher Inhaltsstoffe. Niemals ist der aufnehmende Organismus betroffen, die Wirkung trifft die Nachkommen. Erst in den allerletzten Monaten ist in den USA eine Auseinandersetzung darüber entbrannt, ob das 2,4,5-T-Mittel verboten werden soll oder nicht. Inzwischen ist die flüssige Zubereitung dieser Verbindung für die Anwendung in besiedelten Bereichen untersagt worden. Nach so langer Anwendungszeit! Kinder vor der Geburt sollen durch diese Verbindung geschädigt werden.

Einige Beispiele habe ich gebracht. Unsere Umwelt wird aber nicht nur von diesen Stoffen belastet. Es kommt noch eine Vielzahl anderer hinzu, so die verschiedensten Abgase der Industrie, Detergentien, die Grundstoffe in den Waschmitteln und die vielerlei Verbindungen der Kunststoffindustrie. Die Tierwelt und die menschliche Gesellschaft unterliegen aber nicht nur einem einzelnen Insektizid, nicht nur irgendeinem Stoff der Abgase, nicht nur Blei oder irgendeinem Krebs erregenden Mittel. Sie und die Tiere sind sehr unterschiedlichen Stoffen ausgesetzt, so dass eine Wechselwirkung gegeben sein kann, von der wir gegenwärtig höchst unzureichend unterrichtet sind. Es ist ein kaum überschaubares Forschungsfeld, das sich uns in diesem Bereich eröffnet.

Heute ist die Auffassung unhaltbar, dass sehr kleine Mengen von Giftstoffen vernachlässigt werden können. Weil bei einem Lebewesen zunächst noch keine sichtbaren Schäden erfassbar sind, von Unbedenklichkeit zu reden, ist ebenso unangebracht. Es geht nicht um uns, es geht um die kommenden Geschlechter. Wenn wir nicht rasch die gegenwärtige Umweltgefahr erfassen, von der ich hier nur einen kleinen Ausschnitt bringen konnte, so wird unsere Gesellschaft an ihren eigenen Erfolgen untergehen.

Ursachen und Probleme der Umweltverseuchung

1971

Naturwissenschaften und Technik sind heute zu einem nicht mehr wegzudenkenden Faktor innerhalb der menschlichen Gesellschaft geworden. Sie haben alle Bereiche der belebten und unbelebten Welt durchdrungen und sind dadurch zu einem Machtfaktor geworden, der, teils gesteuert, teils ungewollt, weitgehende und vielfach sehr spürbare Veränderungen hervorgerufen hat. Die menschliche Gesellschaft befindet sich heute in einer sehr merkwürdigen Situation: Einerseits erleben wir seit den letzten drei bis vier Jahrzehnten einen unglaublich raschen Anstieg in allen Wissensgebieten, andererseits müssen wir immer deutlicher erkennen, dass uns eben dieser Fortschritt in eine äusserst prekäre Lage versetzt hat. Diese Lage ist dadurch gekennzeichnet, dass in zunehmendem Masse körperfremde Substanzen in die belebte und unbelebte Welt gelangen, und zwar durch Industrieabgase, industrielle und kommunale Abwässer, aber ebenso über die vielfältigen Sparten der Agrarchemie, um nur einige wichtige Punkte anzuführen. Trotz allen Fortschrittes ist die Lage der menschlichen Gesellschaft, im Hinblick auf die Umweltsituation, mehr als verworren.

Die Fragen erscheinen berechtigt: Wie konnte es zu einer solchen Situation kommen? Wieso führte uns unser eigener Fortschritt, also unser ureigenes Tun, von ausgezeichneten Wissenschaftern und Technikern geführt, in eine Umwelt, die sich der menschlichen Gesellschaft gegenüber mehr und mehr als lebensfeindlich erweist? Lebensfeindlich auch der Tierwelt gegenüber (1-8, 15-17, 23-25, 30, 31). Wie weit diese Situation bereits Tatsache geworden ist, ergibt sich daraus, dass heute schon über 70% des italienischen Küstengebietes weit über das zulässige Mass verschmutzt sind, über 15% bilden bereits eine akute Gefahr! Nach den Feststellungen von Mortarino, von der Universität Turin, ist es in Italien so weit, dass der Verzehr von Austern und anderen Muscheln als gesundheitsschädlich angesehen werden muss (Selecta Nr. 24/1971). Eine der Hauptursachen ist sicher darin zu sehen, dass die geistige Sonderstellung des Menschen innerhalb der belebten Welt ihn dazu verführt hat zu glauben, sich über die Naturgesetze hinwegsetzen zu können. Die menschliche Gesellschaft in ihrer Gesamtheit hat zu spät erfasst, dass sie im Hinblick auf ihr Leben keine Sonderstellung einnehmen kann, sondern in die Einheit des Lebens und ihrer Umwelt hineinverwurzelt ist (26). Wenn auch immer wieder Wissenschafter aus den verschiedensten Bereichen auf diese Zusammenhänge hingewiesen haben, teilweise schon in früheren Jahrhunderten, so wurden derartige Gedanken nicht ernst genommen. Erst in den letzten Jahrzehnten, vor allem in der jüngsten Zeit, hat sich mehr und mehr eine andere Denkungsart durchgesetzt, ein Denken im Sinn von Zusammenleben und Umwelt. Die Wissenschaft vom Zusammenleben und Umwelt ist die Ökologie, eine Wissenschaft die das Gesamtleben umfasst, über allem steht und der grösste Bedeutung zukommt. Es ist bezeichnend für unsere Situation, dass Ökologie als Lehrfach, vor allem im Hinblick auf eine Humanökologie, äusserste Mangelware an den Hochschulen ist. Das nicht Beachten der ökologischen Zusammenhänge ist mit eine der Hauptursachen der gegenwärtigen verworrenen Lage. So hat man sich keine Gedanken darüber gemacht, was mit all den Fremdstoffen geschieht, die durch unseren Zivilisationsfortschritt in stets zunehmendem Masse in die Umwelt gelangen. Man konnte immer wieder auf die Meinung stossen, der Luftraum sei gross genug, um die verschiedensten über Abgase aller Art in diesen Raum gelangenden Verbindungen aufzunehmen. Diese Fremdstoffe erleiden dort eine so weitgehende Verdünnung, dass sie keine Rolle mehr spielen können. Dasselbe gilt für die ozeanischen Gebiete. Auch hier erleiden alle mit kommunalen und industriellen Abwässer über die Flüsse in die Meere eingebrachten Substanzen einen so hohen Verdünnungsgrad, dass dies keine Rolle spielen könne. Eine solche Denkungsart war nur möglich, weil ein allgemein verbreitetes ökologisches Denken fehlte, auch bei sehr vielen Wissenschaftern. Niemand konnte im Hinblick auf das Eindringen körperfremder Stoffe in unsere belebte und unbelebte Umwelt Auskunft darüber erteilen, wie die einzelnen Substanzen den biologischen Stoffkreislauf beeinflussen oder ihn mitmachen. Wenn einiges inzwischen bekannt geworden ist, so stehen wir immer noch vor einer Menge Fragezeichen.

Ein weiterer Grund für unsere gegenwärtige missliche Gesamtsituation ist darin zu sehen, dass man in einer durch Jahrhunderte geprägten Denkungsweise der Wirkung sehr kleiner Substanzmengen keine oder keine wesentliche Rolle beigemessen hat. Ich meine dies in dem Sinn, dass in den biologischen Stoffkreislauf eindringende körperfremde Substanzen in kleinen Mengen verharmlost werden können, auch dann, wenn sie als Rückstände irgendwelcher Art mit den verschiedensten Nahrungs- und Futtermitteln zurückfinden in den Warmblüter und in den menschlichen Organismus.

Als z.B. der chemische Pflanzenschutz der modernen Art, also im Sinn der neuen synthetischen Verbindungen, in der Mitte der vierziger Jahre begann, sich über die gesamte Welt auszubreiten, waren von medizinischer und biologischer Seite immer wieder vereinzelte Stimmen zu vernehmen, ob denn nicht Rückstände dieser an sich giftigen Substanzen in den Grundnahrungsmitteln aufscheinen könnten. Dies wurde nicht verneint, doch konnte man damals mit Recht die Ansicht vertreten, dass so kleine Mengen an Rückständen auf alle Fälle vernachlässigt werden können, da die in Nahrungsmitteln auftretenden Mengen weit unter der toxischen Grössenordnung liegen. Diese Denkart geht auf Paracelsus zurück. Der von ihm stammende Ausspruch «sola dosis facit venenum» behielt seine Gültigkeit bis in die Mitte dieses Jahrhunderts. Selbstverständlich gilt er auch heute noch, aber er kann seit der eben angegebenen Zeit nicht generell auf alle Verbindungen übertragen werden. In allen naturwissenschaftlichen Bereichen ist man in diesem Jahrhundert in die molekularen und atomaren Bereiche vorgedrungen, auch in den biologischen Wissenschaften. So hat sich zeigen lassen, dass das «sola dosis facit venenum» nicht für alle Stoffe gleiche Bedeutung hat. Nach diesem Ausspruch kommt es lediglich auf die Dosis an, ob ein Stoff ein Gift ist oder nicht. Durch über 400 Jahre hindurch war man daran gewöhnt, dass für jeden Giftstoff ein für ihn charakteristischer Grenzwert gegeben ist, wenn man die Dosis stets verkleinert. Man kommt zu einer Menge unter diesem Grenzwert, bei der eine chronische Wirkung gegeben sein kann, aber noch kleinere Mengen können vernachlässigt werden. Dies ist der Sinn des Paracelsus-Ausspruches. Und in diesem Sinn hatte man völlig Recht, wenn man in der Zeit des Beginnes des modernen chemischen Pflanzenschutzes den warnenden Stimmen entgegentreten konnte. Denn man wusste es nicht anders.

Es ist historisch von Interesse, dass sich keine Grundlagenforschung der unterschwelligen Stoffmengen angenommen hat. Man wäre versucht zu sagen: Man hat sich in Sicherheit geglaubt. Durch die eindrucksvollen Arbeiten von Druckrey (11-13) wurde aber ein für die Toxikologie neuer Wirkungsmechanismus aufgezeigt, der zum wichtigsten gehört, was auf diesem Gebiet innerhalb der letzten Jahrzehnte erarbeitet wurde. Diese Wirkung läuft so ab, dass der in den Warmblüterorganismus gelangende Stoff vom Organismus abgebaut oder ausgeschieden wird, im Organismus also nicht mehr vorhanden ist. Sein vorübergehendes Verweilen im Organismus führt aber in irgendeinem Gewebe zu irreversiblen Schäden im Zellularbereich. Bei weiterer Aufnahme desselben Stoffes kommen weitere Schäden in dem betreffenden Gewebe hinzu. Es summiert sich die Zahl der geschädigten Zellen. Der Schaden wird bei der Zellteilung weitergegeben. Wodurch ein progressiver Prozess anzulaufen beginnt, der gewöhnlich in Krebs ausartet. Bei einer solchen Wirkungsart ergibt sich von selbst, dass der jugendliche Organismus am meisten gefährdet ist, vor allem das Kleinkind. Bei älteren Leuten ist das Erwartungsalter nicht mehr gegeben. Bei Verbindungen, die solche Eigenschaften aufweisen, gibt es keine unschädliche Mindestdosis, auch nicht im Molekularbereich. Das «sola dosis facit venenum» verliert demnach hier seine Gültigkeit.

Seit der Entdeckung dieses Wirkungsprinzipes sind etwas mehr als 20 Jahre vergangen. Inzwischen ist die Induzierung dieses dosisunabhängigen autonom verlaufenden Prozesses bei mehreren Stoffen erkannt worden. In den sechziger Jahren kam noch hinzu, dass durch weit unter dem toxischen Schwellenwert liegende Dosen der aufnehmende Organismus überhaupt nicht erkennbar geschädigt wird, wohl aber mit Sicherheit schwerste Schäden bei der Nachkommenschaft auftreten, z.B. als Tumore. Auch bei diesen Fällen handelt es sich um einen autonom verlaufenden Prozess. Die Ursache ist wahrscheinlich in einer Veränderung des genetischen Materials zu suchen. So ist es möglich, mit einer einzigen, weit unter dem Grenz- oder Schwellenwert liegenden Menge, einem graviden Säuger verabreicht, mit Sicherheit z.B. Neurotumore bei der Nachkommenschaft auszulösen. Ein Vortrag, der in das Gebiet der transplacentaren Erzeugung von Tumoren gehört (12, 13, 22). Diese Erscheinung ist bei einer bestimmten Gruppe von organischen Verbindungen entdeckt worden. Man hat es heute experimentell in der Hand, durch verschiedene Abänderungen der gleichen chemischen Grundgruppen, bei der Nachkommenschaft gezielt Tumore im Schlund, im Magen, in der Leber oder im Enddarm zu induzieren. Und dies stets mit einer einmaligen Dosis, weit unter dem Schwellenwert. Nach dem herkömmlichen Sprachgebrauch könnte man solche Substanzen nicht als Gift bezeichnen!

Diese Beispiele habe ich angeführt, um zu zeigen, dass es eine von der Dosis unabhängige Giftwirkung gibt. Welches Verhängnis, dass man bis in die Mitte dieses Jahrhunderts, ja selbst bis in die Gegenwart, die Giftigkeit oder Schädlichkeit einer Substanz generell nach dem Grundsatz des Paracelsus beurteilt hat und, ich betone es ausdrücklich, noch immer tut. Es kann niemandem ein Vorwurf gemacht werden, der in der Mitte dieses Jahrhunderts, bis herein in den Beginn der sechziger Jahre, am «sola dosis facit venenum» festhielt. Aber heute noch die Toxizität einer Substanz generell mit diesem nunmehr über 400 Jahre alten Ausspruch abzutun, stets im Sinne einer Verharmlosung unterschwelliger Dosisbereiche, ist nach dem heutigen Stand der molekularen Biologie nicht nur unwissenschaftlich, sondern auch verantwortungslos.

Es hat immer seine Zeit gebraucht, bis neue wissenschaftliche Erkenntnisse sich allgemein durchgesetzt haben. Dies liegt zum Teil an einer gewissen Trägheit der Menschen, auf Grund deren man alteingesessene Grundsätze nur ungern aufgibt. Dem hat Max Planck einmal in folgenden Worten Rechnung getragen: «Neue wissenschaftliche Wahrheiten pflegen sich nicht in der Weise durchzusetzen, dass ihre Gegner davon überzeugt werden, sondern dadurch, dass die Gegner allmählich aussterben und die jüngere Generation von vornherein mit den neuen Wahrheiten vertraut ist». Wie viele wissenschaftliche Erkenntnisse sind nur auf diesem Weg Allgemeingut geworden!

Das vorhin geschilderte Wirkungsprinzip einer toxischen Wirkung bis in den molekularen Bereich, entweder sich auswirkend an dem den Stoff aufnehmenden Organismus oder erst bei der Nachkommenschaft, ist bisher bei einer Reihe von Verbindungen bekannt geworden. Es bedeutet eine ungeheure Erweiterung der bisherigen klassischen Toxikologie und eine kaum übersehbare Zahl von Aufgaben für die verschiedenen Bereiche der Grundlagenforschung.

Ein weiterer Grund für die so verworrene Situation der gegenwärtigen Humanökologie ergibt sich dadurch, dass von wissenschaftlicher Seite die Verbreitung von Stoffen zugelassen wurde, ohne die elementarsten ökologischen Grundfragen einer Klärung zuzuführen. So hat man sich keine Gedanken darüber gemacht, was mit diesen oder jenen Verbindungen geschieht, wenn diese einmal in die belebte und unbelebte Umwelt ausgebracht werden. Dieser Vorwurf kann nicht erspart bleiben. Er trifft besonders die Agrarchemie, ganz besonders den modernen Pflanzenschutz seit den vierziger Jahren, um nur zwei Sparten anzuführen. Tatsache ist, dass wir heute einer weitgehend chemisierten und durch die Chemisierung veränderten Umwelt gegenüber stehen. Schon 1959 hat Eichholtz diese Situation treffend geprägt (14). Die toxische Gesamtsituation hat dazu geführt, und dieser Prozess geht zur Zeit progressiv weiter, dass die menschliche Gesellschaft einer teilweise feindlichen Umwelt gegenüber steht.

Die toxische Gesamtsituation hat sich durch den gesamten technischen und wissenschaftlichen Fortschritt ergeben. Die in unserer Umwelt sich nachteilig auswirkenden Substanzen, Verbindungen und Stoffgruppen können in zwei Gruppen eingeteilt werden. Bei der einen handelt es sich um Stoffe, die seit eh und je auf unserer Erde vorkommen, bis vor wenigen Jahrzehnten aber keine Gefahr für die menschliche Gesellschaft bedeuteten. Nur durch unseren Zivilisationsfortschritt wurden und werden sie in einer Menge angereichert, die veterinärmedizinisch und humanmedizinisch nicht zu vertreten ist. Die zweite Gruppe umfasst Stoffe und Verbindungen, die es auf unserer Erde nie gegeben hat, die als neu synthetisierte durch unseren allgemeinen Fortschritt die belebte und unbelebte Umwelt belasten.

Wie sehr unser eigener wissenschaftliche Fortschritt die menschliche Gesellschaft der Länder mit hohem Lebensstandart in eine biologisch unhaltbare Lage versetzt hat, sei kurz am Blei und Quecksilber aufgezeigt.

Seit Beginn der zwanziger Jahre wird dem Benzin Bleitetraäthyl als Antiklopfmittel zugesetzt. Dass in der Folge Blei und Bleiverbindungen in die Luft und dadurch in die Umgebung gelangen, darüber hat man sich überhaupt keine Gedanken gemacht. Erst mit Beginn der sechziger Jahre begann man sich allmählich dafür zu interessieren, was mit dem Blei geschieht, das über Auspuffgase in die Umgebung gelangt. Um diese Zeit begannen Untersuchungen des Pflanzenmateriales entlang von Autobahnen. Dabei wurde nachgewiesen, dass bis zu 200 m und mehr seitlich dieser Fahrbahnen pro kg Pflanzenmasse 50-200 mg Blei zu finden sind. An stark befahrenen Stellen, wie an Kreuzungen, gehen die Werte bis zu 300 mg/kg (2). Die Bundesanstalt für Qualitätsforschung pflanzlicher Erzeugnisse hat schon zu Beginn der sechziger Jahre darauf hingewiesen, dass Pflanzenmaterial aus solchen Zonen nicht als Nahrungs- und Futterpflanzen verwendet werden dürfen, da Blei im Warmblüterorganismus kumuliert. Verschiedene Bleiverbindungen finden sich in der Atemluft der Grosstädte und Industrielandschaften, sodass die dort lebende Gesellschaft in verschiedener Hinsicht gefährdet ist und teilweise bereits einer chronischen Bleivergiftung unterliegt. Über die Auspuffgase kann auch von dem dem Benzin zugesetzten Bleitetraäthyl noch etwas in die Luft gelangen, und bei dichtem Verkehr bedeutet gerade diese Verbindung eine schwere Gefährdung des menschlichen Organismus, und zwar im Hinblick auf eine Dysregulation verschiedener physiologischer Prozesse (27, 28).

Nicht vergessen werden darf, dass riesige Bleimengen über die industriellen Abwässer in die Ozeane verfrachtet werden. Nach vorsichtigen Berechnungen sind es auf unserer Nordhalbkugel jährlich etwa 500.000 Tonnen, die den Weg in die Meere nehmen. Ob und in welcher Art und Weise diese Bleimengen einen Einfluss auf die Stoffproduktion in den oberflächlichen Wasserschichten nehmen, ist zur Zeit unbekannt.

Quecksilber war wie Blei niemals eine Gefahr der Zivilisationsgesellschaft. Auch bei diesem Metall ist es nur der technisch-wissenschaftliche Fortschritt, der diese Substanz zu einer akuten Gefahr für die menschliche Gesellschaft werden lässt. Bei der Aufklärung der Wege, die das Quecksilber in der Natur gehen kann, liess sich zeigen, welch eminente Bedeutung dem Biozyklus, also dem natürlichen Stoffkreislauf, zukommt, eine Tatsache, die von den stabilen Pflanzenschutzmitteln her schon gut bekannt ist. Dieses Metall wird von der einschlägigen Industrie über Abwässer den Flüssen mitgegeben. Darüber hinaus kommt es von quecksilberhaltigen Pflanzenschutzmitteln in die Umgebung. Stets sind in der Natur Möglichkeiten gegeben, dass dieses Metall auch in stehenden Gewässern auftaucht. Es war ein Novum festzustellen, dass Kleinstorganismen pflanzlicher Art schon in der Lage sind, dieses Metall, wenn auch in eben noch nachweisbaren Mengen, zu speichern. Damit ist aber der Beginn einer Nahrungskette gegeben.

Der organische Überzug auf Steinen in stehenden und fliessenden Gewässern besteht aus derartigen Kleinstlebewesen, die z.B. den im Wasser lebenden Insektenlarven zur Nahrung dienen. Fische ernähren sich von diesen und speichern Quecksilber in erheblichen Mengen. Dabei ist zu beachten, dass dieses Metall für Fische toxikologisch keine Bedeutung hat, da es im Fischfleisch eine für den Fisch belanglose Eiweissverbindung eingeht, das Quecksilber also blockiert ist. Im Warmblüterorganismus wird aber Quecksilber in einen anderen Zustand übergeführt und bedeutet ein schweres Gift. Schon 1968 durften Fische aus 40 verschiedenen Gewässern Schwedens nicht mehr zum Verkauf zugeführt werden, wegen eines zu hohen Quecksilbergehaltes. In Fische fangenden Raubvögeln fand man Werte bis zu 50 und mehr mg/kg Frischgewicht. Sie gehen an Quecksilbervergiftung elend zugrunde (7). In zahlreichen Seen der USA ergaben sich in letzter Zeit ähnliche Verhältnisse, auch dort dürfen Fische nicht mehr dem Konsum verkauft werden. Küstennahe Meeresfische sind in einzelnen Gebieten ebenfalls schon so mit Quecksilber belastet, dass ein Genuss nicht mehr möglich ist. Dies trifft z.B. für Schwertfische zu.

Es würde den hier gegebenen Rahmen sprengen, wollte man auf alle jene Substanzen eingehen, die durch die chemische Industrie in den letzten Jahrzehnten neu geschaffen wurden und als Fremdstoffe völlig neuer Art in der gesamten Umwelt in zunehmendem Masse aufscheinen. Entweder handelt es sich um sehr stabile Substanzen, die als solche in der Umwelt verbleiben, oder man stösst auf alle möglichen Umwandlungs- und Abbauprodukte, soweit darüber überhaupt schon Kenntnisse vorliegen. Wenn ich vorhin auf die Agrarchemie verwiesen habe, so denke ich in erster Linie an den chemischen Pflanzenschutz seit Beginn der vierziger Jahre. Ohne sich irgenwelche Gedanken zu machen, was mit den in der Folge rasch neu synthetisierten Verbindungen geschieht, wenn sie einmal durch die Praxis in das Freiland ausgebracht sind, hat der chemische Pflanzenschutz der modernen Art die gesamte Welt erobert. Man hat sich keine Gedanken gemacht, in welcher Art und Weise derartige Fremdstoffe in den biologischen Stoffkreislauf eintreten und durch Rückstände die menschliche Gesellschaft gefährden können. Einleitend habe ich schon auf den Grundsatz von Paracelsus verwiesen, wonach nur die Dosis massgebend für eine Giftwirkung ist. Auch heute noch trifft man auf diese Mei-

nung, und zwar in dem Sinn, ich wiederhole es absichtlich nochmals, dass unterschwellige Mengen generell vernachlässigt werden können. Dies ist aber unzulässig.
Stabile Verbindungen unter den Pflanzenschutzmitteln aus der Gruppe der chlorierten Kohlenwasserstoffe (DDT, Aldrin, Dieldrin, Endrin und Heptachlor) treten in den biologischen Stoffkreislauf ein. Dieser beginnt z.B. im Meer und im Süsswasser bei niedersten pflanzlichen Organismen und führt über Tier und Pflanzen zu jeder Art höheren Lebens. Der biologische Stoffkreislauf ist ein unsichtbares Band, das die belebte Welt zu einer Einheit zusammenschliesst, inbegriffen die menschliche Gesellschaft. Was es bedeutet, diese Einheit zu missachten, sei am Beispiel der persistenten chlorierten Kohlenwasserstoffe innerhalb der Insektizide kurz aufgezeigt.
Verbindungen dieser Art sind durch die landwirtschaftliche Praxis und über Abwässer aller Art allgemein verbreitet, auch in den ozeanischen Grossräumen. Auf Grund ihrer Affinität zu allen Arten von Fetten, Ölen, Wachsen und Lipoiden finden sie sich z.B. im Meer und Süsswasser rasch in den pflanzlichen und tierischen Kleinstorganismen des Planktons. Diese bilden aber die stoffliche Ausgangsbasis für jede Art höheren Lebens. Dabei ist die Tatsache von Bedeutung, dass von diesen Kleinstlebewesen ausgehend chlorierte Kohlenwasserstoffe über die vielfältigen Möglichkeiten von Nahrungsketten von Organismus zu Organismus weitergegeben werden und sich dabei anreichern. Bei Endgliedern von Nahrungsketten, ob Grossfische oder Fische fangende Vögel, lassen sich Höchstwerte dieser Stoffarten feststellen. Diese betragen bei Fischen, je nach Küstengebieten sehr unterschiedlich, bis zu einigen 100 mg/kg. Bei Mövenarten wurden Mengen von 2000 mg/kg nachgewiesen. In jeden Organismus der Nahrungskette erfolgt auch ein physiologischer Abbau, doch ist dieser so gering, dass er die hohen Rückstandsmengen nicht beeinflussen kann. Wesentlich ist bei diesen Anreicherungen über Nahrungsketten, dass Meeres- und Landpflanzen Träger dieser Verbindung werden, ohne selbst sichtbaren Schaden zu nehmen. Dies gilt auch für eine Reihe anderer zivilisationsbedingter toxischer Fremdstoffe. Es muss allerdings mit der Möglichkeit gerechnet werden, dass durch die Fremdstoffe die Assimilationsleistung verändert wird oder die spezifischen pflanzlichen Inhaltsstoffe qualitäts- und quantitätsmässig eine unter Umständen beachtliche Veränderung erfahren.

Einzelne derartige Feststellungen sind gemacht (15, E16, 17, 20, 23, 24, 25, 29, 30, 31).

Der Mensch kann sich den im Meer und den auf dem Land gegebenen Nahrungsketten nicht entziehen. Es ist daher leicht erklärlich, dass die angegebenen Substanzen auch im menschlichen Organismus kumulieren. Man hat im menschlichen Fettgewebe Werte gefunden, die zwischen 3 und 30 mg/kg schwanken. Die zentraleuropäischen Gebiete liegen ungefähr in der Mitte. Chlorierte Kohlenwasserstoffe lagern sich aber nicht nur im Fettgewebe ab, eine weit verbreitete aber irrige Ansicht, sondern auf Grund ihrer hohen Lipophylie auch in anderen Organen, wie im Zentralnervensystem, in Drüsen und Gonaden. Die Placenta wird von diesen Verbindungen durchdrungen, sodass schon der werdende Organismus damit belastet wird (18, 19). Da es sich durchwegs um neurotrope und neurotoxische Substanzen handelt, ist zur Zeit noch nicht abzusehen, was dies für den werdenden Organismus bedeutet. Sein Nervensystem ist bis zu hundertmal empfindlicher als das des Erwachsenen. Humanökologisch gesehen ist nicht zu verantworten, in einer wissenschaftlich so fortgeschrittenen Zeit, neurotoxische Substanzen auf die menschliche Gesellschaft einwirken zu lassen, ohne dass man absehen kann, was dies auf längere Sicht für das Neurovegetativum und damit für den Gesamtorganismus bedeutet. Vom DDT ist im Tierversuch und beim Menschen bekannt geworden, dass es in der Lage ist, die vom Gehirn ableitbaren Ströme (EEG - Elektroencephalogramm) zu verändern. Das unnatürliche Erregungszentrum liegt an der Gehirnbasis im Zwischenhirn (10). Die anderen chlorierten Kohlenwasserstoffe der persistenten Art sind ebenfalls neurotoxisch, es entzieht sich aber zur Zeit völlig unserer Kenntnis, wo diese im Nervensystem angreifen können. Dies gilt für sehr kleine Mengen dieser Verbindungen, denn von grösseren Mengen weiss man schon längst, dass in erster Linie die motorischen Zentren der Extremitäten beeinflusst werden.

Wie komplex die Dinge im Hinblick auf die menschliche Gesellschaft liegen, mag noch durch ein anderes Beispiel veranschaulicht werden. Durch zahlreiche Tierversuche ist inzwischen bekannt geworden, dass durch unseren Fortschritt Substanzen in die Umwelt gebracht wurden, die dem aufnehmenden Organismus keinen erkennbaren Schaden zufügen, wohl aber die Nachkommenschaft schwerst schädigen. Auf die transplacentare Wir-

kungsart mit der gezielten Möglichkeit, Tumore bei der Nachkommenschaft zu induzieren, habe ich schon aufmerksam gemacht. Eine anders geartete Wirkung verläuft so, dass in Pflanzen, so weit heute darüber sicheres gesagt werden kann, die für sie spezifischen Inhaltsstoffe eine Veränderung erfahren.
Der aufnehmende Organismus zeigt keine erkennbaren Schäden, wohl treten aber solche bei der Nachkommenschaft auf. Ich verweise diesbezüglich auf eine Reihe von Herbiziden, den Unkrautvernichtungsmitteln mit selektiver Wirkung (23). Auf dieses Wirkungsprinzip muss besonders aufmerksam gemacht werden, weil durch den allgemeinen Fortschritt im Hinblick auf eine sich weiter «vervollkommnende» Technisierung der Lebensmittelherstellung oder gar bei geplanter synthetischer Herstellung von Nahrungsmitteln, mit molekularen Veränderungen oder neuen molekularen Kombinationen zu rechnen ist, die vom Organismus nicht vertragen werden müssen. Nicht im Sinn einer akuten Wirkung, wohl aber auf lange Sicht gesehen (6).
Das wenige hier gebrachte zeigt, wie sehr einerseits das unsichtbare Band des biologischen Stoffkreislaufes eine Einheit innerhalb der organischen Welt herstellt, andererseits damit aber eine nicht zu umgehende Bindung zur gesamten Umwelt besteht. Unser Zivilisationsfortschritt hat aber die Bedeutung der Umwelt bis in die Gegenwart ausser acht gelassen, trotz vieler warnender Stimmen, teilweise schon vor Jahrhunderten. Unsere Umwelt mit ihren kaum überschaubaren organischen und anorganischen Faktoren ist ein prägendes Prinzip. Jeder Organismus, in seiner spezifischen Erscheinungsform, ist erst durch das Zusammenwirken seiner Erbanlagen und der Umwelteinflüsse so, wie wir ihn kennen. Somit ist die Umwelt als Ganzes ein Bestandteil des Lebens, was leider allzuhäufig vergessen wird, auch von Wissenschaftern. Wenn die menschliche Gesellschaft heute vor einer kaum lösbar erscheinenden Umweltsituation steht, dann liegt es daran, dass die physiologische Prägung des Menschen hundertausende von Jahren alt ist, der wissenschaftliche Fortschritt aber der Meinung war und ist, die allgemein gültigen ökologischen Prinzipien übergehen zu können. Die Folgen erleben wir in rasch zunehmendem Masse an uns selbst, weil es an einer echten Humanisierung des gesamten Fortschrittes fehlt. Wir stehen heute in einer Lage, die der Wiener Arzt und Dichter Feuchtersleben in der ersten Hälfte des vorigen Jahrhunderts empfunden und vorhergesehen hat,

wenn er in seinem Buch «Zur Diätetik der Seele» an einer Stelle schreibt: «Die Natur übt ein gar heimliches Gericht; leise und langmütig, aber unentrinnbar».
Es wird rascher übernationaler Zusammenarbeit bedürfen, um diesem Gericht gegenüber bestehen zu können.

Literatur

1 An der Lan H., 1966; The present situation of toxicology in the field of crop protection. - Residue Reviews, 15, S. 31.
2 Ders., 1967; Biologische Probleme durch die Chemisierung unserer Umwelt. - Universitas, 22, S. 579.
3 Ders., 1969; Schädigungsmöglichkeiten der Nachkommenschaft durch Pflanzenschutzmittel bei Warmblütern. - Zentralbl. f. Bakteriolog., Parasitenkd. Infektionskrankh. u. Hygiene, I Orig., 210, S. 234.
4 Ders., 1969; Biologisch-medizinische Probleme der Hochzivilisation. - Ber. naturwiss.-medizin. Ver. Innsbruck, Bd. 57, S. 259.
5 Ders., 1969; Pflanzenschutzmittel und Biocyclus. - Mitt. d. österr. Arbeitskreises f. Wildtierforschg. «Der Anblick», 3, S. 14.
6 Ders., 1969; Braucht die heutige Zivilisation eine Umwelttoxikologie? - Hippokrates, Jahrg. 40, H. 8, S. 308.
7 Ders., 1970; Quecksilber als zivilisatorisches Umweltgift. - Hippokrates, Jahrg. 41, H. 2, S. 271.
8 Ders., 1970; Umwelt-Toxikologie. - Österr. Ärztezeitg., 25. Jahrg., H. 20, S. 2414.
9 Borg K., H. Wanntorp, K. Erne and E. Hanko, 1969; Alkyl-Mercury Poisoning in Terrestrial Swedish Wildlife. - Viltrevy, Vol. 6, Nr. 4, S. 301.
10 Desi J., J. Farkas and T. Kemeny, 1966; Changes of central nervous function in reponse to DDT administration. - Acta physiol. Acad. Sci. Hung., 30, S. 275.
11 Druckrey H., 1954; Beiträge zum Mechanismus der Carcinogenese. - Acta Union Intern. Contre le Cancer, 10, S. 13.
12 Ders., 1965; Selektive Erzeugung maligner Tumoren im Gehirn und Rückenmark von Ratten durch N-Methyl-N-nitrosoharnstoff. - Z. Krebsforschg., 66, S. 389.
13 Ders., 1969; Krebserzeugung durch chemische Substanzen. Fortschritte der Krebsforschung, Molekularbiologie, Wachstum, Klinik, Ber. über die 10. wiss. Tagg. des deutsch. Zentralaussch. f. Krebsbek. u. Krebsvorschg. e. V. Berlin 1968. - F.K. Schattauer Verlg. Stuttgart.
14 Eichholtz Fr., 1959; Biologische Existenz des Menschen in der Hochzivilisation. - Verlag Braun, Karlsruhe.
15 Eichler W.D., 1964; Neue Erkenntnisse und Gesichtspunkte zur Frage der Gefährdung des Menschen durch moderne Insektizide. - Vitalst.-Zivilisationskrankheiten, 9, S. 164.
16 Ders., 1965; Biologische Gefahren der Chemisierung unserer Umwelt du[illegible] Insektizide und die Verantwortung des Biologen. - Biol. Rundschau, 3, S. 227.
17 Ders., 1967; Die augenblickliche Problematik der Insektizidanwendung. - Schr. Ver. Verbreitung naturwiss. Kenntnisse Wien, 107, S. 97.

18 Engst R. und R. Knoll, 1967; Über die Anreicherung von DDT und seinen Metaboliten im menschlichen Fettgewebe. - Lebensmittelchemie u. gerichtl. Medizin (DDR), 12, S. 297.
19 Dieselben, 1969; Über das Vorkommen von DDT und DDE im Fettgewebe von Kleinstkindern. - Mitteilungsbl. GDCh-Fachgr. Lebensmittelchemie u. gerichtl. Chemie, 23, H. 5.
20 Heinisch E., 1969; Über Kontaminationsmöglichkeiten von Gewässern durch Pflanzenschutz- und Schädlingsbekämpfungsmittel. - Fortschritte d. Gewässerchemie und ihrer Grenzgeb., Akad. Vlg. Berlin, H. 11, S. 9.
21 Johnels A., T. Westermork, W. Berg, D.I. Persson and B. Sjöstrand, 1967; Pike (Esox luxius L.) and some other aquatic organismus in Sweden as indicators of mercury contamination in the environment. - Oikos (Kbh.), 18, S. 323.
22 Ivanković S. und H. Druckrey, 1968; Transplacentare Erzeugung maligner Tumoren des Nervensystems, I Äthyl-nitrosoharnstoff (ÄNH) an BD IX-Ratten. - Z. Krebsforschg. 71, S. 320.
23 Schuphan W., 1963; Aktuelle Pflanzenschutzprobleme in ihrer möglichen Auswirkung auf die Gesundheit von Tier und Mensch im Spiegel lebensmittelrechtlicher Bestimmungen. - Qualitas Plantarum et Materiae Vegetabilis, 9, S. 337.
24 Ders., 1969; Pestizide, Nutzen und möglicher Schaden. - Zentralbl. Bakteriol., Parasitenkd., Infektionskrankh. u. Hygiene, I Orig. 210, S. 240.
25 Ders., 1971; Gefahren durch Pestizidanwendung, Nahrungspflanzen und Umwelttoxikologie. - Insitut f. Natursch. Darmstadt, Schriftenreihe Bd. X, H. 2, S. 51.
26 Schwabe G.H., 1970; Was ist die Umwelt des Menschen? - D.W. Junk N.V. - Publishers - The Hague.
27 Stöfen D., 1969; Gefährdung der Tierwelt durch Blei. - «Wild u. Hund», 72, H. 7.
28 Ders., 1970; Larvierte Bleivergiftung ein Massenphänomen? - Selecta, 37, v. 14.9.70, S. 3232.
29 Wellenstein G., 1964; Die Chemotherapie in Land- und Forstwirtschaft, Erfolge, Problematik und Gefahren. - Schr. Forstl. Abtlg. Adalberg-Ludwigs-Univ., Freiburg i. Br., 4.
30 Woodwell G.M., 1967; Toxic substances and ecological cycles. - Scient. Amer., 216, S. 24.
31 Wurster C.F. Jr. and A.S. Mexer, 1968; DDT residues and declining reproduction in the Bermuda Petrell. - Science, 159, S. 979.

Die heutige Anreicherung von Fremdstoffen in den Organismen und die Toleranzwerte

1974

Die zweite Hälfte unseres Jahrhunderts ist gekennzeichnet durch eine immer lebensfeindlicher werdende Umwelt. Dies ist allein auf die Tätigkeit der Industriegesellschaft zurückzuführen. In zunehmendem Masse erleben wir eine immer schärfer ins Auge fallende Disharmonie zwischen den Errungenschaften des menschlichen Geistes auf der einen Seite und dem Verhalten der menschlichen Gesellschaft ihrer gesamten Umwelt gegenüber auf der anderen Seite. Unsere Umweltbedingungen verschlechtern sich zur Zeit progressiv. Dies hat dazu geführt, und dieser Prozess läuft gegenwärtig unvermindert weiter, dass manche Zonen unserer Umwelt lebensfeindlichen Charakter erhalten haben und teilweise eine akute Gefahr bedeuten. Stimmen, die auf das Widersinnige des menschlichen Verhaltens aufmerksam gemacht haben, hat es immer schon gegeben, doch wurden derartige Hinweise nicht verstanden, nicht ernst genommen, häufig ins Lächerliche gezogen. Diejenigen, die warnten, wurden als hinderlich für den Fortschritt angesehen, eine Einstellung, die auch heute häufig genug angetroffen werden kann.
Sucht man nach tieferen Gründen für die gegenwärtige Situation, so wurzelt sie in folgendem: Durch seinen eigenen Fortschritt gewissermassen verblendet, hat sich der Mensch über die einfachsten Naturgesetze hinweggesetzt und dadurch an ihnen vorbeigearbeitet. Auch in der letzten Zeit hat sich daran nicht viel geändert. Dadurch ist der Zivilisationsgesellschaft entgangen, dass die Umwelt als Ganzes, mit ihren belebten und unbelebten Bereichen, ein integrierender Bestandteil unseres Lebens ist.
Die durch den allgemeinen Fortschritt der Natur gegenüber gesetzten Schäden sind in den meisten Fällen nicht akuter Natur. Sie bleiben verborgen, lange, manches Mal auch sehr lange Zeit. Diesen Schäden kann man sich nicht entziehen. Diese Situation hat schon der Arzt und Schriftsteller Feuchtersleben (1806-1849) rich-

tig vorhergesehen und dabei auf das Falsche der menschlichen Verhaltensweise der Natur gegenüber hingewiesen, wenn er schreibt: «Die Natur übt ein heimliches Gericht; leise und langmütig, aber unentrinnbar». Diesem heimlichen Gericht muss sich die menschliche Gesellschaft stellen. Es tritt uns in der gesamten Umwelt entgegen, genau so aber auch in unserem eigenen Organismus, in Form der vielfältigen Zivilisationsschäden und Zivilisationskrankheiten. Die menschliche Gesellschaft hat sich durch ihr eigenes Tun den allgemeinen Lebensprinzipien gegenüber in einen falschen Bereich begeben. Mit anderen Worten: sie hat den für ökologischen Gleichgewichtszustände charakteristischen harmonischen Synergismus verlassen und sich mit zum grössten Teil irreversiblen Disharmonien umgeben. Dies gilt für die Grossräume Luft, Böden und Gewässer genau so wie für den einzelnen Organismus.

Wenn ich ganz allgemein von Fremdstoffen spreche, so meine ich damit einerseits Substanzen, die natürlicherweise in den Böden und Gewässern vorhanden sind, durch unseren Fortschritt aber in einer biologisch untragbaren Weise angereichert werden; andererseits verstehe ich darunter Stoffe, die durch unseren Fortschritt neu geschaffen wurden und die es auf unserer Erde noch nie gegeben hat.

Wenn ich feststelle, dass die Umwelt als Ganzes einen integrierenden Bestandteil unseres Lebens darstellt, so bedeutet die Fremdstoffbelastung eben dieser Umwelt auch eine Belastung unseres Lebens. Das Leben in seiner Gesamtheit läuft über die vielfältigsten anorganischen und organischen Kreisläufe, die sich in den verschiedensten Niveaus überschneiden, sich gegenseitig bedingend und ergänzend. Das bedeutet, dass das Leben in seiner Gesamtheit durch ein unsichtbares Band zu einer Einheit verschmolzen ist. Dieses unsichtbare Band ist der biologische Stoffkreislauf, der im Verlauf der Erdgeschichte eine bestimmte Prägung angenommen hat. Für alle Organismen bedeutet dies, dass sie bis in die jüngste Zeit qualitativ und quantitativ das Richtige angeboten erhielten, bzw. aufgenommen haben, so dass die artspezifisch physiologischen Prozesse natürliche Abläufe einhalten konnten.

Der technisch-wissenschaftliche Fortschritt der Zivilisationsgesellschaft führte gerade im Hinblick auf den biologischen Stoffkreislauf zu einschneidenden Veränderungen. Hält man sich die massive Fremdstoffbelastung unserer Umwelt vor Augen, so sind die Veränderungen des biologischen Stoffkreislaufes nur in Minimalbereichen wirklich durchschaubar. Man kann sich des Eindruckes nicht erwehren, dass wir gegenwärtig in einer Zeit leben, in der uns die Probleme über den Kopf wachsen, bzw. schon davon zu laufen beginnen. Wenn nicht radikal an eine Lösung herangetreten wird, und zwar auf internationaler Basis, so wird die menschliche Gesellschaft an der Fremdstoffbelastung unserer Umwelt ersticken.

Man vergegenwärtige sich folgendes: Unentwegt führen die Flüsse auf unserer Nordhalbkugel, nach vorsichtigen Berechnungen, etwa eine Million Fremdstoffe den ozeanischen Räumen zu. Von dieser Million sind gegen 400 Substanzen bekannt. Von den übrigen vielen Hunderttausenden von Verbindungen wissen wir nichts. Auch von den etwa 400 bekannten sind wir nur unzureichend darüber unterrichtet, was sie in den marinen Bereichen auslösen oder verursachen können. Wir haben meist keine Vorstellungen darüber, welche Interaktionen von den einzelnen Verbindungen ausgelöst werden können, welche Neukombinationen sie eingehen oder in welche Richtung der biologische Stoffkreislauf durch Fremdstoffe einschwenken könnte. Gerade den ozeanischen Grossräumen sollte man besondere Aufmerksamkeit widmen. Man vergisst nur allzuleicht, dass vier Fünftel unserer Erdoberfläche von ihnen eingenommen werden. Ich möchte Thor Hayerdahl recht geben, wenn er gelegentlich einer Tagung Ende vergangenen Jahres, wörtlich sagte: «Wenn wir die Ozeane zerstören, zerstören wir auch unsere Erde». Es ist menschliche Planlosigkeit, was sich vor unseren Augen abspielt.

Eben diese Planlosigkeit führte dazu, dass die Gesellschaft sehr rasch in eine Situation geraten ist, die treffend als toxische Gesamtsituation bezeichnet werden kann. Dieser Begriff stammt aus der zweiten Hälfte der sechziger Jahre und wurde damals von dem deutschen Forscher Eichholtz geprägt. Gemeint war damit, dass sich toxische Substanzen überall in der Umwelt anreichern und über die verschiedensten Wege zurück in den menschlichen Organismus gelangen. Absichtlich gebrauchte ich aber den umfassenderen Ausdruck Fremdstoffe, denn es muss sich nicht immer um toxische Verbindungen handeln, die sich in unserer Umwelt ansammeln, auch untoxische Substanzen können in der Lage sein, den biologischen Stoffkreislauf oder physiologische Prozesse in Bahnen zu lenken, die sekundär oder erst bei nachkommenden

Generationen toxische Prozesse auslösen. Was sich heute als ein schwerer Mangel erweist, ist das Fehlen einer Lehre über dieses komplexe Fragengebiet, das Fehlen einer Umwelt-Toxikologie. Aus unserer Umweltsituation ergibt sich zwangsläufig, dass eine derartige Wissenschaft weit über das rein medizinisch-chemische, also über die klassische Toxikologie hinausgehen muss.
Sie muss ja in gleicher Weise niedere und höhere pflanzliche und tierische Organismen in ihre Arbeitsweise einbeziehen, natürlich auch im Hinblick auf eine eventuelle negative Beeinflussung des biologischen Stoffkreislaufes und daraus sich ergebend eine Gefährdung des Menschen oder seiner Nachkommen. Eine derartige Erweiterung der bisherigen Toxikologie stellt heute ein dringendes Erfordernis dar, um eine brauchbare Basis zu erstellen, und die sich immer komplexer erweisende Umweltkalamität schnellstens anzugehen.
Die Belastung unserer gesamten Umwelt mit Fremdstoffen hat man in der zweiten Hälfte dieses Jahrhunderts, ja bis in die Gegenwart, vollkommen bagatellisiert. Immer wieder stiess man auf die Meinung, auch bei Wissenschaftern, Fremdstoffe würden in den Weiten der Atmosphäre und in den riesigen Räumen der Meere eine so weitgehende Verdünnung erleiden, dass dem keine Bedeutung beizumessen sei. Inzwischen hat sich längst herausgestellt, dass sehr viele Substanzen in den Ozeanen keine Verdünnung erleiden, sondern in den biologischen Stoffkreislauf eintreten und bei der Weitergabe über die verschiedenen Glieder von Nahrungsketten eine sehr beträchtliche Anreicherung erfahren können, die gelegentlich ein Vielfaches von dem betragen kann, was man als tolerierbar angesehen hat. Es ergaben sich somit zahlreiche Probleme. Sie werden zur Zeit immer umfangreicher, im Hinblick auf die Anreicherungsmöglichkeiten von Fremdstoffen in Organismen und den für die einzelnen Substanzen aufgestellten Toleranzwerten. Toleranzwerte besagen, dass dieser oder jener Stoff in einer für die jeweilige Substanz unterschiedlichen Grössenordnung, z.B. als Rückstand im Nahrungsgut, tolerierbar, also gestattet ist. Solche Werte werden von amtlicher Seite aufgestellt. Es ist selbstverständlich, dass Toleranzwerte ihre Berechtigung bzw. ihren Sinn haben. Man denke doch an den weitläufigen Sektor der Medikamente, um nur ein Beispiel anzuführen. Allgemeine Grundlage für die Erstellung von Toleranzwerten ist die althergebrachte Erfahrung, die über 400 Jahre zurückreicht und in dem bekann-

ten Ausspruch des Paracelsus wurzelt: «sola dosis facit venenum». Dies bedeutet, dass es allein auf die Dosis ankommt, ob eine Substanz ein Gift ist oder nicht. Dies ist vollkommen richtig. Bei jedem Gift kann man die Dosis immer kleiner werden lassen, bis keine akute Wirkung mehr erkennbar ist. Damit erreicht man die sog. Grenzschwelle, spezifisch für jede Giftart. Unterhalb dieser Grenze kann eine chronische Wirkung beobachtbar sein, aber noch kleinere Werte wurden, nach dem Grundsatz des Paracelsus, verharmlost.

Inzwischen ist aber die Forschung weitergegangen und man ist um die Mitte dieses Jahrhunderts, vor allem aber in den fünfziger und sechziger Jahren, auf den Gebieten der Biologie, Biochemie, Pharmakologie und Toxikologie in bis dahin unbekannte Gebiete vorgedrungen, nämlich in die molekularen. Man kennt heute eine molekulare Genetik, eine molekulare Pharmakologie und spricht von einer molekularen Pathologie. In den molekularen, aber auch in den atomaren Bereichen, stösst man, wie die verhältnismässig noch junge Forschung erkennen liess, häufig auf ein unerwartetes physiologisches Verhalten. Im Hinblick auf unsere allgemeine Umweltsituation muss es als ein arges Versäumnis angesehen werden, bis in die Mitte dieses Jahrhunderts, ja bis in die Gegenwart, die Gefährlichkeit einer Substanz generell nach dem Grundsatz des Paracelsus beurteilt zu haben. Hier liegt eine der Ursachen für die progressive Zunahme von Zivilisationsschäden und Zivilisationskrankheiten. Ich betone ausdrücklich: Das «sola dosis facit venenum» hat auch heute seine Berechtigung. Aber damit generell die Gefährlichkeit einer Substanz abzutun, im Sinne einer Verharmlosung unterschwelliger Dosismengen, muss im Zeitalter der molekularen Biologie als unwissenschaftlich und als verantwortungslos bezeichnet werden. Leider musste man in den letzten 15 bis 20 Jahren immer wieder die Feststellung machen, dass die aufgestellten Toleranzwerte in manchen Bereichen sinnlos waren. Den amtlichen Stellen kann kein Vorwurf gemacht werden, denn die Unterlagen zur Stellung solcher Werte kommen von der wissenschaftlichen Seite. Ihr aber kann der Vorwurf nicht erspart bleiben, dass manche der aufgestellten Toleranzwerte nichts anderes darstellen als einen Spiegel unserer Unwissenheit. Toleranzwerte werden fast immer nur für eine Substanz allein errechnet, nie im Hinblick auf mögliche Kombinationswirkungen oder auf mögliche Metaboliten, also auf mögliche Zwischenstufen oder

Abbaukörper innerhalb eines Organismus. Leider hat uns die klassische Toxikologie hier bis in die jüngste Vergangenheit im Stich gelassen, denn über mögliche Kombinationswirkungen in ein und demselben Organismus wurde kaum gearbeitet. Auch können geltende Toleranzwerte unmöglich auf das werdende Leben, auf Kleinkinder, Kranke oder alternde Menschen in gleicher Weise übertragen werden.

Jeder vernünftig denkende Mensch wird einsehen, dass die Aufstellung von Toleranzwerten bei stabilen Verbindungen mit kumulativen Eigenschaften sinnlos ist. Es berührt einen eigenartig, dass in einer wissenschaftlich gebildeten Gesellschaft so etwas überhaupt möglich war. In diesem Zusammenhang verweise ich nur auf jene Pestizide innerhalb der chlorierten Kohlenwasserstoffe, die hohe Stabilität aufweisen, daher in pflanzlichen und tierischen Organismen sich anreichern. Ich denke z.B. an DDT, Aldrin, Dieldrin und an HCB-Verbindungen, um nur einige der bekannteren anzuführen. Was hat es für einen Sinn, für die eine oder andere Verbindung z.B. einen Toleranzwert von 1 mg/kg aufzustellen, wenn dann im Nahrungsgut Mengen auftreten, die das zehnfache, gelegentlich auch mehr betragen? Was hat es für einen Sinn, für das Fett in der Kuhmilch einen bestimmten Höchstwert z.B. an HCB-Verbindungen festzulegen, wenn dann mit der Muttermilch ein Vielfaches davon dem Säugling zugeführt wird? Diese markante Diskrepanz ist nur dadurch zustande gekommen, dass man Toleranzwerte errechnet hat, ohne das Verhalten der verschiedenen Substanzen in der Umwelt überhaupt zu kennen.

Wenn ich einleitend Fremdstoffe in zwei Gruppen unterteilte, nämlich in solche, die immer schon vorhanden waren und nur durch unseren eigenen Fortschritt in biologisch nicht tragbarer Weise angereichert werden und in solche, die als völlig neu für unsere Umgebung anzusprechen sind, so sei kurz auf die erste Gruppe eingegangen. Quecksilber gibt es auf unserer Erdoberfläche überall, auch in den Meeren. In den Böden wird allgemein ein Gehalt von 0,2 mg/kg als normal angesehen. Abgesehen von Sonderfällen, bildete dieses Metall für die menschliche Gesellschaft niemals eine allgemeine Gefahr. Nur unser eigener technisch-wissenschaftlicher Fortschritt ist es, der Quecksilber im Bereich der Industriegesellschaft zu einer wirklichen Gefahr werden liess, in manchen Gebieten mit akutem Charakter. Es gelangt in die At-

mosphäre, vor allem aber in die Abwässer, kommt mit quecksilbergebeiztem Saatgut in die Böden und findet sich auch in den Abwässern der Papierindustrie, wo quecksilberhaltige Mittel gegen Pilzbefall eingesetzt werden. Auch aus den Böden kann Quecksilber ausgewaschen werden und von dieser Seite ebenfalls stehende und fliessende Gewässer belasten. Die Quecksilberverbindungen bleiben nicht in Lösung, sondern dringen rasch in niedere pflanzliche Organismen ein. Die in diesen Mikroorganismen festgestellten Werte sind minimal. Diese pflanzliche Kleinlebewelt bildet aber die stoffliche Ausgangsbasis für jede Art höheren Lebens, sei es in stehenden oder fliessenden Gewässern der Kontinente oder in den Meeresräumen.
Von diesen Lebewesen nimmt der erwähnte biologische Stoffkreislauf seinen Ausgang. So minimal der Quecksilbergehalt bei den Primärproduzenten auch sein mag, das Metall wird von Organismus zu Organismus über die verschiedensten Glieder der Nahrungsketten weitergegeben und bei jedem höheren Organismus angereichert, bis bei Endgliedern von Nahrungsketten gelegentliche Werte erreicht werden, die humanbiologisch nicht mehr zu vertreten sind. Hat es einen Sinn für Quecksilber z.B. einen Toleranzwert von 0,5 mg/kg festzulegen, wenn in Fischen bis zu 40 mg/kg nachgewiesen werden konnte? Diese Tatsache der Anreicherung dieses gefährlichen Metalles hat schon vor Jahren dazu geführt, dass in Schweden zahlreiche Gewässer und Küstenabschnitte für den Fischfang gesperrt werden mussten.
An diesem einen Beispiel lässt sich erkennen, worauf es ankommt: Das Verhalten einer Substanz in unserer Umwelt muss klar erkannt werden. Die Wege, die eine Substanz einschlagen kann und die Möglichkeiten der Beeinflussung des biologischen Stoffkreislaufes müssen ergründet werden. Erst dann könnte man Toleranzwerte aufstellen. Dass dies schwierig ist, ist offenkundig.
Was eben für das Quecksilber gesagt wurde, gilt in ähnlicher Weise für das Blei. Es kommt überall in der Natur vor und bildete für die Allgemeinheit nie eine Gefahr. Es ist unser technisch-wissenschaftlicher Fortschritt, der dieses Metall, innerhalb der menschlichen Ballungszentren, zu einer ernsten Gefahr werden liess. Bis zum heutigen Tag sind die Ansichten, über die für den menschlichen Organismus zulässigen Toleranzwerte sehr unterschiedlich und divergieren in weiten Grenzen. Die Ursache für diese etwas eigenartige Situation liegt in dem Fehlen einer entsprechenden

Grundlagenforschung. Durch russische Forschungen ist nachgewiesen, dass die für den amerikanischen und europäischen Bereich immer noch gültigen Toleranzwerte um ein vielfaches zu hoch liegen. Obwohl schon 1954 darauf aufmerksam gemacht wurde, dass sehr kleine Bleimengen in der Lage sein könnten, gewisse Antikörper im Warmblüterorganismus zu inaktivieren und dadurch den subtilen Mechanismus der Infektionsresistenz negativ zu beeinflussen, hat man diesen Gedankengängen keine Bedeutung beigemessen. Erst in diesem Jahrzehnt liess sich an Tierversuchen zeigen, dass durch sehr kleine Bleimengen die Widerstandskraft gegenüber einer Infektion durch Salmonellen signifikant herabgesetzt ist.

Besonders krass tritt die Diskrepanz zwischen Anreicherungsmöglichkeiten und Toleranzwerten bei der zweiten Gruppe von Fremdstoffen zutage, die als neu synthetisierte bisher in unserer Umwelt nicht vorgekommen sind. In dieser Hinsicht allgemein bekannt ist das DDT. Es ist der Vertreter einer Gruppe von Substanzen, die zur Bekämpfung von Schädlingen eingesetzt werden. Fünf bis sechs andere Verbindungen aus dieser Gruppe verhalten sich ähnlich wie das DDT. Erst in der zweiten Hälfte dieses Jahrhunderts erlangten diese Stoffe weltweite Verbreitung. Der Wissenschaft kann der Vorwurf nicht erspart bleiben, mit diesen Substanzen in die Praxis gegangen zu sein, ohne ihr Verhalten in der Umwelt auch nur einigermassen zu kennen. Sehr bald liess sich das Widersinnige der für diese Verbindungen aufgestellten Toleranzwerte erkennen.

Charakteristisch für diese Stoffe ist in erster Linie ihre hohe Stabilität, sowohl in der Umwelt als auch im pflanzlichen und tierischen Organismus, ausserdem eine sehr hohe Bindungsfreudigkeit an alle Arten von Fetten, Ölen und fettähnlichen Substanzen. Daher ein rasches Eindringen in alle pflanzlichen Primärproduzenten und, von diesen ausgehend, in alle höheren Organismen, über den biologischen Stoffkreislauf. Bei der Weitergabe dieser Substanzen über die verschieden zusammengesetzten Nahrungsketten erfolgt eine ständige Anreicherung, so dass dann bei Endgliedern dieser Nahrungsketten im Meer oder auf dem Lande teilweise sehr hohe Werte anzutreffen sind, weit über den festgesetzten Toleranzwerten. Die Toleranzwerte bei diesen Verbindungen schwanken etwa zwischen 1 und 7 mg/kg. Aufgrund verschiedener toxikologischer Untersuchungen an Warmblütern kam man zu diesen

Werten. Wie sieht es aber diesbezüglich in unserer Umwelt aus? Die vorhin angeführte hohe Stabilität dieser Substanzen führt zu übermässig hohen Werten, z.B. bei zum Konsum bestimmten Meerestieren, natürlich in Abhängigkeit von den jeweiligen Fanggebieten. Jedenfalls sind bei Fischen Werte gefunden worden, die ein Mehrfaches der Toleranzwerte betragen.
Da diese Substanzen heute allgemein verbreitet sind, durch Luftströmungen und Meeresströmungen überallhin verfrachtet, ist es nur natürlich, dass auch der menschliche Organismus durch sie belastet ist. Je nach den Gegenden liegen die Werte zwischen wenigen mg bis zu 25 und 30 mg/kg. Auch in Zentraleuropa wurden Grössenordnungen von 20 mg/kg nachgewiesen, also Mengen, die die Toleranzwerte wesentlich übersteigen.
Als besonders unangenehm muss bewertet werden, dass schon der heranwachsende Embryo mit Mengen belastet wird, die über den tolerierten Werten liegen. Unangenehm und gefährlich deshalb, weil es sich bei dieser Stoffklasse um ausgesprochene Nervengifte handelt und zur Zeit nicht beurteilt werden kann, wie das Zentralnervensystem, auf längere Sicht gesehen, darauf reagiert. Auf alle Fälle bedeutet die Belastung des menschlichen Organismus mit diesen Substanzen einen Grossversuch an der menschlichen Gesellschaft, mit nicht abschätzbarem Ausgang in der Zukunft.
Das Arbeiten nach den für die einzelnen Fremdstoffe aufgestellten Toleranzwerten hat dazu geführt, kleinere und kleinste Mengen, z.B. als Rückstände im Nahrungsgut oder in der Atmosphäre, einfach zu verharmlosen. Dies wurde zur Gepflogenheit.
Es ist heute durch äusserst interessante Versuche nachgewiesen, dass kleinste Mengen, weit unter dem sog. toxischen Grenzwert, ein einziges Mal von einem trächtigen Tier aufgenommen, genügen, um bei der Nachkommenschaft schwerste Schäden zu induzieren. Dies kann mit Mengen erreicht werden, die man nach bisherigen Ansichten vernachlässigen konnte. Hier stösst man wohl auf die grösste Diskrepanz zwischen Toleranzwerten und Auswirkungen von Fremdstoffen.
Es war falsch, Toleranzwerte am Warmblüterorganismus für eine Verbindung zu errechnen und die möglichen Kombinationswirkungen mit anderen Fremdstoffen ausser acht zu lassen. Inzwischen ist einiges über Wechselbeziehung von Fremdstoffen bekannt geworden, doch stehen die Forschungen hier noch am Beginn. Der Mensch unterliegt nicht nur der Belastung durch die

verschiedensten Pestizide, er nimmt gleichzeitig verschiedene Schwermetalle auf und noch eine Reihe anderer teilweise hochstabiler Verbindungen, z.B. von der Kunststoffindustrie herrührend. Es ist zur Tatsache geworden, dass viele Toleranzwerte keinen Schutz für die menschliche Gesellschaft darstellen, weil die Kombinationswirkungen nur ungenügend bekannt sind, weil zur Zeit die Veränderungen innerhalb des biologischen Stoffkreislaufes nicht erfasst werden und durch Fremdstoffe sowohl im menschlichen Organismus als auch in unserer Umwelt Prozesse eingeleitet werden, die im negativen Sinn autonom progressiv weiterlaufen. Sinnvoll wäre es, Toleranzwerte nicht für den Warmblüter bzw. für den menschlichen Organismus zu erstellen, sondern für unsere gesamte Umwelt, also für die Böden, für die Atmosphäre, für das Süsswasser und für die ozeanischen Räume. Dazu ist es aber in den meisten Fällen zu spät, weil uns die technisch-wissenschaftliche Entwicklung davongelaufen ist. Ich verweise auf die eine Million Fremdsubstanzen, die unentwegt über unsere Flüsse den Meeren zugeführt werden und von denen wir nur wenige hundert wirklich kennen.

Wir verfügen gegenwärtig über ein reiches Wissensgut, von dem sich die menschliche Gesellschaft, sich in Sicherheit wiegend, getragen fühlt. Es ist aber eine Selbsttäuschung, weil versäumt wurde, innerhalb der gesamten Naturwissenschaften eine umweltbezogene Integration rechtzeitig einzuleiten. Im Hinblick auf die Fremdstoffbelastung unserer Umwelt und der einzelnen Organismen, einschliesslich des Menschen, muss es als der grösste Irrweg angesehen werden, in manchen Bereichen den Standpunkt einzunehmen und zu verteidigen, dass dieser oder jener Toleranzwert noch nicht erreicht sei.

Umwelttoxikologische Studien

Umwelt und lebende Zelle

1978

Jede Zelle hat ihre eigene Umwelt, ob sie wie eine Amöbe als Einzelzelle lebt oder ob sie einem Zellverband eingegliedert ist. In den meisten Fällen wird die zelleigene Umwelt eine sehr spezifische sein, sowohl bei den frei wie auch bei den im Verband lebenden. Frei lebende einzellige Lebewesen gibt es in kaum überschaubarer Menge, in den Böden und in allen Gewässerarten. Alle sind sie einer bestimmten Umwelt zugeordnet und in den verschiedensten Wechselbeziehungen von ihr abhängig, abhängig aber auch von den vielen anderen frei lebenden Einzellern.

Bei vielzelligen Organismen, bei Pflanzen, Tieren und selbstverständlich auch beim menschlichen Organismus, ist jede Zelle einem bestimmten Gewebe zugeordnet. Ihre Umwelt setzt sich demnach aus ihresgleichen zusammen, wie innerhalb des Lebergewebes, oder sie besteht aus ähnlichen Zellarten oder aus sehr unterschiedlich strukturiertem Zellmaterial; oder die Zelle steht in unmittelbarer Beziehung zu den verschiedensten Gewebeflüssigkeiten. Stets ist eine Umwelt gegeben, im Organismus ebenfalls eine sehr spezifische, der die einzelnen Zellarten zugehören und durch die verschiedensten Wechselbeziehungen auf Gedeih und Verderb verbunden sind. Innerhalb des Bereiches eines Organismus herrscht eine andere Nomenklatur: es ist nicht üblich, von der Umwelt einer Nierenzelle oder einer Magenschleimhautzelle zu sprechen, sondern man spricht von dem Milieu.

Von der menschlichen Warte aus gesehen ist Umwelt alles, was uns umgibt: Luft, Böden, Gewässer mit ihrer Pflanzen- und Tierwelt, und selbstverständlich gehören unsere Mitmenschen ebenfalls dazu. Das Ganze ist in seiner Komplexheit kaum überblickbar, noch weniger durchschaubar. Die Lehre, die sich mit der Umwelt befasst, ist die Ökologie, die Lehre vom Oikos, vom Haushalt der Natur, auf den einfachsten Nenner gebracht: die Lehre vom Zusammenleben, mit und in der Umwelt. Es werden also die Beziehungen der Lebewesen untereinander und zu ihrer gemeinsamen Umwelt betrachtet und untersucht. Ökologie ist eine typische interdisziplinäre Wissenschaft, die bis in die jüngste Zeit gröblich vernachlässigt wurde.

Umwelt und lebende Zelle: auf den ersten Blick zwei getrennte Bereiche. Das Gegenteil ist der Fall, denn jedes Leben bildet mit seiner gesamten Umwelt eine Einheit. Wenn man schon immer davon gesprochen hat, dass das Leben eine Einheit darstellt, hat man in erster Linie das organismische gemeint, hat aber bis in die Gegenwart (von Ausnahmen abgesehen) die Umwelt vergessen. Dies ist einer der Gründe, warum wir jetzt einer derart prekären Umweltsituation gegenüberstehen. Tatsächlich stellt unsere Umwelt einen Teil unseres Lebens dar, daher sind Leben und Umwelt auf keinen Fall zu trennen und müssen als ein Ganzes gesehen werden. Da dies ungeachtet der Wissenschafter und Autoren, die immer wieder ihre warnende Stimme erhoben, nicht geschehen ist, haben die Umweltprobleme längst schon globalen Charakter angenommen. Fürwahr treffen die Worte des Nobelpreisträgers Max Born zu: «Es scheint mir, dass der Versuch der Natur, auf dieser Erde ein denkendes Wesen hervorzubringen, gescheitert ist.» Da in erster Linie die weisse Rasse die Schuld trägt, dass wir in eine zunehmend prekärer werdende Umweltsituation geraten, käme hauptsächlich der weissen Rasse die vornehme Aufgabe zu, Mittel und Wege aufzuzeigen, die in naher Zukunft aus dem Dilemma herausführen und eine brauchbare Lösung der gegenwärtigen Umweltproblematik in Aussicht stellen, wobei das Schwergewicht auf «naher Zukunft» liegt.

Wenn es heisst, dass Leben und Umwelt eine Einheit bilden, so bedenke man dabei folgendes: Es gibt ein unsichtbares Band, das das ganze lebendige System durchzieht und auf dem anorganischen Bereich unserer Umwelt basiert. Es ist der biologische Stoffkreislauf. Er beginnt in den Gewässern und in den Böden bei den sog. Primärproduzenten, kleinsten pflanzlichen Organismen, die in der Lage sind, anorganisches Material in organisches umzusetzen. Sie bilden die Basis, von der das gesamte pflanzliche und tierische Leben seinen Ausgang nimmt. Was sie aufbauen, wird von Organismus zu Organismus weitergegeben im vielfältigsten Wechsel der unterschiedlichsten Nahrungsketten. Jede Pflanze, jedes Tier und die gesamte Menschheit sind auf Gedeih und Verderb an dieses unsichtbare Band des biologischen Stoffkreislaufes gebunden. Im Verlauf von Jahrmillionen, in erdgeschichtlichen Zeiträumen, hat der biologische Stoffkreislauf in seiner qualitati-

ven und quantitativen Ausrichtung, in der richtigen Zusammensetzung der für jedes Lebewesen nötigen Nährstoffe, eine bestimmte Prägung erhalten, und zwar - das ist besonders zu betonen - auf Grund von harmonischen Wechselbeziehungen, von harmonischen Synergismen.
Erst dem Menschen der Zivilisationsgesellschaft war es vorbehalten, dieses Band des biologischen Stoffkreislaufes durch Belastung unserer gesamten Umwelt mit einer nicht überschaubaren Menge von Fremdstoffen vielfach zu durchlöchern oder in andere Bahnen zu lenken. In sehr vielen Bereichen sind die harmonischen Wechselbeziehungen gestört, ja sogar zerstört, ein Vorgang, der zur Zeit weiterläuft und in vielen Fällen von progressivem Charakter ist.
Durch den enormen naturwissenschaftlichen und technischen Fortschritt dieses Jahrhunderts hat der Mensch, vielfach durch seinen eigenen Fortschritt verblendet, die primitivsten Naturgesetze missachtet und dadurch an ihnen vorbeigearbeitet. Stimmen, die auf das Widersinnige derartiger Verhaltensweisen hingewiesen haben, hat es immer gegeben, doch hat man ihre Einwände ins Lächerliche gezogen und die Warner als dem Fortschritt hinderlich angesehen. Dies gilt heute genauso, vor allem im Hinblick auf die Kernenergie. Die durch unseren Fortschritt der Natur zugefügten Schäden, in allen Bereichen, sind im allgemeinen nicht sofort sichtbar, wirken aber im verborgenen weiter. Treffend hat dies der Wiener Arzt und Schriftsteller Ernst v. Feuchtersleben im Jahre 1838 so formuliert: «Die Natur übt ein heimliches Gericht; leise und langmütig, aber unentrinnbar.» Dieser fast 140 Jahre alte Ausspruch hat ganz aktuelle Gültigkeit: Der Mensch darf sich nicht durch die stille Tätigkeit der Natur täuschen lassen, darf nicht auf jede actio an ihr eine sofortige greifbare re-actio erwarten, wie das Umstürzen eines Baumes. Spätere Generationen werden unsere kurzsichtige Eingriffe in die Natur als Sünden der Väter verurteilen.
Lebewesen und Umwelt bilden ein System, ein Ökosystem, wie unsere ganze Erde eines darstellt. Ein so grosses Ökosystem setzt sich aus vielen zusammen, ausgehend von kleinsten, sich vielschichtig überschneidenden und gegenseitig bedingenden, und alle sind nach dem Prinzip der harmonischen Wechselbeziehungen aufgebaut, sie befinden sich in ökologischen und biologischen Gleichgewichtszuständen. Diese sind nie von absolut stabiler Art,

sondern im Sinne eines Fliessgleichgewichtes zu verstehen (nach Bertalanffy), was einen steten Stoffumsatz bedeutet. Im Vergleich zum Menschenalter können manche allerdings als stabil angesprochen werden. In diesem Zusammenhang sei der riesige Baikalsee angeführt, dessen Lebensraum zusammen mit seinen überaus interessanten Lebensgemeinschaften seit 50 bis 60 Millionen Jahren besteht. Eine derartige Stabilität kann es nur dort geben, wo innerhalb eines stehenden Gewässers eine grosse Tiefe gegeben ist, darüber hinaus über derartig lange Zeiträume keine wesentlichen geologischen Veränderungen vor sich gegangen sind. Der gesamte Wasserkörper eines solchen Sees bietet in den tieferen Schichten stets die gleichen Lebensbedingungen, bleibt von Umweltveränderungen, auch der nächsten Umgebung, völlig unberührt. Die Kontinuität dieses Lebensraumes bildet die Voraussetzung dafür, dass sich sonst längst ausgestorbene Tierarten - ausgestorben wegen der langsamen aber doch steten Umweltveränderungen - bis in unsere Tage halten konnten.

Für Gleichgewichtszustände innerhalb von Ökosystemen gilt ein weiteres allgemeines Prinzip: die Ökonomie ist in grösstmöglichem Ausmass vorhanden, wenngleich uns manches unökonomisch erscheinen mag. Darauf muss ganz besonders hingewiesen werden, weil die Zivilisationsgesellschaft auf vielen Gebieten die natürliche Ökonomie stört.

Diese beiden allgemein gültigen Prinzipien, harmonischer Synergismus und grösstmögliche Ökonomie, haben meiner Meinung nach in erdgeschichtlichen Zeiträumen alle pflanzlichen und tierischen Organismen in ihrer physiologischen Spezifität geprägt. Es ist wichtig, sich das gerade für die Pflanzen vor Augen zu halten, da diese die allgemeine Ernährungsbasis bilden und ihre stoffliche Ausgewogenheit an die tierischen Organismen weitergeben - auf die heutige Zeit zugeschnitten müsste man allerdings sagen: weitergegeben haben.

Vom Menschen herbeigeführte Umweltveränderungen hat man vielfach nicht ernst genommen, und so ist es auch heute noch. Immer wieder wird argumentiert, dass es Umweltveränderungen eh und je gegeben hat. Der Mensch müsse und werde sich den neuen Gewohnheiten anpassen. Darin steckt ein gefährlicher Irrtum, der von einer völligen Verkennung der Tatsachen zeugt. Allerdings hat es immer schon Umweltveränderungen gegeben, oft von ungeheuren Ausmassen. Man denke an verwüstende Erdbeben und

Meeresüberflutungen; man denke an die Eiszeiten, die das damalige Floren- und Faunenbild grundlegend veränderten bzw. zum Verschwinden brachten.
Gegen solche Vergleiche ist zu sagen: Erdbeben und Meeresüberflutungen sind plötzliche Ereignisse, bei denen im unmittelbar betroffenen Gebiet alles Pflanzen- und Tierleben ausgelöscht sein kann; im Anschluss an solche Naturkatastrophen wird sich von unbetroffenen Gebieten her allmählich ein neues Leben aufbauen, im Sinne harmonischer Wechselbeziehungen. Die eiszeitlichen Umweltveränderungen hatten ganz anderen Charakter: allmählich, im Verlauf von tausenden von Jahren, verschwanden frühere Pflanzen und Tiere, wurden durch neue abgelöst; der Vorgang vollzog sich so langsam, dass das biologische Gleichgewicht nie ganz verlorenging. Im gesamten europäischen Raum bedeuten die Eiszeiten eine empfindliche Umweltveränderung. Die Eismassen rückten von Norden und von den Alpen gegen Mitteldeutschland vor und liessen einen etwas 300 km breiten Landstreifen frei; das vorher teilweise subtropische Klima wurde allmählich durch ein hochnordisches ersetzt; in Mitteldeutschland bildete sich ein Landschaftstypus heraus, der ungefähr mit der heutigen Tundra zu vergleichen wäre. Die früher heimisch gewesenen Pflanzen-und Tiergesellschaften wurden unter Wahrung harmonischer Wechselbeziehungen allmählich verdrängt und durch andere Artbestände ersetzt. Als sich das Eis nach Norden und in die inneralpinen Räume zurückzog, entwickelte sich allmählich der gegenwärtige Landschaftscharakter mit den uns geläufigen Pflanzen und Tieren. Das zeigt, dass ein Ökosystem ohne katastrophalen Bruch in ein anderes übergehen kann, aber, das sei nochmals hervorgehoben, unter Wahrung der harmonischen Wechselbeziehungen, mit einem Fremdwort: der harmonische Synergismen. Das Grundprinzip, das diese bei einem ungestörten Ökosystem bilden, hat stets zur Folge, dass den vorgegebenen Umweltbedingungen qualitativ und quantitativ bestimmte Pflanzen- und Tiergesellschaften entsprechen.
Die vom Menschen durch die Zivilisation verursachten Umweltveränderungen haben einen vollkommen anderen, für die notwendige Anpassung zu plötzlichen Charakter. Der Mensch ist das erste Lebewesen dieser Erde, das auf Grund seiner geistigen Sonderstellung die gesamte Umwelt durch sein Tun verändert, und zwar auf solche Weise, dass die Veränderungen nicht mehr in Ein-

klang zu bringen sind mit den von der Umwelt vorgegebenen Möglichkeiten. So lange es nur wenige Menschen gab, spielte das keine Rolle, doch mit der raschen Zunahme der Weltbevölkerung wurde die Situation ebenso rasch anders. Die vom Menschen eingeleiteten und hervorgerufenen Umweltveränderungen bringen in den allermeisten Fällen Ungleichgewichte, Disharmonien mit sich. Das Prinzip des harmonischen Synergismus wurde durchbrochen. Sicher ist es vielfach unwissentlich geschehen. Paradox jedoch ist das Verhalten der heutigen Gesellschaft, die um die Dinge weiss, dennoch zur Zeit nichts oder nur sehr wenig dagegen unternimmt. Besonders schwerwiegend ist die Erkenntnis, dass manche der vom Menschen verursachten Disharmonien einen autonom-progressiven Charakter aufweisen, d.h. von selbst weiter um sich greifen und in Bereiche vordringen, an die der Mensch überhaupt nie gedacht hat.

Da, wie schon erwähnt, in natürlichen Ökosystemen grösstmögliche Ökonomie herrscht, kennt die Natur auch keine Abfallprobleme: alle anfallenden Substanzen, auch die der absterbenden Organismen, treten in den biologischen Stoffkreislauf wieder ein. Dagegen sind Abfallprobleme ein wesentliches Kennzeichen der Zivilisationsgesellschaft. Man hat sich zunächst keine Gedanken darüber gemacht, was mit den Tausenden und Abertausenden von Substanzen und Verbindungen geschieht, die über industrielle und kommunale Abwässer und Abgase in unsere Umwelt gelangen, und welche Rolle alle jene Verbindungen im biologischen Stoffkreislauf spielen, die von der Agrarchemie zur Ertragssteigerung oder Qualitätsverbesserung in die Böden bzw. auf und in die Pflanzen gebracht werden. Der Mensch ist vielfach Endglied von Nahrungsketten, die in den Ozeanen, im Süsswasser und in den Böden beginnen. In all diesen Bereichen hat er durch seinen technisch-wissenschaftlichen Fortschritt Disharmonien verursacht, die progressiver und teilweise irreparabler Art sein können. Alles Leben ist auf das innigste mit der gesamten Umwelt verzahnt, daher werden die in den Ökosystemen verursachten Disharmonien über den biologischen Stoffkreislauf an den menschlichen Organismus herangetragen. Die bekannten Zivilisationsschäden und -krankheiten wurzeln darin; auch sie zeigen teilweise einen progressiven Verlauf.

Um all diese Dinge hat man sich nicht oder doch nur am Rande gekümmert; so schlitterte die Menschheit rasch in eine Situation hinein, die von Friedrich Eichholtz Ende der sechziger Jahre treffend als die «Toxische Gesamtsituation» bezeichnet wurde. Nach heutigen Überlegungen und Feststellungen muss es sich nicht immer um toxische Substanzen im herkömmlichen Sinn handeln; es ist besser, von Fremdstoffen zu sprechen, womit der von Eichholtz eingeführte Begriff der toxischen Gesamtsituation eine Erweiterung erfährt. Es können Verbindungen nichttoxischer Art in den biologischen Stoffkreislauf eintreten, die, z.B. von Pflanzen aufgenommen, in diesen physiologisch nicht tragbare chemische Veränderungen der Inhaltsstoffe induzieren. Es ist gleichgültig, von welcher Warte aus man die massive Fremdstoffbelastung der gesamten Umwelt betrachtet. Tatsache ist, dass die menschliche Gesellschaft einzig und allein durch ihren Fortschritt sich eine Art chemischer Zwangsjacke geschaffen hat, die immer enger wird; das beweist die rasche Zunahme gewisser Zivilisationskrankheiten.

Die Ursachen für die gegenwärtige Umweltsituation liegen eindeutig beim Menschen der Industriegesellschaft und sind in der historischen Entwicklung der Wissenschaft begründet. In den früheren Jahrhunderten hat man innerhalb der Naturwissenschaften, einschliesslich der Medizin, den analytischen Arbeiten den Vorzug gegeben, ja ausschliesslich nach solchen Gesichtspunkten gearbeitet; man wollte den Dingen auf den Grund gehen. Völlig unbewusst arbeitet man in dieser Richtung weiter, so dass sich die Meinung festsetzte, die analytische Methode sei die einzig richtige. Gelegentlich wird dies auch heute noch behauptet. Die Wissenschaftsentwicklung in unserem Jahrhundert, vor allem in der zweiten Hälfte, lässt erkennen, ein wie schwerer Fehler es war, im analytischen Arbeiten und Denken steckenzubleiben. Etwas sehr Wesentliches blieb dadurch verborgen: das Funktionieren ganzheitlicher Systeme. Analysiert man Lebensprozesse physikalisch-chemisch, so isoliert man sie vom lebenden Bereich. Analytisch gewonnene Erkenntnisse haben innerhalb der lebendigen Ganzheit nicht unbedingt die gleiche Bedeutung. Im Labor erarbeitete Erkenntnisse können nicht allgemein auf ein lebendes System übertragen werden. Grundsätzlich gilt dies sowohl für den Einzelorganismus wie auch für Ökosysteme.

Ein weiterer historischer Grund für die Herausbildung des gegenwärtigen Umweltdebakels liegt über 400 Jahre zurück. Es handelt sich um den bekannten Ausspruch des Paracelsus «sola dosis facit venenum», wonach es nur auf die Dosis ankommt, ob eine Substanz als Gift anzusprechen ist oder nicht. Bekanntlich gibt es bei Giften eine sog. Grenzschwelle, unter der eine akute Wirkung nicht mehr gegeben ist. Unterschreitet man diese Grenzschwelle, so können sich chronische Zustände einspielen; noch geringere Grössenordnungen können vernachlässigt oder als unbedenklich angesehen werden. Wie ein Dogma hielt sich diese Meinung durch Jahrhunderte, als ob die Forschung in dieser Zeitspanne nicht in neue Bereiche vorgedrungen wäre. Viele Mediziner, Pharmakologen und Toxikologen halten sogar heute noch daran fest. Natürlich gilt der Paracelsus-Ausspruch auch heute noch, er darf aber nicht generell für jede Substanz angewendet werden. In der zweiten Hälfte dieses Jahrhunderts sind die biologisch-medizinischen Wissenschaften in die bisher unbekannten molekularen bis atomaren Bereiche vorgestossen. Und innerhalb dieser Grössenordnungen stösst man häufig auf eine unerwartete physiologische Wirkung der einzelnen Substanzen. Für unsere Umweltsituation, vor allem für das progressive Ansteigen von Zivilisationsschäden und -krankheiten muss es als ein schweres Verhängnis angesehen werden, dass wir bis in die Gegenwart ganz allgemein an dem Paracelsus-Grundsatz festgehalten haben. Es war praktisch so, dass man im Hinblick auf unser gesamtes Nahrungsgut sagte: Die Rückstände dieser oder jener Verbindung sind derart gering, dass man sie übergehen kann. Inzwischen hat sich aber herausgestellt, dass man dabei einem grossen Irrtum unterliegt und dass uns die klassische Toxikologie bezüglich unterschwelliger Grössenordnung, bezüglich Zusammenwirken verschiedener Fremdstoffe bzw. über deren mögliche Wechselwirkungen, bis in die Mitte dieses Jahrhunderts vollkommen im Stich gelassen hat.

Diese Überlegungen gelten für den pflanzlichen, tierischen und vor allem auch für den menschlichen Organismus, aber auch für Ökosysteme, im Hinblick darauf, wieviel Fremdstoffbelastung diese vertragen. Es war eine völlige Verkennung der Wirklichkeit anzunehmen, dass die verschiedensten von der Industrie in die Umwelt gebrachten Stoffe in der Atmosphäre oder in den ozeanischen Grossräumen eine derartige Verdünnung erleiden, dass sie zu vernachlässigen seien. Die Praxis hat bewiesen, dass solche Überlegungen falsch waren.

Viele von den in der Atmosphäre befindlichen Fremdstoffen werden durch Niederschläge ausgewaschen und gelangen auf die Böden bzw. auf die Meeresoberfläche. Die über die Flüsse aus den Industrielandschaften in die Meere eingetragenen Substanzen erleiden zwar zunächst eine Verdünnung, doch viele von ihnen treten in den biolgischen Stoffkreislauf ein, reichern sich über die verschiedensten Nahrungsketten an und gelangen auf vielerlei Umwegen in den menschlichen Organismus.

Die sich daraus in den ozeanischen Räumen ergebenden Probleme sind uns längst über den Kopf gewachsen und m.E. zur Zeit nicht mehr anders lösbar, als dass man in naher Zukunft die Fremdstoffbelastung über die Flüsse unterbindet. Um eine ungefähre Vorstellung über die anstehende Problematik zu geben, sei auf eine Feststellung der Deutschen Forschungsgemeinschaft verwieden. Die Flüsse aus den grossen Industriegebieten unserer Nordhalbkugel führen unentwegt etwa eine Million Fremdstoffe den Meeresgebieten zu. Von dieser Million sind nur ungefähr 400 Verbindungen bekannt, aber auch bei diesen sind wir nur unzulänglich darüber unterrichtet, welche Wege sie nehmen, welche Interaktionen sie auslösen oder induzieren können. Eine einzige Substanz sei herausgegriffen: das Quecksilber. Das Institut für ozeanographische Medizin in Paris hat vor mehr als einem Jahr bekanntgegeben, dass bei der an der Côte d'Azur ansässigen und sich vorwiegend von Meerestieren ernährenden Bevölkerung in etwa 5 Jahren Lähmungserscheinungen bzw. Blindheit eintreten können, derart hoch ist der Quecksilbergehalt der Meerestiere geworden!

Allgemein gesehen bedeutet dies, dass der biologische Stoffkreislauf mit vielerlei Fremdstoffen belastet wird und dass dadurch qualitativ und quantitativ veränderte oder anders strukturierte Verbindungen weitergegeben werden. Die Zunahme der verschiedenen Zivilisationsschäden und -krankheiten ist zum grössten Teil hierin begründet. Man mag mir entgegenhalten, dass zum Schutze der Bevölkerung für eine grosse Anzahl von Fremdstoffen von amtlicher Seite Toleranzwerte aufgestellt wurde, die besagen, dass diese oder jene Substanz, z.B. als Rückstand im Nahrungsgut, in bestimmter Grössenordnung tolerierbar ist. An sich können Toleranzwerte ihren Sinn haben; leider aber spiegeln die meisten von ihnen unsere Unwissenheit. Bisher wurden sie jeweils nur für eine einzelne Substanz erstellt, mögliche Kombinationswirkungen mit anderen Stoffen hat man nicht einbezogen. In neuester Zeit bahnt sich diesbezüglich eine Änderung an. Nicht berücksichtigt hat man weiterhin, dass für Kranke, alte Leute und Kleinkinder ganz andere Werte gelten. Vollkommen sinnlos ist das Aufstellen von Toleranzwerten bei stabilen Stoffen mit kumulativen Eigenschaften; es ist Schuld daran, dass in manchen Gegenden die Muttermilch in einem für Säuglinge untragbaren Masse mit stabilen Fremdstoffen durchsetzt ist.

Wirklich nötig wäre es gewesen, Toleranzwerte für die verschiedenen Ökosysteme zu erarbeiten, einmal um dieser Systeme selbst willen, zum anderen, um das bumerangartige Zurückkommen von Fremdstoffen zum Menschen, nämlich ihre Aufnahme in seinen Organismus zu vermeiden. In allerletzter Zeit haben diesbezügliche Forschungen eingesetzt, sie werden aber noch lange nicht zu praktischer Bedeutung kommen.

Absolut verwerflich ist die vonseiten mancher Industriezweige, aber sogar von Medizinern, Toxikologen und Hygienikern immer wieder vorgebrachte Ansicht, dass die vielen in unserer Umwelt vorkommenden Fremdstoffe keine signifikanten Schäden am Menschen erkennen lassen. Wenn man warten wollte, bis durch Schwermetalle, cancerogene Substanzen und radioaktive Stoffe, um nur einige anzuführen, signifikante Schäden auftreten, dann ist es zu spät. Eine derartige Einstellung lässt auf eine katastrophale wissenschaftliche Kurzsichtigkeit schliessen und schlägt vor allem jeder Präventivmedizin oder sonstigen prophylaktischen Massnahmen ins Gesicht. Die zur Zeit progressive Zunahme so mancher Zivilisationsschäden und -krankheiten sollte Signifikanz genug sein.

Da der biologische Stoffkreislauf auch den menschlichen Organismus erfasst, muss einiges über unsere Ernährung gesagt werden. Zunächst ist klar, dass sie vom Gesamtkomplex Umwelt nicht abgetrennt werden kann. Behandelt man die Umwelt falsch, so wird dem Körper über die Ernährung ebenfalls Falsches zugeführt. Der bekannte Ernährungswissenschafter Kollath hat die Nahrung als den Umweltfaktor Nr. 1 bezeichnet, womit er ihre Bedeutung zu Recht herausstreicht. Bereits vor Jahrhunderten hat der schon zitierte Paracelsus diese Zusammenhänge richtig gesehen, wenn er sagt: «Du wirst nicht nur geboren durch deine Mutter, sondern in gleicher Weise durch deine Mutter Erde, die mit jedem Mundvoll Nahrung täglich Einzug in dir hält.» Mit diesen wenigen Worten ist das Wesentliche zusammengefasst. Wie sehr versündigt sich dagegen unser wissenschaftlicher Fortschritt!

Zugleich mit der in erdgeschichtlichen Dimensionen abgelaufenen organischen Entwicklung vollzog sich auch eine Evolution der Ernährung. Das bedeutet, dass die Grundstoffe unserer Nahrung wie Kohlenhydrate, Proteine, Fette und Öle, Vitamine und Mineralstoffzusammensetzungen seit Millionen von Jahren sich in ihrer molekularen Struktur und auch in den Mengenverhältnissen spezifisch entwickelt haben. Es bedeutet aber weiterhin, dass der tierische und menschliche Organismus stets eine qualitativ und quantitativ adäquat zusammengestellte Ernährung angeboten erhielten, auf die sich der Warmblüterorganismus physiologisch einstellte. Was den Menschen angeht, so vergesse man nicht, dass dieser, erdgeschichtlich gesehen, während gut 98% seiner Lebensgeschichte so im Naturgeschehen verwurzelt war, dass er reiner Nutzniesser dessen war, was ihm die Natur bot oder was er sich mit seiner Körperkraft aus dem Boden erarbeiten konnte.
Von den nicht überschaubaren Mengen der in die Umwelt gelangenden Fremdstoffe nimmt der menschliche Organismus einen Teil über das Nahrungsgut, einen Teil über die Atemluft auf. Ausserdem kann durch die zunehmende Technisierung der Lebensmittelverarbeitung im weitesten Sinn und durch die verschiedensten Massnahmen der Agrarchemie das gesamte Nahrungsgut kurzfristig beachtlichen Veränderungen unterworfen sein, sehr zum Nachteil seines Nahrungswertes. Nicht dass dadurch akute Wirkungen ausgelöst werden, wohl aber Mangelerscheinungen und darin wurzelnde zivilisatorische Schäden und Krankheiten. Dass der menschliche Organismus noch in der Lage ist, auf eine möglichst naturbelassene Nahrung sehr positiv zu reagieren, häufig in sehr kurzer Zeit, ist längst erwiesen. Es sei in diesem Zusammenhang auf die Namen Bircher-Benner, Kollath, Schnitzer und vor allem Bruker verwiesen.
Das bisher Gesagte sollte in groben Zügen veranschaulichen, wie innig verflochten alles Leben mit der gesamten Umwelt ist, dass die beiden untrennbar sind, somit die Umwelt einen Bestandteil jedes Lebens darstellt. Die Ökosysteme haben sich erdgeschichtlich als eine Ganzheit herausgebildet und arbeiten ganzheitlich. Daher müssen sie auch als eine Ganzheit gesehen und behandelt werden. Geschieht dies nicht, so stehen wir da und dort, und eines Tages überall, vor lauter Disharmonien. Die Entwicklung führt uns drastisch vor Augen, wie rasch dies eintritt. Die bereits bestehenden Disharmonien schlagen zurück, was sich am verhängnis-

vollsten auf den Menschen selbst auswirkt.
In der zweiten Hälfte dieses Jahrhunderts hat sich ein enormer Fortschritt in naturwissenschaftlicher Denk- und Arbeitsweise angebahnt, nämlich von der Betrachtung analytisch gewonnener Einzelheiten eines Systems überzugehen zu dem System als Ganzheit. Mag sein, dass kybernetische Überlegungen dazu den Anstoss gaben. Leider stehen wir aber in den allermeisten Bereichen erst am Beginn einer ganzheitlichen Betrachtungsweise.
Der Umwelt kommt auch die Rolle eines unmittelbar prägenden Faktors zu. Jedes Lebewesen ist historisch so oder so geworden (historisch im Sinne erdgeschichtlicher Zeiträume), und zwar trotz grösster individueller Unterschiede funktionsanatomisch in Übereinstimmung mit seinem spezifischen Lebensraum und seiner spezifischen Lebensweise in diesem. Betrachtet man z.B. das Skelett der Vorderextremität eines Maulwurfes, so lassen Anordnungen und Gestalt der Knochen eindeutig auf eine grabende Tätigkeit schliessen. Wohl am deutlichsten wird einem das prägende Prinzip der Umwelt vor Augen geführt, wenn man die Gestalt eines Delphins studiert. Er stammt von einem Vierfüsser ab, der zum Wasserleben überging. Gestalt und Funktionen seines Organismus sind sowohl durch seine Erbanlagen wie auch durch Umwelteinflüsse des Wassers als Lebensraum festgelegt. Die Summe beider ergab erdgeschichtlich die wunderbare Delphin-Form. Sie ist heute, wie man sich wissenschaftlich auszudrücken pflegt, genetisch fixiert.
Durch die funktionelle Anatomie, also durch das Studium der einzelnen Organe hinsichtlich ihrer Leistung, ist es längst eine Erfahrungstatsache geworden, dass Erbmasse und Umwelt zusammen das Spezifische eines Individuums ausmachen. Von selbst ergibt sich die Kardinalfrage: Wie wirken Erbmasse und Umwelt zusammen? Dass sie es tun, ist klar, die erwähnte Delphingestalt ist einer von zahllosen nicht wegzuleugnenden indirekten Beweise. Direkte Beweise für das Wie fehlen uns noch. Man könnte von der molekularbiologischen Überlegung ausgehen, dass das Erbmaterial eine innere (endogene) Information zur Verfügung stellt, während eine äussere (exogene) Information durch die Umweltreize auf den Organismus wirkt. Beide zusammen geben diesem die biologische Gesamt-Information.
Da innerhalb eines Ökosystems jedes Lebewesen mit seiner Umwelt eine untrennbare Ganzheit bildet, liegt der Gedanke nahe,

dass die für das Funktionieren ungestörte Ökosystem gültigen Prinzipien auch für die lebende Zelle gelten: Harmonischer Synergismus und grösstmögliche Ökonomie. Die lebende Zelle, ob als einzelliges Lebewesen oder innerhalb eines Zellverbandes, arbeitet tatsächlich nach den gleichen Grundprinzipien; durchaus verständlich, da sich ihr Leben zusammen mit ihrer Umwelt erdgeschichtlich entwickelt hat. Beide Prinzipien sind wesentliche Merkmale des biologischen Stoffkreislaufes, jenes unsichtbaren Bandes, das das gesamte Leben durchzieht. Jedes Lebewesen ist gezwungen, sich mit seiner Umwelt auseinanderzusetzen, ob als Einzeller oder als Organismus, in welchem für die einzelne Zelle genau das gleiche gilt. Diese Zusammenhänge hat der Schweizer Biologe Adolf Portmann herangezogen, um den Begriff Lebewesen zu definieren: «Jedes Lebewesen ist ein Zentrum von Aktionen, die eine relative Autonomie gegenüber der Umgebung bezeugen und die den Organismus als ein Subjekt erscheinen lassen, das sich mit seiner Umgebung auseinandersetzt.» Analoges gilt für eine einzelne Zelle innerhalb eines Organismus, innerhalb eines Gewebeverbandes, wenngleich hier das Subjektive nicht so deutlich ausgeprägt ist wie bei einem Lebewesen als Ganzheit. Bei pathologischen Vorgängen allerdings kann die Subjektivität einzelner Zellen und später ganzer Gewebepartien sehr stark zum Durchbruch kommen, so stark, dass die Einordnung in die harmonischen Wechselbeziehungen des betreffenden Gewebes oder Organes verlorengeht. Durch die enorme Fremdstoffbelastung unserer Umwelt stossen wir innerhalb von Ökosystemen auf Ähnliches.

Jedes Lebewesen also, ob Einzeller oder Vielzeller, verhält sich umweltbezogen, nur der Mensch der sogenannten Zivilisationsgesellschaft nicht. Die Umweltbezogenheit ist weitgehend abhängig von der Organisationshöhe des betreffenden Lebewesens. Einem auf Bäumen lebenden Säuger im tropischen Urwald offenbart sich eine grosse Vielfalt, seine Umweltbeziehungen sind völlig verschieden von denen eines Einzellers, denn das Charakteristische einer Umwelt kann nur so weit erfasst werden, wie Sinneseinrichtungen in der Lage sind, ihre einzelnen Faktoren dem Lebewesen zu vermitteln, sie «bekannt» zu machen. Ein Einzeller, etwa im Uferschlamm eines stehenden Gewässers lebend, «kennt» nur diesen Lebensraum, sein winziges Ökosystem. Ein anderer Einzeller, für den eine ganz kleine Wasseransammlung innerhalb der Astgabei einer im tropischen Regenwald stehenden Pflanze die Umwelt bedeutet, kennt nur diese Bedingungen. Sehr viele einzellige Lebewesen sind geradezu charakteristisch für dieses oder jenes winzige Ökosystem, für diesen oder jenen Lebensraum. Bei entsprechender Erfahrung ist es durchaus möglich zu sagen: In der Wasseransammlung eines Torfmoores kann ich nur die einen Einzeller erwarten, innerhalb des Sandlückensystems am Meeresufer nur die anderen, jeweils aber ganz bestimmte. Die meisten von ihnen sind einer bestimmten sehr spezifischen Umwelt zugeordnet, sie stellen ganz bestimmte Ansprüche an diese, sie sind durch die für sie adäquaten Umweltfaktoren geprägt. Häufig pflegt man auch zu sagen: sie sind bestimmten Umweltbedingungen angepasst. Geradezu unglaubliche Anpassungen an sehr spezifische Lebensräume bzw. Ökosysteme lassen sich bei niederen Vielzellern feststellen, z.B. in dem stets in Bewegung befindlichen Sandlückensystem in der Brandungszone der Meeresküsten.

Was bedeuten die Worte Prägung und Anpassung? Sie bedeuten Vorgänge des Ineinanderarbeitens, des Sich-gegenseitig-Ergänzens. Dies gilt nicht allein für Einzeller, sondern für jeden Organismus. Verständlich werden diese Prozesse nur, wenn man davon ausgeht, dass Leben und Umwelt eine Einheit bilden. Man denke an die Delphingestalt! Der Organismus als Ganzes ist es, der in Übereinstimmung mit der Umwelt reagiert. Die Ganzheit eines Organismus ist, ebenso wie die Ganzheit einer Zelle, letzten Endes verankert in dem Erbmaterial (genetisches Material), das die biochemische Spezifität des betreffenden Lebewesens bedingt. Der molekulare Aufbau des Erbmaterials ist in seiner grandiosen Einfachheit genau bekannt. Er ist bei allen Lebewesen gleich, aber es haftet ihm dennoch etwas sehr Spezifisches an, sonst gäbe es nicht die in die Millionen gehende Arten-Vielfalt, in der uns das pflanzliche und tierische Leben entgegentritt. Der molekulare Aufbau sagt rein gar nichts darüber aus, wieso ihm einerseits eine hohe Unabhängigkeit gegenüber Umwelteinflüssen, andererseits doch eine gewisse Wandelbarkeit gegeben ist, durch die die Herausbildung neuer Arten im Verlauf der Erdgeschichte möglich war.

Die Unabhängigkeit des Erbmaterials bedingt die Artenkonstanz. Ohne diese wäre es unmöglich, dass Jahr für Jahr auf ein und derselben Weise die verschiedensten Blumen nebeneinander unverändert blühen und keineswegs von der gleichen Umwelt allmählich in gleiche Formen umgeprägt werden (nach Barthelmess). Die gewisse Wandelbarkeit des Erbmaterials, zumindest über erdgeschichtlich lange Zeiträume, beweist der schon mehrfach erwähnte Delphin mit seiner Abstammung von einem Vierfüssler. In seinem Fall hat sich, im Zusammenwirken von Organismus und Umwelt, allmählich eine geradezu ideale Gestalt herausgebildet, ideal in Morphologie und Physiologie. Zweifelsohne handelt es sich um ein ganzheitliches Geschehen, jedoch liegen die Regeln und Gesetze dieses lebendigen Geschehens noch vollkommen im Dunkeln. Ich möchte hinzufügen: Gott sei Dank!

Im Hinblick auf den molekularen Aufbau des Erbmaterials kann man aus dem eben gebrachten Beispiel theoretisch folgendes ableiten: Bei aller Konstanz des Erbmaterials muss es eine Möglichkeit geben, alle im Laufe eines Lebens und viele Generationen hindurch erhaltenen Umweltreize physiologisch so zu verarbeiten, dass ihre Summe allmählich, sozusagen als neues Programm, im Erbmaterial verankert ist. An anderer Stelle habe ich von der endogenen und von der exogenen Information gesprochen, die im Zusammenwirken für den Organismus eine biologische Information ergeben.

Derartige Überlegungen setzen voraus, dass es einen Informationsfluss von aussen in das Zellinnere geben muss, für den Einzeller sowohl wie auch für die einzelne Zelle im Gewebeverband, also innerhalb eines Organismus. Nach F.A. Popp (1976)[1] hat ein aufregendes Experiment den Anstoss zu intensiven Forschungen auf diesem Gebiet gegeben: Ein Glasbehälter ist durch eine gläserne Querwand in zwei Abschnitte unterteilt. In jedem dieser beiden Abschnitte befindet sich die gleiche Zellkultur. Infiziert man eine der Zellkulturen mit einem Virus, so erkrankt diese Kultur und die zweite nebenan befindliche bleibt, wie man es erwartet, von der Erkrankung unberührt. Ersetzt man aber die Normalglaswand durch eine Quarzglasscheibe, so geschieht das Unglaubliche: Die nicht mit dem Virus infizierte Kultur nebenan erkrankt nun ebenfalls. Da Quarzglas, nicht aber Normalglas, UV-Strahlen durchlässt, ist es naheliegend, die Erklärung darin zu finden, dass eine zelleigene UV-Strahlung existiert, die der benachbarten Zellkultur eine – im vorliegenden Fall – pathologische Information übermitteln kann. Diese Erkenntnis ist von weittragen-

1 Popp, F.A. Boophotonen; Heidelberg 1976, Verlag f. Medizin Dr. E. Fischer.

der Bedeutung. Deutsche Biophysiker arbeiten an den sich durchaus ergebenden Problemen und haben eine gut fundierte Theorie der interzellulären Kommunikation aufgestellt (siehe: Bild d. Wissenschaft, 1976, H. 1, S. 58). Danach sind die Zellen in der Lage, sich untereinander durch UV- und Infrarot-Strahlung zu informieren, und zwar in sehr kurzer Zeit. Einzelheiten darüber würden den hier gegebenen Rahmen sprengen. Wesentlich ist, dass eine solche Information überhaupt möglich ist,und dass sie bis an das Erbmaterial herankommt. Ausserdem ist erwiesen, dass verschiedene Lichtqualitäten von aussen als Informationsträger in die Zelle gelangen, was gleicherweise auch für jedes einzellige Lebewesen gilt. Natürlich existieren noch eine Menge andere, für uns nicht wahrnehmbare Schwingungsarten; die Forschungen auf diesem Gebiet eröffnen uns stets neue Einblicke.
Bezüglich der UV-Strahlung und der Infrarotwellen taucht die Frage auf, woher die Zelle die Energie nimmt, solche Schwingungen hervorzubringen; man glaubt: aus den Mitochondrien (zellinternen Stoffwechselzentren). Vielleicht ergeben sich in naher Zukunft schon andere oder zusätzliche Energiequellen.
Tatsache ist, dass jede Zelle, ob als einzelliges Lebewesen oder innerhalb eines Gewebeverbandes in einem Organismus, Umweltreize aufnimmt und verarbeitet. Wie dies im einzelnen geschieht, darüber wissen wir kaum etwas.
In Übereinstimmung mit der Umwelt haben harmonischer Synergismus und grösstmögliche Ökonomie ebenso für Einzeller wie für die Zelle im Organismus Gültigkeit. Dass Schwankungen nach der einen oder anderen Seite möglich sind und tatsächlich vorkommen, liegt im Wesen der Natur, die immer die Fähigkeit hat, in den früheren Zustand zurückzupendeln oder einen neuen Gleichgewichtszustand aufzubauen.
Erst dem Menschen war es vorbehalten, in die Gleichgewichtszustände der Ökosysteme störend einzugreifen, und zwar so massiv, dass sich überall schwerste Disharmonien (Ungleichgewichte) eingestellt haben und noch einstellen, teilweise autonom progressiv weiterlaufend. Es besteht ein Zusammenhang zwischen seinem Fehlverhalten und einer besonderen Weiterentwicklung seines Gehirnes, der dazu geführt hat, dass er eine geistige Stufe erreicht hat, die ihn hoch über das Tier stellt, aber auch in Gefahr bringt, unter dieses abzusinken.
Ersteres ist durch die grossartigen geistigen und künstlerischen

Leistungen in allen geschichtlichen Epochen belegt, die Gegenwart inbegriffen, letzteres gilt nicht nur im Ethischen (es gibt heruntergekommene Menschen, aber, mangels sittlichen Bewusstseins, keine heruntergekommenen Tiere), sondern auch im Umweltverhalten: das vom Menschen unbeeinflusste Tier handelt durch seinen Instinkt richtig, es kann gar nicht etwas ausklügeln, was es von dem natürlichen Verhalten abbrächte, das ihm durch Arterhaltung und Umwelteingliederung vorgezeichnet ist. Den Menschen hingegen hat seine geistige Sonderentwicklung zu einem rasanten technisch-wissenschaftlichen Fortschritt geführt, von dem getragen, gleichsam verblendet, die Industriegesellschaft über die grundlegendsten Naturgesetze hinweggegangen ist und sie noch weiterhin ignoriert.
An sich wäre die besondere Entwicklung des menschlichen Gehirns kein Grund für ein falsches Verhalten der Umwelt gegenüber. Mag sein, dass der Ausspruch eines amerikanischen Neurophysiologen manches erklärt[2]: «Der Mensch befindet sich in der misslichen Lage, dass die Natur ihn praktisch mit drei Gehirnen versehen hat, die trotz grosser Unterschiede im Bau zusammen funktionieren müssen. Das älteste dieser drei Gehirne ist grundsätzlich reptilartig. Das zweite haben wir von den Säugern geerbt, und das dritte ist Produkt einer späten Säugerentwicklung, die den Menschen in Sonderheit zum Menschen gemacht hat.» Die Ausrüstung mit dem neuen Gehirnteil bewirkt, dass der Intellekt dem Instinkt übergeordnet ist und diesen weitgehend verdrängt. Ganz allgemein kann man sagen: je höher der Intelligenzdurchschnitt liegt, um so mehr ist der Instinkt verlorengegangen. Dieser Verlust ist gerade für das Umweltverhalten ein wesentlicher Nachteil. Das Tier verhält sich, abgesehen von gelegentlichen Ausnahmen, umweltkonform. Ein gewisser Instinkt ist zwar auch bei höchstem Zivilisationsniveau gegeben, aber gegenüber dem Tier ist der Mensch in eine Phase des Alles-machen-Könnens eingetreten, ohne dass damit die Voraussicht der Auswirkungen seines Tuns verbunden wäre. Seine Fähigkeiten wachsen ihm gewissermassen über den Kopf. Vom homo sapiens sind wir noch sehr fern, der gegenwärtige Mensch ist, um mit den Worten Wallensteins zu sprechen: ein, «homo oeconomicus» und nichts anderes

2 Zitiert nach: Friedrich Sanides, Wie sich das Menschenhirn entwickelt hat. C.H. Boehringer Sohn, Ingelheim a. Rhein, 1962.

als ein «Zwischenglied» zum hoffentlich sich herausbildenden homo sapiens.
Eines steht mit Sicherheit fest: Was der Mensch der Umwelt, und damit den Ökosystemen, antut, wirkt unweigerlich früher oder später auf ihn selbst zurück, wenn auch sehr viel später, vielleicht erst nach Generationen. Das ist der tiefere Sinn des oben zitierten Ausspruches von Feuchtersleben. Viele der in der Umwelt verursachten Disharmonien werden über die verschiedenen Wege des biologischen Stoffkreislaufes an den Menschen herangetragen und verursachen in seinem Organismus ebenfalls Disharmonien. Das Zurückschlagen der Natur, das «heimliche Gericht», manifestiert sich zuerst im Zellularbereich, dann in den Organen und kann schliesslich den ganzen Organismus erfassen.
Die Disharmonien, die fast immer bei den sog. Primärproduzenten, den Trägern verschiedenster Substanzen, beginnen und über die vielen möglichen Glieder der Nahrungsketten weitergegeben werden, können dadurch entstehen, dass Fremdstoffe die spezifischen pflanzlichen Inhaltsstoffe, wie Kohlenhydrate, Proteine, Fette und Öle, Vitamine, qualitativ und quantitativ verändern. Quantitativ können auch die Mineralzusammensetzungen verändert sein. Dies gilt nicht nur für den biologischen Stoffkreislauf in den Meeren, es gilt in gleicher Weise auch für unsere Nahrungspflanzen auf dem Lande. Von ganz besonderer Bedeutung ist aber die Möglichkeit, dass Fremdstoffe im allgemeinen Stoffkreislauf wie im einzelnen Organismus physiologische Prozesse einleiten können, die autonom progressiv weiterlaufen, wobei die diese Vorgänge induzierenden Substanzen gar nicht mehr vorhanden sein müssen. Bei diesen Erörterungen ergibt sich ganz von selbst neuerlich die Frage nach Toleranzwerten, die aber in der bestehenden Weise in solchen Fällen keinen Sinn haben.
Fremdstoffe belasten zunächst einzelne Zellen oder Zellverbände des menschlichen Organismus. Anders ausgedrückt: Völlig unmerklich nehmen die von Menschen in der Umwelt hervorgerufenen Disharmonien den Weg in einzelne Zellen bzw. Organe. Welche Zellen oder Gewebe als erste betroffen werden, wird jeweils sehr unterschiedlich sein, da die meisten Fremdstoffe eine Vorliebe für bestimmte Zell- und Gewebearten zeigen (biochemische Affinität). Die in der lebenden Zelle einsetzende Disharmonie bedeutet, dass zelleigene physiologische Prozesse in andere Bahnen gesteuert werden. Wie man heute weiss, besteht eine rasche Infor-

mationsmöglichkeit von Zelle zu Zelle – ich erinnere an die UV- und Infrarot-Strahlung; es genügt, dass eine einzige Zelle die «Nachricht» ihres gestörten physiologischen Zustandes an benachbarte Zellen weitergibt.
Zellspezifische elektrische Vorgänge sind ableitbar und können mit geeigneten Apparaten gemessen werden. Auf alle Fälle handelt es sich innerhalb der Zellen um sehr subtile Vorgänge und schon eine geringe Fremdstoffbelastung kann dazu führen, dass die ableitbaren und damit registrierbaren elektrischen Felder andere Werte zeigen. Für die Störung zellinterner harmonischer Synergismen genügen schon einzelne Moleküle oder Atome. Alle für den Menschen krankhaften Prozesse wurzeln im Zellularsystem, nahmen von hier ihren Ausgang. Historisch bemerkenswert ist, dass ein unbekannt gebliebener Autor schon vor über 200 Jahren diese Zusammenhänge richtig gesehen hat. Er schreibt nämlich in dem 1770 in Paris erschienenen Werk «Systèmes de la Nature» folgendes: «Es braucht nur einen kleinen Zufall, ein Atom am falschen Platz, um dich zu verderben, um dich zu erniedrigen, um dir deinen Verstand zu nehmen, auf den du so stolz bist.» Damals konnte diese Äusserung nicht verstanden werden, sie trifft heute aber vollkommen das Richtige. Es ist tatsächlich so, dass es z.B. beim Erbmaterial oder bei anderen zellinternen Molekülverbänden wirklich darauf ankommt, ob ein Atom oder eine Molekülgruppe den richtigen Platz einnimmt.
Von besonderem Interesse sind alle jene durch Fremdstoffe eingeleitete Prozesse, die, wie schon erwähnt, autonom progressiv weiterlaufen. Das bekannteste Beispiel in dieser Hinsicht ist der Krebs. Er beginnt dadurch, dass in den Zellen eines bestimmten Gewebes auf diese oder jene Weise eine Disharmonie entsteht. Diese wird durch die zellinternen Informationsmöglichkeiten weitergegeben, umfasst immer grössere Zellbereiche, bis nach sehr unterschiedlich langer Latenzzeit der Krebs als solcher erkennbar wird. Je nach der Art des Fremdstoffes und abhängig von der Menge und dem Zeitpunkt der Aufnahme in den Organismus, kann der fehlgesteuerte zellinterne Prozess sich auch erst bei der Nachkommenschaft auswirken, ebenfalls als Krebs. Es ist tierexperimentell bewiesen, dass die einmalige Aufnahme einer winzigen Menge einer chemischen Verbindung während der Tragzeit des Tieres Krebs bei der Nachkommenschaft auslöst. Die rasche Zunahme von Krebs bei Kleinkindern, in den letzten Jahren auch

bei Neugeborenen, spricht für analoge Möglichkeiten beim Menschen.
Auch in den Ökosystemen laufen autonom progressive Vorgänge ab, die allerdings in ihren Zusammenhängen überhaupt nicht durchschaubar sind, wohl auch nicht so bald sein werden, da die Fremdstoffbelastung zu hoch und vor allem zu vielfältig ist. Es ist aber eine Tatsache, dass zu Beginn der siebziger Jahre in manchen Zonen der amerikanischen Atlantikküste vermehrt Fische mit Tumoren aufgetreten sind. Ob dies durch Fremdstoffe verursacht wurde, die den biologischen Stoffkreislauf in andere Bahnen gelenkt haben oder ob entsprechende Substanzen von den Fischen selbst aufgenommen wurden, darüber lassen sich nur Vermutungen anstellen. In der Umwelt und im Zellularbereich stehen wir ratlos dem «heiligen Gericht» (Feuchtersleben) gegenüber und müssen betroffen feststellen, dass wir ihm nicht entrinnen können.
Umwelt und lebende Zelle: Sie arbeiten nach den gleichen Grundprinzipien, nach den gleichen Gesetzmässigkeiten. Es ist bedrückend, wenn man feststellen muss, dass dem Menschen, dem ersten Lebewesen der Erde, das sich auf Grund seiner besonderen Gehirnentwicklung von diesen Gesetzmässigkeiten losgelöst hat, dies sehr zu seinem Nachteil gerät. Die Zivilisationsgesellschaft verfügt über einen unglaublichen Reichtum an Mitteln, weiss diese aber noch nicht der Umwelt angemessen einzusetzen, kann noch keine Möglichkeiten aufzeigen, human- und umweltökologisch den richtigen Weg einzuschlagen. Wir leben, wie G.H. Schwabe einmal bemerkt hat «in einer Zeit der intellektuellen Ratlosigkeit».

Biologisch-medizinische Gefahrenmomente der Kernenergie

1979

Es ist eine grobe Irreführung, wenn von Seiten der Befürworter von Atomkraftwerken immer von neuem die Strahlenbelastung durch Kernkraftwerke mit jener der natürlichen Grundstrahlung, der die Menschheit ausgesetzt ist, verglichen wird. Dadurch werden breiteste Bevölkerungskreise falsch unterrichtet, mit dem Zweck, die wirklichen Gefahren zu bagatellisieren. Ein derartiger Vergleich ist wissenschaftlich unhaltbar. Bei der kosmischen Strahlung z.B. handelt es sich um Strahlung, bei der keine radioaktiven Teilchen aufgenommen werden. Der Vergleich mit der natürlichen terrestrischen Strahlung ist ebenfalls vollkommen unhaltbar, vor allem dann, wenn man gelegentlich von den Atomkraftbefürwortern hört, die Menschen hätten sich an diese natürliche Grundstrahlung gewöhnt. Man vergesse nicht: Ein Teil der plötzlich auftretenden Erbänderungen und auch ein Teil von Krebsentstehungen gehen auf diese natürliche Grundstrahlung zurück.
Bei Kernreaktoren der derzeitigen Bauart herrschen grundsätzlich andere Bedingungen. Auch bei einem Normalbetrieb werden feste und gasförmige Substanzen (sog. Radionuklide) in die Umgebung abgegeben, auch bei besten Sicherheitsmassnahmen. Es handelt sich also um radioaktive Teilchen, die teilweise vollkommen neuartig sind. Teilchen, die in den Organismus gelangen und dort in den verschiedenen Geweben auf kleinstem Raum ihre Strahlung abgeben. Von Bedeutung ist ausserdem, dass wir über die rein physiologische Wirkung dieser Radionuklide, also ohne ihre Strahlungswirkung, nur höchst unzulänglich orientiert sind, vor allem aber über die Langzeitwirkungen noch nichts aussagen können. Die Zeit, dass solche Stoffe in unserer Umgebung sind, ist zu kurz, es können noch keine Erfahrungen vorliegen. Man bedenke in diesem Zusammenhang, dass die Latenzzeit für Krebs durchschnittlich 25-30 beträgt. Schäden am Erbmaterial sind in ihrer

ganzen Auswirkung erst in den späteren Nachkommenschaftsgenerationen zu erwarten.
Auch aus einem anderen Grund ist der Vergleich der natürlichen Strahlung mit der Auswirkung radioaktiver, aus Kernkraftwerken stammender Teilchen undurchführbar, weil die von aussen an den Körper gelangende Strahlung abgeschirmt werden kann. Bei einverleibten radioaktiven Substanzen, über die Nahrung oder über die Atemluft, ist ein Schutz ausgeschlossen, da sie, wie schon erwähnt, aus nächster Nähe Zellen schwerst schädigen.
Der Beginn der Zellschädigung erfolgt zuerst im atomaren und molekularen Bereich und führt zu Sekundärreaktionen, die bald in komplizierte Stoffwechselprozesse eingreifen. Die weiteren Zellschädigungen können zwei Bereiche umfassen: Die Strahlenschäden führen zu Veränderungen an den Zellstrukturen oder ändern den spezifischen Zellstoffwechsel. Auch beide zusammen sind möglich. Im wesentlichen werden die zahlreichen Fermente in ihrem geordneten Zusammenspiel blockiert, was einerseits den Tod der Zelle, andererseits ihre Entartung bedeuten kann. Eine Zellentartung bedeutet Krebs. Ausserdem kann noch der Zellkern in Mitleidenschaft gezogen werden, was zu Änderungen am Erbmaterial führt. Dies hat weiterhin zur Wirkung, dass erhebliche Defekte auftreten können. Häufig wird auch der Vergleich mit der Strahlenbelastung aus dem medizinischen Bereich angeführt. So etwas zu machen, zeigt von einer völligen Verkennung der Wirklichkeit. In der Medizin wird eine Bestrahlung oder Durchleuchtung gezielt durchgeführt um zu helfen. Die Kernindustrie sorgt in erster Linie für eine Verunreinigung der gesamten Umwelt oder wirkt durch eine direkte aber vollkommen ungezielte Bestrahlung, und besonders wichtig, kein Lebewesen auf der Erde bleibt davon verschont.
Ein besonders schwerwiegender Irrtum wurzelt in der Meinung, dass es eine höchstzulässige Strahlendosis gibt, eine Toleranzdosis. Es gibt keinen Beweis dafür, dass eine sichere Grenzschwelle existiert. Die gegenwärtig gültigen Richtlinien bedeuten pro Jahr zusätzlich viele tausend Krebs- und Leukämiefälle, ausserdem noch in die Millionen gehende Todesfälle durch erblich bedingte Krankheiten. Es ist noch zu bedenken, dass eine Vielzahl von Gesundheitsschäden nicht zum Tode führen müssen, daher auch nicht berücksichtigt werden können, da der exakte Ursachen-Zusammenhang nicht feststellbar ist.

Da eine Speicherung radioaktiver Stoffe in Pflanzen und Tieren erfolgt, so wird auch dadurch die Schädigungsmöglichkeit des menschlichen Organismus vergrössert. Über die verschiedenen Glieder von Nahrungsketten kann eine sehr wesentliche Anreicherung radioaktiver Stoffe erfolgen. In dem ganzen Fragenkomplex macht der einzelne Atomreaktor nur einen schmalen Sektor aus. Die grösste Anhäufung radioaktiven Materials geschieht sicherlich durch die Aufbereitungsanlagen. Abschliessend sei festgestellt, dass in erster Linie der Embryo und die Kinder gefährdet werden, weil in ihrem Organismus Langzeit- und Spätschäden sich auswirken, darüber hinaus mit einem immer stärker werdendem Anwachsen erblicher Schäden gerechnet werden muss als Folge der radioaktiven Belastung der Umwelt. Nach dem heutigen Stand unserer technisch-wissenschaftlichen Kenntnisse ist jede Inbetriebnahme eines Atomkraftwerkes unverantwortlich.

Umwelttoxikologische Studien

Als der saure Regen kam

1981

Unser allgemeiner Fortschritt hat dazu geführt, dass der für unsere Erdoberfläche so wesentliche, lebenspendende Regen, in manchen Gegenden nicht mehr Leben spendet, sondern langsam aber sicher den Tod vieler pflanzlicher und tierischer Organismen bedeutet. Über den grossen Industrielandschaften unserer Nordhalbkugel ist die Luftverschmutzung so gross geworden, dass Regen und Schnee durch die Aufnahme von Schwefel- und Stickstoffverbindungen, einen gefährlichen Säuregehalt bekommen.
Der Säuregehalt des Wassers wird durch den sog. Ph-Wert charakterisiert, ein Wert, der abgestuft von 0 bis 14 reicht. Bei einem Ph-Wert von 7 ist Wasser neutral. Gehen die Werte unter 7 herunter, so bezeichnet man das Wasser als sauer. Ein praktisches Beispiel: Essig zeigt einen Ph-Wert zwischen 2 und 3. Gehen die Werte über 7 hinauf, dann spricht man von einem alkalischen Bereich.
Da in der Atmosphäre Kohlensäure enthalten ist, die sich im Niederschlagswasser löst, so ist ein natürlicher schwacher Säurewert gegeben, der dem Regen einen Ph-Wert von 6 bis etwa 5,6 verleiht. Dies ist ein normaler Wert, und die gesamte Umwelt ist darauf eingestellt. Da Niederschläge in grossen kontinentalen Eisdecken, wie etwa in Grönland, sozusagen konserviert werden, kann man den Säuregehalt aus der Zeit vor dem Industrieaufbruch untersuchen. Eis, vor etwa 180 Jahren gebildet, zeigt einen Ph-Wert von 6 und über 6. Dieser Wert entspricht dem des gewöhnlichen Regens, bzw. Schnees. Mit der raschen Zunahme der industriellen Entwicklung nahm auch der Säuregehalt des Regens zu. In den heutigen ausgedehnten Industrielandschaften fällt Regen und Schnee, die bis zu dreissigmal mehr Säure enthalten als in Gegenden mit geringer Luftverschmutzung. Allerdings kann derartiger Regen durch Windströmungen überall hin verfrachtet werden.
Norwegische Wissenschafter waren in Europa die ersten, die schon zu Beginn der sechziger Jahre auf die fatale Auswirkung

von saurem Regen hingewiesen haben. Die Luftströmungen, denen Norwegen vorwiegend ausgesetzt ist, kommen aus dem Westen oder Südwesten, aus dem englischen oder aus dem belgischen und deutschen Industriegebiet (vor allem Ruhrgebiet). So fiel z.B. im Jahr 1974 in Island und an der Westküste Norwegens Regen mit einem Ph-Wert von 2 bis über 3. Ein solcher Regen kann schon als Essig angesprochen werden! Ganz besonders von derartigen Niederschlägen betroffen ist der südlichste Teil von Norwegen. In der Mitte der sechziger Jahre wurde in diesem Gebiet festgestellt, dass durch sauren Regen der Fischbestand in den Flüssen, vor allem aber in den Seen, stark zurückgegangen ist, wenig später vollkommen ausgestorben ist. Der Grund ist der, dass durch den starken Säuregehalt der normale biologische Zyklus in einem See weitgehend gestört ist. Die für die Ernährungsbasis wichtigen Primärproduzenten, sie leben gerade in den obersten Wasserschichten, gehen durch den hohen Säurewert zugrunde. Damit ist aber ein wesentliches Grundglied der für die Fischwelt wichtigen Nahrungskette zerstört und das Absterben der Fische die weitere Folge. Das Gebiet in Südnorwegen, in dem die Fischbestände stark reduziert bzw. vollkommen verschwunden sind, umfasst ca. 33'000 km^2. Es ist jene Zone, die bei Westwetter aus dem englischen Gebiet den vergifteten Regen erhält und bei Südwestwindlagen aus dem schon erwähnten belgischen und deutschen Industriegebiet.

Das eben Gesagte darf nicht vollkommen verallgemeinert werden. Das biologische Eigenleben eines Sees ist weitgehend vom geologischen Untergrund abhängig. Handelt es sich um Urgesteinsuntergrund, wie im südnorwegischen Bereich, so enthält solches weiches Wasser nur sehr wenig gelöste Substanzen, sodass die erwähnten Säurewerte nur unvollkommen oder überhaupt nicht neutralisiert werden können. Bei Seen mit anderem Untergrund liegen die Dinge günstiger. Aber wie lange noch?

Die Frage, wie lange noch, ist berechtigt. Vergleicht man die Säurewerte über Europa aus dem Ende der fünfziger Jahre mit jenen von zwanzig Jahren später, so zeigt sich deutlich: Das Gebiet mit sauren Niederschlägen war vor zwanzig Jahren noch klein. Es umfasste die Gebiete Südostenglands, die Nordsee mit den Küstenregionen von Belgien, Holland, Deutschland und das südlichste Norwegen. In der Mitte der siebziger Jahre hat sich dieses Gebiet wesentlich erweitert, sodass der gesamte östliche Teil Eng-

lands betroffen ist, darüber hinaus der gesamte südnorwegische Raum und Zentraleuropa, von Mittelfrankreich angefangen über Deutschland bis zu den Alpen reichend.
Im Sommer 1980 konnte ich in Lugano einen Säurewert (Ph-Wert) des Regens feststellen, der bei 4,5 lag. Anfang Januar dieses Jahres zeigte frisch gefallener Schnee in Innsbruck den gleichen Wert. Aus Osteuropa sind mir keine Werte bekannt. In der Zeitspanne von 20 Jahren hat sich gleichzeitig auch der Säuregehalt wesentlich vergrössert. Man erkennt daraus deutlich, dass es sich um einen progressiven Prozess handelt. Dieser ist noch nicht abgeschlossen. Im Gegenteil, die Progressivität wird beschleunigt weiterlaufen. Es sind nicht die geringsten Anzeichen dafür da, dass es in den nächsten Jahrzehnten anders werden könnte.
Saurer Regen fällt nicht nur auf Gewässer, er fällt auch auf Böden und Pflanzen. Pflanzen nehmen Wasser nicht nur mit den Wurzeln auf, sondern beachtliche Mengen auch über ihre oberirdischen grünen Anteile (Blätter und Nadeln). Was die Aufnahme sauren Wassers für den Stoffwechsel der Pflanze bedeutet, darauf kann zur Zeit keine klare Antwort gegeben werden. Ändert sich z.B. die Assimilationsleistung? Können sich die bekannten und für die Ernährung so wichtigen pflanzlichen Inhaltsstoffe qualitativ oder quantitativ verändern? Auch könnte man sich vorstellen, dass die Blatt- oder Nadeloberfläche unter dem Einfluss sauren Wassers zurücksetzen, also eine kleinere Oberfläche bilden, wie z.B. von manchen Stickstoffverbindungen schon bekannt ist. Das Kleinerwerden der Blatt- und Nadeloberflächen bedeutet für grossräumige Wälder einen beachtlichen Verlust der Sauerstoffproduktion, aber auch einen beträchtlichen Verlust an der Feuchtigkeitsabgabe an die Atmosphäre, was weiterhin, langsam aber sicher, schwere klimatische Störungen in manchen Gegenden bedeuten könnte.

4. Teil Meteorologische Studien

Meteorologische Besonderheiten der Ägäis

1949

Einleitung

Abgesehen von den norwegischen Fjordgebieten, weist keine andere Küste des europäischen Raumes eine derart vielgestaltige Gliederung auf wie die Griechenlands. Es nimmt nicht wunder, wenn bei dieser Vielgestaltigkeit der Küstenmorphologie, im besonderen des ägäischen Raumes, auch besondere meteorologische Verhältnisse lokaler Art auftreten, Verhältnisse, wie sie auf Grund der synoptischen Kartenanalyse kaum oder überhaupt nicht vorhergesehen werden können. Diese Erscheinungen sollen auf Grund einer fast dreijährigen Tätigkeit in diesem Raume (von April 1942 bis Oktober 1944) aufgezeigt und im einzelnen näher besprochen werden.

Es ist klar, dass bei dieser überaus reichen Küstengliederung und bei der grossen Anzahl von Inseln in der Ägäis, wobei Festland und Inseln in den weitaus meisten Fällen mit ausgesprochener Steilküste ins Meer abfallen, bei strömender Luft Ecken- und Düseneffekte auftreten, wie sie anderswo wohl kaum besser in Erscheinung treten dürften. Ganz allgemein kann in diesem Zusammenhang hinsichtlich Windstärken in Küstennähe gesagt werden: Sowohl bei Nordwind- als auch bei Südwindlagen treten bei allen Durchfahrten zwischen den Zykladeninseln (besonders Doro-Durchfahrt) sowie in der Nähe von Kaps (Athos, Sunion, Spada) wesentlich grössere Windstärken auf als auf freier See. Man trifft die Verhältnisse im allgemeinen richtig, wenn zur Windstärke auf freier See zwei Stärkegrade dazugezählt werden. Abgesehen von dem Zykladen-Raum, sind entsprechende Verhältnisse aber auch an der türkischen Küste und den Inseln des Dodekanes festzustellen.

Während der Sommermonate herrscht über der Ägäis eine einheitliche, nur durch geringe Änderungen unterbrochene Wetterlage. Sie ist gekennzeichnet durch die Etesien, oder wie die Griechen diese ständig wehenden Nordwinde bezeichnen, die Meltemia. In den Herbst-, Winter- und Frühjahrsmonaten aber ist die ganze Ägäis der Schauplatz oft heftigster Wettergegensätze. Stürmische Nord- und Südwindlagen wechseln in kürzesten Zeitabständen. Plötzlich und ungestüm, mit heftigen Gewittern, zum Teil begleitet von Schneeböen, brechen im Herbst die Nordwinde über die noch sommerlich warme Ägäis herein. Während hingegen stürmische Südwindlagen nie plötzlich auftreten, sondern mit geringen Windstärken beginnen und erst allmählich zu Sturmesstärke übergehen. Der Grund dieser schroffen Wettergegensätze ist darin zu sehen, dass in dieser Jahreszeit Zyklonen häufig die Ägäis überqueren. Der Zweck dieser Zeilen soll sein, die während dieser Jahreszeiten herrschenden Besonderheiten aufzuzeigen und das Interesse und die Aufmerksamkeit auf sie zu lenken.

Lokale Fallwinde im griechischen Küstengebiet
Schon in den älteren einschlägigen Handbüchern, wie auch in modernen Segelhandbüchern, die die Schiffahrtswege der Ägäis beschreiben, wird vor den «weissen Böen» der griechischen Küsten gewarnt. Ja, bereits im Altertum waren diese Winde bekannt und gefürchtet. Da man sich damals schon über ihre Herkunft und über ihre Entstehung Gedanken machte, so wurden sie auch mit den verschiedensten Namen belegt (siehe Neumann und Partsch, 1885). Es handelt sich hierbei um streng lokal auftretende Fallwinde von zuweilen grosser Heftigkeit, die die See vor Gischt weiss erscheinen lassen; daher ihr Name.
Auf Grund des sorgfältig gesammelten Materials hat es sich gezeigt, dass es stets die gleichen Stellen sind, an denen diese «weissen Böen» vorwiegend auftreten, so dass der Schluss nahelag, dass ihr Auftreten mit einer bestimmten Wetterlage im Zusammenhang stehen muss. Die Beobachtung hat dies auch bestätigt, und ich komme weiter unten näher darauf zu sprechen. Es gibt Küstengegenden, an denen bei entsprechender Wetterlage mit Bestimmtheit mit ihrem Auftreten gerechnet werden kann. Es sind dies von Nord nach Süd fortschreitend: Die Südküste des Athos-Berges, die Ost- und Südküste der Pelion-Halbinsel, die Ost- und Südseite Euböas, alle Zykladeninseln mit hohen Bergen (ganz besonders alle nördlich von Milos gelegenen), der Golf von Patras und von Korinth (berüchtigt in dieser Hinsicht ist die Bucht von Itea), die Südküste von West- und Mittelkreta sowie der Raum von Iraklion (Abb. 4).

Der Name «weisse Böen» verrät schon einiges über die Art und Weise ihres Auftretens. An Tagen mit ruhiger See, oft sogar glatter See, kann der Fall eintreten, dass innerhalb kürzester Zeit (1 bis 2 Stunden!), in der Nähe der vorhin genannten Küstengebiete, plötzlich Böen von Stärke 9 bis 10 (alle Angaben nach Beaufort) und darüber auftreten, was für die Küstenschiffahrt und besonders für im Hafen verankerte Schiffe äusserst unangenehm sein kann. Frühere Berichte sagen, sie kämen aus «heiterstem Himmel» heraus, was im allgemeinen bestätigt werden kann. Irgendwelche sichtbare Voranzeichen für ein Auftreten dieser Böen können vorhanden, müssen aber nicht unbedingt ausgebildet sein. Treten über hohen Gebirgszügen oder über gebirgigen Inseln Wolken vom Lentikularistyp auf, dann ist mit derartigen Windstössen aus dem Küstengebiet heraus in kürzester Zeit zu rechnen. Schon frühzeitig hatte man die Bedeutung dieser sehr charakteristischen Wolkenform erkannt, wenn Spratt in seinen «Sailing directions for the island of Candia or Crete», London 1866 (Neumann und Partsch 1885) schreibt: «Der Anbruch und das anhaltende Wehen dieser Winde, welche zu jeder Jahreszeit, am furchtbarsten aber im Winter sich einstellen, wird... ausnahmslos durch das Erscheinen einer nach unten scharf begrenzten Schicht weisser, wollig aussehender Wolken bezeichnet, welche die Gipfel des Ida-Gebirges verhüllen.» Diese Beschreibung nimmt Bezug auf die höchste Gebirgserhebung der Insel Kreta. Ich komme weiter unten nochmals auf dieses Gebiet zu sprechen, da diese Erscheinungen der Insel Kreta nicht immer gleichlaufend auftreten mit denen des griechischen Festlandes. Ein weiteres, besonderes Kennzeichen dabei ist, dass diese Wolkengebilde meist ebenso rasch verschwinden als sie aufgetreten sind. Diese «weissen Böen» bleiben aber streng lokal beschränkt und oft nur wenige Kilometer weiter herrscht Ruhe.

Die Erfahrung hat gezeigt, dass das Auftreten dieser Fallwinde an eine ganz bestimmte Wetterlage gebunden ist. Das Wesentlichste dabei ist, dass wir es mit einem Kaltlufteinbruch über dem Balkanraum zu tun haben, bei gleichzeitigem NS-Verlauf der Strömungslinien im Niveau der 500 mb-Fläche. Dann ist nach meinen Erfahrungen stets mit dem Auftreten dieser Fallwinde im Küstengebiet zu rechnen. Ist diese Entwicklung gegeben, dann tritt immer ein in der Höhe überholender Kaltlufteinbruch auf. Gelangt diese in der Höhe vorauseilende Kaltluft an Gebirgszüge oder an

hohe Berge, so stürzen sich diese Luftmassen an der Südseite gleich Lawinen in die Tiefe und verursachen dort die bereits bekannten «weissen Böen».
Derartige in der Höhe überholende Kaltlufteinbrüche können manchmal von ganz ausserordentlicher Heftigkeit sein. Im Winter 1943/44 wurde einmal folgender Fall beobachtet: In den Nachmittagsaufstiegen von Saloniki und Athen (16 Uhr) war von einem Kaltlufteinbruch noch nichts zu sehen. Um 19 Uhr desselben Tages wurden an der Beobachtungsstelle des Parnes (nördlich von Athen in 1000 m) bereits stark böige N-Winde verzeichnet. Die Beobachtungsstellen der weiteren Umgebung, wie Sunion, Chalkis und Andros, verzeichneten um diese Zeit noch kein Auffrischen des Windes. Lediglich im Gebiet von Patras, in der Bucht von Itea und von Korinth traten starke Fallwinde auf. Um 20 Uhr werden an der vorhin genannten Beobachtungsstelle des Parnes Windgeschwindigkeiten bis zu 120 km/h gemessen! Dieser in der Höhe überholende Kaltlufteinbruch war damals von einer derartigen Heftigkeit, dass zu einem Zeitpunkt, wo am Parnes bereits jene hohen Windgeschwindigkeiten gemessen wurden, in der Bucht von Patras und von Itea Fallwinde auftraten, in der Salonikibucht noch nicht einmal ein Vardarwind herrschte! Dieser kam erst im Verlauf der Nacht zur Ausbildung.
Anders verhält es sich aber, wenn die absolute Topographie der 500 mb-Fläche kein N-S gerichtetes Strömungsfeld über dem Balkan zeigt, sondern ein W-E gerichtetes. Derartige Fälle traten in den Wintermonaten manchmal auf. Das Bild der Bodenkarte war nicht anders als an Tagen mit Fallwinden im griechischen Küstengebiet, nämlich: Kaltlufteinbruch aus NW über dem ganzen Balkanraum. Trotzdem kam es aber zu keinen Fallwinden, oft auch nicht einmal zur Ausbildung eines Vardarwindes. Die Kaltluft blieb in so einem Fall über dem mazedonischen Raum liegen. Der Grund hierfür ist wohl darin zu sehen, dass in dem einen Fall die Kaltluftmassen am Boden und in der Höhe gleichsinnig fliessen, im anderen aber nicht. Bei einem W-E gerichteten geostrophischen Windfeld kann es gar nicht zu einem in der Höhe überholenden Kaltlufteinbruch über Griechenland kommen und ausserdem ist das Weiterfliessen der über dem Boden liegenden Kaltluft stark gehemmt. Ein derartiger Fall, wo die über den Balkan hereingebrochene Kaltluft im mazedonischen Gebiet liegen bleibt, ist für eine Prognose des Vardarwindes ziemlich unsicher, da schon

geringe Änderungen im Verlauf des Höhenwindes zu einem plötzlichen Losbrechen dieser Kaltluftmassen führen können. Ebenso ist besonderes Augenmerk auf etwa südlich Kreta vorbeiziehende Zyklonen zu richten (Zugstrasse 3 bei Conrad, 1943), da diese ebenfalls ein plötzliches Losbrechen des Vardarwindes verursachen können.

Nach dem eben Gesagten ist es durchaus möglich, eine Fallwind-Prognose für das griechische Küstengebiet zu geben. Das Hauptaugenmerk muss auf die Ausgestaltung und die mögliche Veränderung der absoluten Topographie der 500 mb-Fläche gerichtet werden, im Zusammenhang mit der Wetterentwicklung über dem europäischen Raum. Gerade in den Wintermonaten ist über Europa eine Wetterlage häufig, die durch rege zyklonale Tätigkeit mit W-E gerichteter Verlagerungstendenz im Raum Nordsee-Ostsee gekennzeichnet ist und mit Ausläufern bis nach dem Alpenraum reichen kann. Fast ebenso häufig ist bei einer derartigen Wetterlage mit zyklonaler Tätigkeit über Norditalien (Genua-Zyklone) zu rechnen. Diese norditalienischen Zyklonen nehmen meist den Weg über die Südadria, Griechenland, Nordägäis, Dardanellen in Richtung zur Krim (Zugstrassen 7 und 8 bei Conrad, 1943). Tritt nun mit dem Durchgang einer solchen Zyklone durch den südlichen Balkan gleichzeitig Kaltlufteinbruch über dem mitteleuropäischen Raum ein, so wird diese Kaltluft häufig den ganzen Balkan überfliessen. Durch das Vorbeiwandern der Genua-Zyklone im Gebiet der Ägäis wird diese Kaltluft noch weiter nach Süden angesogen, so dass sich diese über Griechenland hinweg bis in den Raum Kreta bemerkbar machen kann.

Dies ist die einzige Wetterlage, bei der es zur Ausbildung der berüchtigten Fallwinde im griechischen Küstengebiet kommt und auch nur dann, wenn das geostrophische Höhenwindfeld ebenfalls einen N-S gerichteten Verlauf annimmt. Ist dieses aber W-E gerichtet, so ist mit einer Ausbildung dieser «weissen Böen» nicht zu rechnen, es kann lediglich zur Ausbildung eines Vardarwindes in der Salonikibucht kommen.

Wenn ich eben sagte, dass dies die einzige Wetterlage sei, bei der es zur Ausbildung solcher Fallwinde kommt, so muss doch eine Ausnahme gemacht werden. Diese Ausnahme ist allerdings selten. Es kann sich nämlich über der Ägäis eine Wetterlage herausbilden, die folgendermassen gekennzeichnet ist: Tritt nach einem Kaltlufteinbruch, wie er weiter oben geschildert wurde, Beruhigung im Raum der Ägäis ein, so ist das ganze Gebiet mit Kaltluft überlagert. Diese Luftmassen erwärmen sich über See in den unteren Schichten rasch (besonders in den Herbstmonaten), nicht aber oder weniger stark über Land. Je ruhiger die Wetterlage, desto rascher wird sich dieser Temperaturgegensatz in den untersten Luftschichten herausarbeiten. Ein Austausch der über See liegenden Warmluft und der über Land liegenden Kaltluft erfolgt dann oft plötzlich in Form von stark böigen Fallwinden (etwa Luftlawinen vergleichbar), und zwar meist entlang von steilen Gebirgshängen. Man könnte geneigt sein, diesen Vorgang als eine Art orographischer Frontogenese im kleinen zu betrachten: Trockene Kaltluft über Land und feuchte Warmluft über See, so dass es in den unteren küstennahen Luftschichten zur Ausbildung einer Diskontinuitätsfläche kommt. Es ist durchaus möglich, dass das Vorhandensein einer solchen Schichtung schon auslösende Ursache solcher Fallwinde sein kann. Jedenfalls ist eine Prognose von Fallwinden bei einer derartigen Wetterlage weder nach Zeit noch für eine bestimmte Örtlichkeit möglich, da die einzelnen diese Fallwinde auslösenden Faktoren nicht fassbar sind. Es kann lediglich darauf hingewiesen werden, dass mit solchen Erscheinungen zu rechnen ist.

Ganz besonders geeignet für einen solchen Austausch scheint der Raum von Iraklion an der Nordküste Kretas zu sein. Hatte sich einmal eine derartige Wetterlage herausgebildet, so war es stets diese Gegend, wo ohne irgendwie erkennbare Ursache plötzlich stark böige Fallwinde aus dem Gebirge auf die Bucht von Iraklion hinaus wehten. Einer Lawine gleich setzen sich diese Luftmassen aus dem Gebirge heraus in Bewegung und fallen dann mit Windstärken von 9 bis 10 in das Hafengebiet von Iraklion ein. Einige Stunden hält diese streng lokal begrenzte Erscheinung an, verschwindet dann aber fast ebenso rasch wieder, wie sie auftrat. Eine andere Stelle auf Kreta sind die Hänge des Ida-Gebirges (Psiloritis), und zwar in erster Linie die Nordhänge. Die Südhänge des Ida-Gebirges und ebenso die ganzen Südhänge der Weissen Berge Westkretas zeigen Fallwinde, so wie ich dies weiter oben schon beschrieben habe, da sie nur bei Nordwindlagen auftreten. Berüchtigt in dieser Hinsicht ist die Südseite des Psiloritis.

Häufiger als diese eben geschilderten Kalftlufteinbrüche aus NW sind Kaltlufteinbrüche in die Ägäis aus NE, aus dem Schwarzmeergebiet heraus. Sie treten in der winterlichen Jahreszeit sehr

häufig auf, ja man kann sie geradezu als typisch bezeichnen für den rasch wechselnden Witterungsablauf in den Wintermonaten. Die Ursache ist in dem Druckgefälle zu sehen, das sich aus der winterlichen Hochlage über Russland und der um diese Zeit regen zyklonalen Tätigkeit im östlichen Mittelmeer ergibt.
Besonders eindrucksvoll wird ein solcher Kaltlufteinbruch nach Durchgang einer Zyklone etwa im Raum Kreta und Weiterverlagerung nach der Levante bei gleichzeitigem Druckanstieg über Südrussland. Mit durchschnittlicher Windstärke von 7 bis 8 wälzen sich die aus dem Raum Krim-Kaukasus kommenden Kaltluftmassen über Bosporus-Dardanellen in die Nordägäis, graue tiefliegende Wolkenbänke vor sich herschiebend. Ein besonderes Schauspiel gerade in den Herbstmonaten, wo durch das noch warme Wasser der Ägäis starke Labilisierung dieser Luftmassen eintritt, so dass die einzelnen einfliessenden Kaltluftstaffeln durch eine kontinuierliche Gewitterfront, durch stark böige Winde und Regen- und Schneeschauer gekennzeichnet sind. Derartige Kaltlufteinbrüche pflegen für gewöhnlich erst im Oktober oder November einzutreten. Ein gänzlich aussergewöhnlicher Fall hat sich im August 1944 ereignet, wo für diese Jahreszeit abnorm kalte Luftmassen aus dem Schwarzmeergebiet in die Ägäis eingebrochen sind. Starke Gewitter mit wolkenbruchartigen Niederschlägen waren die Folge. Es fielen damals in der attischen Ebene innerhalb von knappen 48 Stunden 120 mm Niederschlag, also rund 30% des Jahresdurchschnittes dieses Gebietes!
Es ist wichtig festzuhalten, dass bei dieser Art von Kaltlufteinbrüchen, und seien sie noch so heftig, niemals Fallwinde der weiter oben beschriebenen Art auftreten. Eine ganze Reihe von Küstenstrichen, darunter gerade auch solche, die bei NW-Windlagen stets Fallwinde zeigen, bleiben dabei völlig windschwach; so die gesamte innere und äussere Bucht von Saloniki, die westlichen Fahrwasser von Euböa, ein Grossteil des Golfes von Athen, das Gebiet des Korinthkanals und das gesamte westlich davon anschliessende Gebiet des Golfes von Korinth bis zum Golf von Patras. Niemals war bei einer derartigen Wetterlage ein in der Höhe überholender Kaltlufteinbruch festzustellen, und dieser ist ja, wie weiter oben gezeigt wurde, gerade die Ursache solcher Fallwinde. Die Mächtigkeit dieser aus dem südrussischen Raum einfliessenden Kaltluftmassen ist keine grosse. Häufige Pilotmessungen ergaben eine durchschnittliche Höhe von 700 bis 900 m. Dies hat

zur Folge, dass die Westseite von mehr oder weniger N-S streichenden Gebirgszügen in den allermeisten Fällen schwachwindig bleibt.
In diesem Zusammenhang möchte ich auf eine Erscheinung aufmerksam machen, die nicht nur bei winterlichen NE-Windlagen, sondern genau so während der Zeit der Etesien zu beobachten ist. Beiden ist ja gemeinsam, dass die Strömungslinien aus dem Schwarzmeergebiet über Nordägäis-Südägäis nach dem östlichen Mittelmeer ziehen (Conrad 1943, S. 136 und S. 137). Ich erwähnte eben, dass die Westseite von Gebirgszügen bei derartigen Wetterlagen schwachwindig bleibt. Diese Erkenntnis ist eine Erfahrungstatsache und erwies sich von grosser praktischer Bedeutung. Kleinflugzeuge (vom Typus «Fieseler Storch») konnten nämlich im Lee von Gebirgszügen ohne weiteres nach Norden fliegen. So ist z.B. die Westseite von Euböa bei einer derartigen Wetterlage völlig ruhig. Ja, es war sogar manchmal der Fall, dass auch die Strasse von Trikeri (zwischen Pelion-Halbinsel und Euböa) nicht von diesen NE-Winden erreicht wurde, sondern diese erst weiter südlich auf die grossartige Felsmauer von Euböa stiessen, so dass sich an der Westseite Euböas ein Gegenstrom entwickelte und der betreffende Flieger hier sogar Schiebewinde vorfand. Diese Verhältnisse gelten aber nur für höhere Schichten, von 300 bis 700 m aufwärts (diese Angaben stammen aus der Praxis), da in tieferen Schichten, wenigstens während der Sommermonate, durch das Auftreten des Seewindes zuweilen andere Verhältnisse herrschen dürften, was im einzelnen aber erst untersucht werden müsste. Es könnte allerdings auch der Fall eintreten, dass sich auch in Höhe des Meeresspiegel eine solche Gegenströmung herausbildet. Würden eingehende Untersuchungen dies bestätigen, dann würde dies eine sehr schöne Bestätigung der Auffassung Theophrasts sein, der seinerzeit schon derartige Beobachtungen anstellte und sie in der eben geschilderten Weise eines Gegenstromes auslegte. Dies nur ein Beispiel unter vielen, wie ausgezeichnete Beobachter die alten Griechen waren (näheres bei Neumann und Partsch, 1885).
Abschliessend kann somit gesagt werden: Die Fallwinde im griechischen Küstengebiet treten (mit der oben geschilderten Ausnahme) nur bei Kaltlufteinbrüchen aus NW auf, wobei Voraussetzungen zu ihrer Ausbildung ein in der Höhe überholender Kaltlufteinbruch ist. Niemals sind diese Erscheinungen bei Kaltlufteinbrüchen aus NE zu beobachten.

Die Fallwinde an der türkischen Ägäis-Küste

Die türkische Ägäisküste verhält sich hinsichtlich Fallwinde grundsätzlich anders als die Küste Griechenlands. Es können in diesem Raum ebenfalls Fallwinde auftreten, in ihrer Auswirkung ähnlich denen der «weissen Böen». Ein gemeinsames Merkmal ist lediglich ihre Wirkung, ihre Ursache ist in diesem Gebiet eine andere. Zeitlich gesehen kommen für die Fallwinde an der türkischen Küste ebenfalls nur die Herbst-, Winter- und Frühjahrsmonate in Frage, nicht aber die Sommermonate, da ja bekanntlich in dieser Zeit das Druckgefälle von der Ägäis nach dem kleinasiatischen Raum hin gerichtet und mit eine Ursache der Etesien ist.

In den Wintermonaten kommt es häufig vor, dass sich über Kleinasien ein eigenes Hoch ausbildet oder sich ein zum grossen russischen Hoch gehörender Keil über dieses Gebiet legt. Die Folge davon ist eine Ansammlung von Kaltluft, die dann zur Ägäisküste hin unter stark böigen, lokal eng begrenzten Winden abfliesst. Eine Erscheinung also, wie sie von der Bora der nörlichen Adria bekannt ist.

Dieser Kaltluftansammlung über dem türkischen Raum ist aber stets grösste Aufmerksamkeit zu schenken, da diese entscheidenden Einfluss für die Wetterentwicklung über der Ägäis nehmen kann. Wandert z.B. aus dem mittleren Mittelmeer eine Zyklone über das Gebiet der Kitheristrasse mit nordöstlicher Verlagerungsrichtung in die Ägäis ein, so wird an deren Vorderseite feuchtwarme Meeresluft in die mittlere und nördliche Ägäis transportiert und ausserdem tritt über diesem Gebiet Druckfall ein. Dieser Druckfall bewirkt ein Ansaugen der über Kleinasien liegenden Kaltluft, so dass es im Bereich dieser Zyklone zu einer sehr raschen und heftigen Verwirbelung von feuchtwarmer Meeresluft und trockenkalter Kontinentalluft kommen kann. Ein derartiger Fall trat Ende März 1944 einmal auf. Eine flache Zyklone verlagerte sich aus dem südlichen jonischen Meer durch die Kitheristrasse in nordöstlicher Richtung in die Ägäis. Der damit verbundene Druckfall über der Ägäis hatte ein Ansaugen der über Kleinasien liegenden Kaltluft zur Folge. Innerhalb kurzer Zeit kam es dann im Raum Nikaria-Leros-türkische Küste zu einer äusserst heftigen Verwirbelung dieser nach Feuchtigkeitsgehalt und Temperatur sehr verschiedenen Luftmassen. In dem eben genannten Gebiet wurden damals Windgeschwindigkeiten bis zu 160 km/h gemessen und ausserdem bis zu 5 Wasserhosen gleichzeitig ge-

zählt, deren Höhe mit rund 100 m geschätzt wurde! Die Zyklone wanderte dann sehr rasch in Richtung zum Schwarzmeergebiet hin ab.
Kaltlufteinbrüche aus NW, wie sie bereits im vorigen Abschnitt geschildert wurden, haben auf die türkische Ägäisküste nicht den gleichen Einfluss wie auf das griechische Festland und seine Inselwelt. Fallwinde, den «weissen Böen» vergleichbar, treten hier nicht auf, da die orographischen Voraussetzungen dafür nicht gegeben sind. Aus den eben genannten Gründen führt auch ein in der Höhe überholender Kaltlufteinbruch aus NW nicht zu den genannten Winderscheinungen in diesem Gebiet, sondern es stellt sich lediglich eine allgemeine, mehr oder minder starke NW-Windlage im Anschluss an dieselbe Wetterlage über dem griechischen Küstengebiet ein. Kennzeichnend für dieses Gebiet ist es aber, dass im Vergleich mit dem griechischen Küstengebiet diese NW-Windlage sich hier im Durchschnitt erst um einen Tag später bemerkbar macht. Während also im Raum Euböa, Andros, Tynos, Mykonos bereits starke NW-Winde herrschen, treten solche im Gebiet von Mytilini, Chios, Samos und Leros meist erst 24 Stunden (oft auch noch später) auf. Dasselbe gilt auch für die Inselwelt des Dodekanes.
Bei Kaltlufteinbrüchen aus NE, also aus dem Schwarzmeergebiet heraus, sind ganz dieselben Erscheinungen zu beobachten, nämlich: Das gesamte Gebiet der türkischen Küste mit den vorgelagerten Inseln bleibt zunächst, nach erfolgtem Kaltlufteinbruch über dem ägäischen Küstengebiet Griechenlands windschwach, meist 24 Stunden, oft auch noch etwas länger. Da derartige Kaltlufteinbrüche in den meisten Fällen mit einem Vorbeiwandern einer Zyklone im Raum Kreta oder südlich davon verbunden sind, tritt in der mittleren und südlichen Ägäis ein Drehen dieser Winde auf Nord und später auf Nordwest ein, und dieser Verlauf der Strömungslinien bleibt auch stets so erhalten, was in der Morphologie der gesamten Ägäis begründet ist. Dies gilt sowohl für die winterlichen Kaltlufteinbrüche als auch für die sommerlichen Etesien (vgl. Conrad 1943, S. 136 und 137).

Besonderheiten zyklonaler Tätigkeit in der Ägäis

Bekanntlich herrscht über dem gesamten Mittelmeerraum während der Wintermonate rege zyklonale Tätigkeit. Tiefdruckgebiete können aus dem Atlantik in das Mittelmeergebiet einwandern oder sie können im Mittelmeergebiet selbst entstehen. In allen Fällen ist eine im wesentlichen W-E gerichtete Verlagerungsrichtung festzustellen (vgl. hierzu Conrad 1943 und Biel 1944).

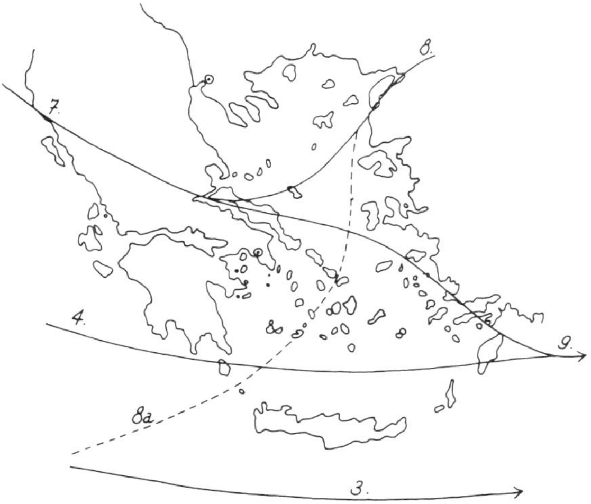

Abb. 1. Zyklonen-Zugstrassen über Griechenland und Ägäis. ⟶ nach CONRAD 1943, - -→ nach eigenen Beobachtungen.

Bezüglich der Ägäis verweise ich zunächst auf die Zusammenstellung der eben angeführten beiden Autoren, aus der zu entnehmen ist, dass Zyklonen auf der Zugstrasse 7 in die Ägäis gelangen: Sie nehmen den Weg aus der Adria über die Otrantostrasse nach der mittleren Ägäis. Hier teilt sich dann ihr Weg. Sie ziehen entweder in das Gebiet des Schwarzen Meeres (Zugstrasse 8) oder aber sie nehmen den Weg über den Raum Rhodos in das Seegebiet von Cypern (Zugstrasse 9). Ein weiterer Weg führt Tiefdruckgebiete aus dem Raum von Genua über das südliche jonische Meer in die Südägäis und von hier weiter in das Seegebiet von Cypern (Zugstrasse 4 und übergehend in 9). Nach meinen eigenen Beobachtungen ist die Zugstrasse 7 und übergehend in 8 der von Zyklonen meistgewählte Weg, wie dies auch deutlich in einer Zusammenstellung Conrads (1943) zum Ausdruck kommt. Sie kommen also aus der Adria, ziehen über die Otrantostrasse nach Griechenland und verlagern dann über die Nordägäis in das Schwarzmeergebiet. Ein Abzweigen von diesem Weg nach SE, also über den Raum Rhodos nach Cypern (nach Conrad 1943, Zugstrasse 9),

konnte ich dagegen in den drei Jahren der Beobachtungszeit niemals feststellen. Wohl aber war des öfteren zu beobachten, dass Zyklonen aus dem jonischen Meer (Zugstrasse 4 bei Conrad und Biel) über die Kitheristrasse (zwischen Peloponnes und Kreta) in die Südägäis gelangten und von hier über die Nordägäis, Dardanellen und Bosporus nach dem Gebiet des Schwarzen Meeres zogen. Ein Weg, den weder Conrad noch Biel angeben und den ich, da er nach der Zugstrasse 8 überleitet, als 8a bezeichnen möchte. Dieser Weg kann seinen Ausgang sowohl von Strasse 3 als auch von Strasse 4 nehmen (Abb. 1). Für prognostische Arbeiten ist gerade dieser Weg besonders zu beachten, da öfters flache Tiefdruckgebiete auf diesem Weg in die Südägäis gelangen. Gerade ihrer geringen Druckunterschiede wegen sind solche Tiefdruckgebiete im jonischen Meer leicht zu übersehen und werden erst bemerkt, wenn sie bereits im Gebiete der Kitheristrasse angelangt sind. Auch das weiter oben beschriebene Tief nahm diesen Weg und entwickelte sich dann weiterhin zu einem Sturmtief.
Die meisten Zyklonen ziehen den Weg 7 mit Übergang nach 8. Ein weiterer häufig eingeschlagener Weg führt von Strasse 4 nach 8a, während die geringste Zahl der Zyklonen sich auf Strasse 3 verlagern.
Auf eine Eigentümlichkeit der Tiefdruckgebiete der Strasse 7 möchte ich ganz besonders hinweisen. Jene Zyklonen, die von der nördlichen Adria nach der Otrantostrasse verlagern, werden nämlich in den allermeisten Fällen an der griechischen Westküste stationär, entweder in Höhe der Otrantostrasse selbst oder in Höhe der westgriechischen Inseln. Es sind Fälle vorgekommen, wo solche Tiefdruckgebiete zwei, ja drei Tage an Ort und Stelle liegen blieben. Vom prognostischen Standpunkt aus gesehen ist dies eine sehr schwierige Lage. Denn es war niemals möglich, auch nur ungefähr den Zeitpunkt ihrer weiteren E-Verlagerung vorauszubestimmen oder vielleicht gar die Ursache ihrer plötzlichen, stets sehr raschen Weiterwanderung zu entdecken. Diese Beobachtung wurde aber nur bei Tiefdruckgebieten der Zugstrasse 7 gemacht, niemals bei anderen Wegen.
Eine weitere Merkwürdigkeit ist folgende: Setzen sich diese Zyklonen einmal in Bewegung und verlagerten über das griechische Festland in die mittlere oder nördliche Ägäis, so trat stets eine sehr wesentliche Geschwindigkeitszunahme in ihrer Verlagerung ein. War die Verlagerungsgeschwindigkeit über der Adria normal,

so trat bei Eintritt in das griechische Festland, meist aber erst bei Erreichung der Ägäis selbst plötzlich eine rasche Zunahme ihrer Zuggeschwindigkeit auf. In kürzester Zeit gelangten dann solche Zyklonen in das Schwarzmeergebiet. Es sind Fälle vorgekommen, wo sich solche Tiefdruckgebiete innerhalb von knappen 10 Stunden von der griechischen Ostküste nach dem Gebiet des Asowschen Meeres verlagert hatten. Eine derartige Verlagerungsgeschwindigkeit entspricht einem Stundenmittel von 120 km/h.
In der ganzen mir zugänglichen Literatur konnte ich keine Angaben über eine Neubildung von Zyklonen über dem Raum der Ägäis finden. Es war aber während meiner Beobachtungszeit zweimal möglich, die Neubildung eines solchen Tiefdruckgebietes in dem Seegebiet nördlich von Kreta zu verfolgen. Ich betone ausdrücklich, dass es sich in diesen beiden Fällen nicht etwa um eine Regeneration eines vielleicht bereits vorhanden gewesenen flachen Tiefdruckgebietes gehandelt hat, das aus dem mittleren Mittelmeer oder dem südlichen jonischen Meer hierher verlagert hätte. Tagtäglich wurde nämlich das in Frage kommende Gebiet von Wettererkundungsflugzeugen morgens und abends abgeflogen, so dass auch nur flache Tiefdruckgebiete dabei erfasst worden wären. Beobachtet wurde dabei folgendes: In dem einen Fall traten in den Abendstunden gegen 20 Uhr in Chania (Kreta) starke Schwankungen im Verlauf der Barographenkurve auf, es wechselte in kurzen Zeitabständen starkes Steigen und starkes Fallen, das ich direkt mit einem «Springen» der Barographenkurve bezeichnen möchte.
Erst drei Stunden später war ein gleichmässiges starkes Fallen zu verzeichnen. Während dieser Zeit verlief die Barographenkurve in Athen vollkommen normal. Erst weitere drei Stunden später, um 23 Uhr, trat in Athen ebenfalls Druckfall ein, aber ohne vorher diese starken Schwankungen der Barographenkurve zu zeigen. Aus dem Seegebiet von Kreta wurde um 22 Uhr bereits Windstärke 5 bis 6 und um 23 Uhr 7 bis 8 gemeldet, während das Seegebiet der Zykladen um diese Zeit völlig schwachwindig war. Erst in den frühesten Morgenstunden des folgenden Tages breiteten sich die oben angeführten Windstärken über die gesamte Südägäis aus. Im Seegebiet von Kreta hatte sich eine Zyklone ausgebildet, die dann unter weiterer Vertiefung rasch in den Schwarzmeerraum verlagerte.
Bei dem zweiten beobachteten Fall (Ende März 1943) war dieses

«Springen» der Barographenkurve in Athen und Kreta gleichzeitig, nur wesentlich stärker. Dem eigentlichen «Springen» ging ein unruhiger Verlauf der Barographenkurve voraus (Abb. 2), so dass es aussah, als würde der ganze Apparat einem ständigen Zittern unterliegen. Dieser zitterige Verlauf hatte am Morgen begonnen und ging am Nachmittag in das eigentliche «Springen» über: Zuerst plötzlicher starker Druckanstieg, etwa für eine Stunde, dann

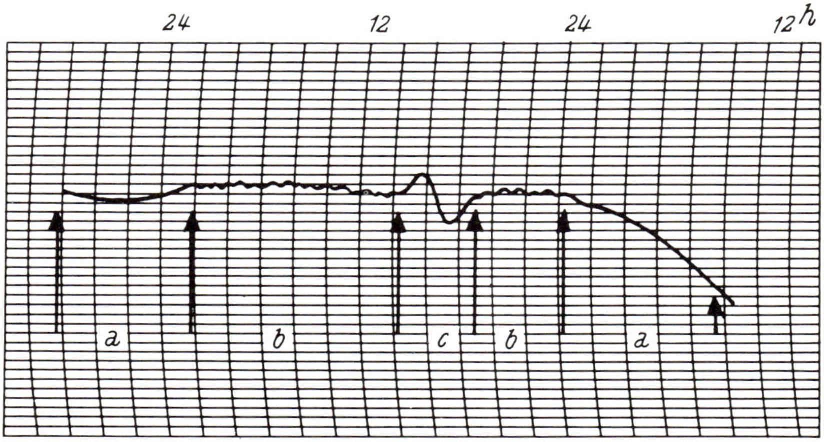

Abb. 2. Darstellung des sogenannten «Springens» der Barographenkurve; aus der Erinnerung gezeichnet, jedoch entspricht der Betrag des Steigens und Fallens tatsächlich gemessenen Werten. Eintragung hier in Millimetern. a = normaler Kurvenverlauf, b = «zittriger Kurvenverlauf», c = das «Springen» der Barographenkurve.

für eineinhalb Stunden starker Druckfall, dem wieder Druckanstieg folgte. Der Betrag des Fallens während dieser eineinhalb Stunden betrug 8 mb! Der vorhergehende oder nachfolgende Druckanstieg war stets schwächer als der Druckfall. Für einige Stunden folgte dann wieder der vorhin schon beschriebene zitterige Kurvenverlauf, um erst später, nach einigen Stunden, in ein gleichmässiges und stetes Fallen überzugehen. Es hatte sich an diesem Tag in dem Seegebiet nördlich Kreta ein Tief gebildet, das dann ebenfalls in Richtung zum Schwarzen Meer hin abzog. Auch in diesem zweiten Fall war durch die täglich zweimal geflogene Flugzeugaufklärung nicht das geringste Anzeichen dafür gegeben, dass sich in dem Seegebiet westlich, südlich oder östlich von Kreta

ein Tief befinden würde. Alle beiden hier geschilderten Fälle beziehen sich auf die Winter- und Frühjahrsmonate.
In diesem Zusammenhang möchte ich noch die Aufmerksamkeit auf das Seegebiet von Paros-Naxos und Umgebung, sowie auf die unmittelbare Umgebung der Insel Santorin lenken. In dem Raum der Inseln Paros und Naxos und dem unmittelbar südlich davon anschliessenden Seegebiet konnten nämlich des öfteren auf engem Raum beschränkt kleine Wirbelbildungen beobachtet werden, und zwar gerade während der Sommermonate während des ständigen Wehens der Etesien. Es traten hier Windstärken von 8 bis 9 auf, die in ihrer Richtung rasch wechselten und etwa 10 bis 15 Stunden anhielten. Während der Sommermonate des Jahres 1943 wurden zweimal solche Fälle beobachtet. Da in den beiden angeführten Fällen das Strömen der Etesien in keiner Weise auch nur irgendwie gestört war, so kann es sich nur um besonders starke Effekte handeln, die in der Orographie dieses Gebietes zu suchen sein dürften. Vielleicht kann eine Erklärung darin gefunden werden, dass in der mittleren Ägäis die Inseln Euböa, Andros, Tinos und Mykonos einerseits und die Inseln Samos und Nikaria anderseits den aus Nord kommenden Etesien als eine Art Mauer entgegentreten. Diese beiden Inselketten konvergieren nach Süden zu stark, so dass sich gegen das Seegebiet von Paros-Naxos hin eine Art trichterförmiger Öffnung ergibt. Das Seegebiet von Paros-Naxos liegt bei dieser Betrachtung gerade an der «Trichteröffnung», wodurch sich vielleicht einmal bei genauerer Untersuchung dieses Gebietes die eben geschilderten Erscheinungen erklären lassen werden.
Wenn es auch nicht zum eigentlichen Stoff dieses Abschnittes gehört, so sei es mir doch noch erlaubt, hier auf eine Eigentümlichkeit der Insel Santorin (Thyra) zu verweisen. Die Verhältnisse bei der Vulkaninsel Santorin sind eindeutig Stau- und Düseneffekte und in der eigenartigen Morphologie dieser überaus schönen Insel begründet. Es handelt sich bei dieser Insel um den Rest eines Kraters, wobei die Insel einen nach Westen offenen Bogen bildet. Die Ostseite der Insel fällt verhältnismässig flach gegen das Meer zu ab, während die Westseite die Innenseite der Kraterwandung darstellt und somit hohe senkrechte Wände (300 bis 400 m) in das Meer abfallen. Bei aus östlicher Richtung wehenden Winden von Stärke 3 bis 4 treten nun folgende Erscheinungen auf: Sowohl im Hafen von Santorin selbst als auch in dem Seegebiet innerhalb des

bogenförmig verlaufenden Kraterrandes treten Windstärken von 6 bis 7 auf, aber stets nur bei Winden aus dem östlichen Quadranten.

Der Vardarwind
Der Vardarwind, oder kurz auch einfacher der «Vardar» genannt, ist eine lokale, auf den Raum Saloniki und Salonikibucht beschränkte Winderscheinung. In allen Fällen handelt es sich um einen Kaltlufteinbruch aus dem Vardartal, daher der Name. Sind genügend Beobachtungsstellen längs des Vardartales eingerichtet, so ist eine Vorwarnung für den Raum Saloniki und Salonikibucht durchaus möglich. Es ist ein äusserst eindrucksvolles Schauspiel, wenn sich diese Kaltluftmassen in die Ebene von Saloniki ergiessen. Innerhalb kürzester Zeit verschwindet die gute Sicht durch den vom Wind mitgeführten Staub, die See wird aufgepeitscht und ihr sonst so tiefes Blau beginnt ein weissliches Aussehen anzunehmen. Sprunghaft beginnt dabei die Temperatur zu fallen.
Die Entstehung des Vardars ist an eine ganz bestimmte, in den Herbst- Winter- und Frühjahrsmonaten auftretende Wetterlage gebunden. Sie ist gekennzeichnet durch einen Kaltlufteinbruch aus NW in den Balkanraum, meist verbunden mit der Ausbildung eines Kaltlufthochs über diesem Raum. Bezüglich der Prognose des Vardarwindes muss der absoluten Topographie der 500 mb-Fläche über diesem Raum besondere Aufmerksamkeit gewidmet werden. Es hat sich nämlich gezeigt, dass bei einem mit dem Kaltlufteinbruch über dem Balkan parallel gerichteten Verlauf der Höhenströmung, also im wesentlichen N-S gerichtet, auch mit einem besonders raschen und heftigen Auftreten des Vardars zu rechnen ist. Das heisst nichts anderes, als dass der Kaltlufteinbruch über dem Balkan zusammenfallen muss mit einem Kaltlufteinbruch in den höheren atmosphärischen Schichten. Ich habe weiter oben schon bei Besprechung der Fallwinde darauf hingewiesen, dass bei W-E gerichteter Höhenströmung über dem mazedonisch-griechischen Raum die Ausbildung eines Vardarwindes viel schwieriger ist als bei anders gerichtetem Verlauf. In diesem Fall hat es den Anschein, als würde der Vardar zögern, sich in den Raum von Saloniki zu ergiessen. Oder er setzt erst wesentlich später ein, als nach den synoptischen Unterlagen zu erwarten wäre. Ist der Vardar einmal losgebrochen, so ist es klar, dass er in seiner Dauer und auch in seiner Stärke durch eine im

Raum Kreta vorbeiziehende Zyklone ganz wesentlich beeinflusst werden kann.
Seine Dauer ist im allgemeinen auf 10, höchstens 20 Stunden beschränkt, um dann rasch wieder nachzulassen. Sehr oft ist der Vardar der Vorläufer eines Kaltlufteinbruchs, der sich dann über die Gesamtägäis erstreckt. Kennzeichnend ist dabei, dass in solchem Fall in der nordwestlichen Ecke der Ägäis, also in der Salonikibucht selbst, sehr bald, meist in der oben angeführten Zeitdauer, Beruhigung eintritt, während im Gebiet der übrigen Ägäis, einschliesslich des Seegebietes Kreta und des Dodekanes, die starken Nord- bis Nordwestwinde tagelang anhalten können. Es liegt dies darin begründet, dass dieser nordwestlichste Teil der Ägäis bald in die zentraleren Teile des sich bei einer solchen Wetterlage ausbildenden Hochdruckkeiles gelangt und damit für dieses Gebiet Beruhigung eintritt.
Tritt der Vardarwind für sich allein auf, ohne von einem Kaltlufteinbruch gefolgt zu sein, der sich über die übrige Ägäis ausbreitet, so ist seine Reichweite gering. Er beschränkt sich dann in seiner Auswirkung auf die Salonikibucht (Abb. 4).
Aus dem Gesagten ergibt sich, dass seine Prognose im allgemeinen nicht schwierig ist, da seine Ausbildung ja in direktem Zusammenhang steht mit der Wetterlage über dem Balkan. Wichtig ist, wie ich weiter oben schon einmal angedeutet habe, dass im Vardartal entsprechende Stationen eingerichtet sind, um ein plötzliches Losbrechen dieses Windes zu melden. Dies ist besonders dann sehr wichtig, wenn auf Grund der Bodenkarte schon längst mit einem Vardarwind gerechnet werden müsste, sein Losbrechen aber durch ein z.B. W-E gerichtetes geostrophisches Höhenwindfeld verzögert wird.

Der See- und Landwindeffekt im Golf von Athen

Nach den stürmischen Wintermonaten beginnt Ende März und April die Sonne in ihrer Wirkung stärker zu werden, so dass auch die Bodenerwärmung im attischen Raum entsprechend stärker wird. Infolge dieser Gegensätzlichkeit der verschieden starken Erwärmung der Luftschichten über See und Land beginnt sich der bekannte Wechsel zwischen Land- und Seewind allmählich auszubilden. Die allerersten Anzeichen sind im April bereits feststellbar, meist nur mit Windstärken von 2 bis 3. Im Mai aber, wo die Temperaturgegensätze zwischen Land und See bereits wesentlich grösser geworden sind, beginnt die Ausbildung des für den Athener Raum so überaus charakteristischen Seewindes, der Juli und August in voller Stärke anhält, in den Monaten September und Oktober allmählich abnimmt und zuletzt völlig verschwindet. In den Monaten Mai und Juni weht der Seewind fast Tag für Tag. Ende Juni und im Juli aber beginnen die Etesien auf freier See mit voller Stärke zu wehen und in den Monaten Juli und August kommt es oft vor, dass die Etesien auch über dem attischen Raum ihre Herrschaft behalten und aus diesem Grund kein Seewind zur Ausbildung gelangt. Ich komme weiter unten auf solche Verhältnisse noch zu sprechen.

Hinsichtlich seines tageszeitlichen Rhythmus ist zu bemerken, dass der Seewind nach mitteleuropäischer Zeit zwischen 9 und 10 Uhr beginnt, seine maximale Stärke zwischen 14 und 16 Uhr erreicht, um von da ab allmählich abzunehmen. In der Zeit zwischen 18 und 19 Uhr tritt für gewöhlich vollkommene Windstille ein, nur die von Süd anrollende Dünung weist noch auf die am Tage herrschenden Verhältnisse hin. Nach allen Beobachtungen und Unterlagen bewegt sich die durchschnittliche Stärke des Seewindes im Raum Piräus zwischen 4 und 5 Beaufort, mit einem Seegang von 3 bis 4. Auch Tage mit Seewind von ausgesprochener Stärke 5 (See 4) kommen vor, während Tage mit Stärke 5 bis 6 oder gar 6 zu ausgesprochenen Seltenheiten gehören und dann stets einen gradientmässig verstärkten Seewind darstellen. Die Richtung des Seewindes bei Eintritt in das Küstengebiet ist in den allermeisten Fällen SSW.

Da während der ganzen Sommermonate auf See draussen die Etesien wehen, so bietet der Golf von Athen mit seinem grossräumigen Seewindeffekt einen krassen Gegensatz zu den auf freier See herrschenden Verhältnissen. Ganz von selbst ergibt sich dabei die Frage, wo auf See draussen die Ursprungszone des Seewindes zu suchen ist. Diese Gegensätzlichkeit zwischen den sommerlichen Nordwinden der freien Ägäis und dem Seewind des Golfes von Athen kann wohl kaum schärfer hervortreten als gelegentlich einer Seefahrt aus dem Raum der Zykladen, an dem wundervollen Kap Sunion vorbei, in Richtung Piräus. Kommt man mit dem Schiff z.B. aus dem Seegebiet Andros, so zeigt die tiefblaue See die bekannten «weissen Katzenpfoten», die Schaumkronen der in diesem Seegebiet aus NNE kommenden Wellen. Bei normal wehenden Etesien herrscht hier eine See von 3 bis 4, höchstens 4. Bei

Umschiffung des Kap Sunion ändert sich die See wie mit einem Schlag. Schon nach einigen hundert Metern trifft man auf ruhige, fast glatte See, um nach weiteren Hunderten von Metern festzustellen, dass nunmehr die See, zunächst in Stärke 2 bis 3, von Süden kommt. Nach einigen Kilometern in Richtung auf Piräus zu herrscht wieder dasselbe Bild der «weissen Katzenpfoten», wieder Seegang 3 bis 4, aber diesmal eben aus Süd kommend. Wir sind also im unmittelbaren Seewindbereich des Golfes von Athen. Genau dieselbe Beobachtung kann man machen, wenn man auf Kap Sunion steht und von hier die prachtvoll blaue Ägäis überschaut. Im Osten die aus NNE kommende See, im Westen die aus S kommenden Wellen und dazwischen, in Richtung auf die Inseln Hydra und Poros zu, eine eigenartige mehr oder weniger glatte Zone ruhigen Wassers.

Fast noch deutlicher wird diese Gegensätzlichkeit, wenn man mit dem Schiff in den frühen Nachmittagsstunden von Piräus mit Südkurs ausläuft. Nach zahlreichen bei solchen Gelegenheiten gemachten Beobachtungen ergibt sich folgendes Bild. Im Golf von Athen Seegang 3 bis 4 aus Süd, der mit zunehmender Entfernung von der Küste allmählich schwächer wird. Ungefähr auf der Höhe von Hydra Passieren einer windschwachen, zum Teil windstillen Zone von wenigen Kilometer Breitenstreckung. Nach Passieren dieser Zone neu aufkommender Seegang, diesmal aber aus N bis NNE kommend, der rasch auf Stärke 3 bis 4 oder 4 zunimmt. Das heisst, das Schiff befindet sich zunächst im Seewindbereich des Golfes von Athen, kommt dann in eine windschwache Zone, wo die Gegenströmung des Seewindes aus der Höhe wieder zur See absteigt, um weiter südlich in die für die gesamte Ägäis charakteristische Etesienströmung zu gelangen. Gleichzeitige Beobachtungen im Raum Hydra, im Gebiet südlich Ägina, sowie von Kap Sunion aus lassen erkennen, dass diese windschwache Zone aus der Gegend von Hydra in ihrer Längserstreckung bis in den Raum Sunion reicht (Abb. 3). Die Ursprungszone des Seewindes im Golf von Athen liegt demnach rund 35 km südlich von Piräus.

Wie schon weiter oben erwähnt wurde, erreicht der Seewind mit einer durchschnittlichen Stärke von 4 bis 5 das Küstengebiet der Athener Umgebung und bringt der sonnendurchglühten attischen Ebene erfrischende Kühle. Die attische Ebene bietet nunmehr dem landeinwärts ziehenden Seewind gleichsam ein Bett, da sie im Westen von dem Ägaliongebirge und dem Zug des Parnes begrenzt wird, während im Osten der breit hingestreckte Zug des Hymettos und das Pentelikongebirge einen Abschluss bilden. Somit ergibt sich durch die nach Nord konvergierenden Höhenzüge eine natürliche West-Ost-Begrenzung für den in der attischen Ebene wehenden Seewind. Die nördliche Begrenzung der attischen Ebene liegt in dem schwach ausgeprägten Höhenrücken nördlich von Tatoi, der die Hänge des Parnes mit denen des Pentelikon verbindet, anderseits die Ebene von Attika von der Marathons scheidet. Dass mit zunehmender Entfernung von der Küste

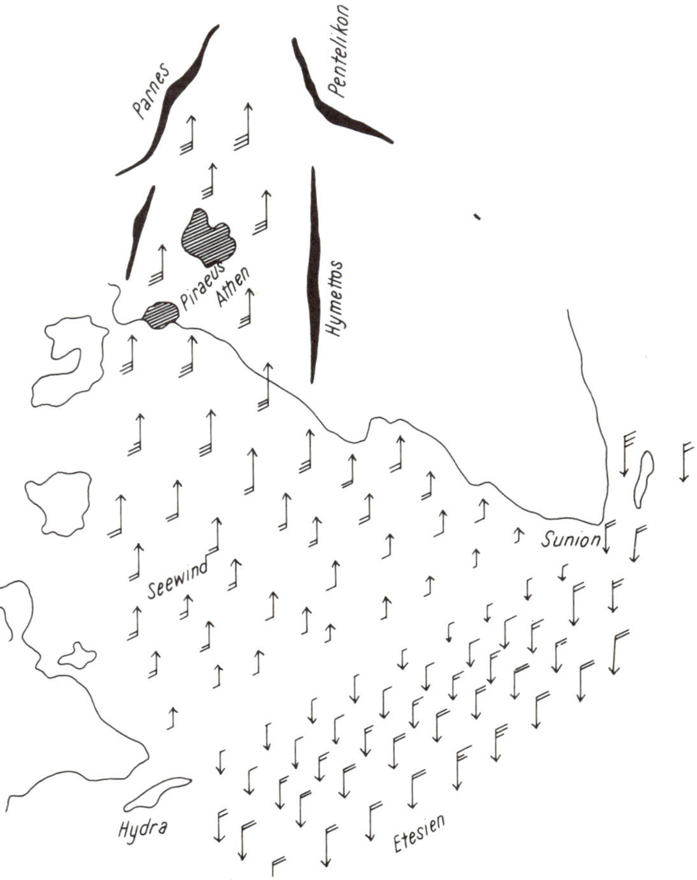

Abb. 3. Schema des Golfes von Athen mit Ursprungszone des Seewindes und seiner maximalen Reichweite über der attischen Ebene. ↑ = Seewind; ↓ = Etesienströmung.

bis in den Raum nördlich von Tatoi (25 bis 30 km) keine Abschwächung des Seewindes festzustellen ist, mag einerseits in der nach N gerichteten Konvergenz der im Westen und Osten liegenden Gebirgszüge begründet, anderseits darin zu suchen sein, dass die im Laufe des Tages sich ausbildenden Hangwinde an den Gebirgszügen ein zusätzliches Ansaugen bewirken.
Während im Athener Raum der Seewind bereits in den Vormittagsstunden weht, gelangt er erst in den Mittags- oder manchmal erst in den frühen Nachmittagsstunden in das Gebiet von Tatoi und Ekali. Es kann sogar der Fall eintreten, dass der Seewind nicht die ganze attische Ebene durchweht, sondern im Gebiet von Amarussia schon haltmacht, was von der jeweiligen Stärke der Etesien abhängt. Ich komme später auf dieses Wechselspiel zwischen Seewind und Etesien noch zurück.
Wie ich eben sagte, liegt die Nordbegrenzung des Seewindes in den nördlich Tatoi gelegen schwach ausgeprägten Höhenzug, dort, wo sich die Siedlung Ekali befindet. Zahlreiche während der Sommermonate hier aufgetretene Waldbrände liessen auf Grund der ziehenden Rauchschwaden einwandfrei das Strömungsfeld erkennen. Nördlich des Flugplatzes von Tatoi noch ein kurzes Ziehen nach NE, dann ein Aufsteigen und in einer Höhe von 1000 bis 1500 m ein Zurückfliessen nach Süd. Hier in diesem Raum ist also der Beginn der in der Höhe wehenden Gegenströmung zu suchen. Diese an Rauchschwaden gemachten Beobachtungen entsprechen vollkommen den Pilotbeobachtungen des Athener Raumes. In den allermeisten Fällen war in der Schicht 1000 m die Gegenströmung erreicht, nachdem der Pilotballon in der Schicht ab 600 m eine windschwache Zone passiert hatte. Der Seewind hat nach diesen Beobachtungen eine durchschnittliche Mächtigkeit von 400 m. Die Mächtigkeit der Gegenströmung konnte nicht ermittelt werden, da diese ja mit der allgemeinen Etesienströmung zusammenfällt. Die Etesienströmung wird also durch die Ausbildung des Seewindes im Golf von Athen und im Raum der attischen Ebene gleichsam abgehoben, fliesst über dieses Luftpolster der Seewindzone hinweg, um erst weiter südlich wieder auf See abzusteigen.
Aus dem Gesagten ergibt sich schon, dass der Seewind sich nur dann im Golf von Athen ausbilden kann, wenn die allgemeine Etesienströmung eine bestimmte Stärke nicht überschreitet. Monate, in denen Tag für Tag nur Seewind herrscht, sind Mai und

Juni im Frühjahr und September und Oktober im Herbst. Im Juli und August aber, wo die Etesien mit voller Stärke wehen, kann des öfteren der Fall eintreten, dass diese auch tagsüber in der attischen Ebene die Oberhand behalten und es somit zu keiner Ausbildung einer Seewindbrise kommt und der ganze Golf von Athen ebenfalls zum Strömungsfeld der Etesien gehört. Eine Reihe von Tagen hindurch können so im Athener Bereich NNE- bis NE-Winde wehen, was ja auch in klimatologischen Zusammenstellungen klar zum Ausdruck kommt (Hann 1911 und Mariolopoulos-Livathinos 1935). Der Seewind einerseits und die Etesien anderseits stellen im Athener Raum die beiden Extreme während der Sommermonate dar. Je nach der Stärke der Etesien aber können sich eine Reihe von Zwischenstufen ergeben. Ich erwähnte weiter oben schon, dass der Fall eintreten kann, dass der Seewind schon auf halbem Wege nach Tatoi, im Raum von Amarussia aufhören kann. Es gibt aber auch Fälle, wo der Seewind einen noch kleineren Zyklus beschreibt und im unmittelbar nördlichen Gebiet von Athen schon sein Ende findet. Im allgemeinen kann aber gesagt werden, dass diese Fälle selten sind.
Die Frage des Landwindes beantwortet sich eigentlich von selbst. Hört in den späten Nachmittagsstunden und gegen Abend der Seewind auf, so muss die allgemeine Etesienströmung sich durchsetzen und in der attischen Ebene sich Nordwind einstellen. Dies ist auch tatsächlich der Fall. Der in den Nachtstunden im Gebiet von Athen wehende Landwind ist demnach nicht als Teil eines eigenen lokalen Seewindzyklus anzusehen, sondern ordnet sich in das allgemeine Strömungsbild der Etesien ein. So wie diese nachts im allgemeinen schwächer wehen als am Tage, so ist der Landwind im Athener Bereich ebenfalls schwächer als der Seewind am Tage etwa. In der Enge zwischen Parnes und Pentelikon, nördlich von Tatoi und im Gebiet von Ekali, kann der mit Stärke von 4 bis 5 wehen, doch führt die Divergenz des attischen Raumes, in Richtung auf Athen zu, zu einer weiteren Abschwächung auf Stärke 3, oft auch nur 2 bis 3.
Wie ich weiter oben eben darlegte, kann sich ein Seewind im Golf von Athen nur ausbilden, wenn die über der freien Ägäis wehenden Etesien nicht zu stark werden. Meist fliessen diese mit einer Stärke von 4 bis 5 südwärts, es kann aber in den Monaten Juli und August sehr oft der Fall eintreten, dass diese mit Stärke 5 bis 6 oder gar 6 und mehr wehen und dies durch eine Woche oder 14

Tage anhält. Ein derartiges starkes Strömen der Etesien wird bedingt entweder durch eine weitere Westverlagerung des stationären Tiefdruckgebietes über Kleinasien-Arabien-Persischer Golf oder durch Druckfall über dem Raum Cyrenaika-Ägypten.
Es muss also gerade diesen Gebieten während der Sommermonate erhöhte Aufmerksamkeit gewidmet werden, will man die Etesien in prognostischer Hinsicht in ihrer Stärke erfassen. In solch einem Fall des stärkeren Fliessens der Etesien kann es zu keiner Ausbildung des Seewindes im Golf von Athen kommen. Es liegt dann die gesamte Ostküste Griechenlands, mit Ausnahme des nordwestlichsten Teiles (äussere und innere Bucht von Saloniki), unter ihrem Einfluss. Weicht dieses stationäre Tiefdruckgebiet des arabisch-kleinasiatischen Raumes wieder etwas nach E zurück, so bildet sich zwischen diesem und dem nordwest-afrikanischen stationären Tiefdruckgebiet eine Hochbrücke aus, die vom jonischen Meer und Peloponnes nach der Cyrenaika reicht. In so einem Fall wehen die Etesien schwächer als sonst. Charakteristisch ist dann, dass diese von der Nord- zur Südägäis wehenden Etesien Westkreta z.B. nicht erreichen, wohl aber Ostkreta, also etwa das Gebiet von Iraklion und östlich davon. Die an solchen Tagen in Chania (Westkreta) auftretenden Nordwinde sind keine Etesien, sondern Seewinde rein lokaler Natur. Ist eine derartige Hochbrücke ausgebildet, dann kommt es im Athener Raum in den allermeisten Fällen zur Ausbildung eines Seewindes.
Von den verschiedensten Gesichtspunkten aus ist es manchmal notwendig, für den Bereich des Golfes von Athen schon in den Abendstunden oder in den frühen Morgenstunden des folgenden Tages eine Seewindprogonose zu stellen. Über die Möglichkeit der Prognose kann, abgesehen von den allgemeinen Druckverhältnissen der weiteren Umgebung, kurz folgendes gesagt werden. Zeigt der Frühpilot (4 Uhr) in der Schicht von 1000 m eine Strömungsgeschwindigkeit der Etesien von 25 bis 30 km/h an, so ist mit einer Seewindausbildung nicht zu rechnen, vor allem dann nicht, wenn die Geschwindigkeit bei 30 und mehr km/h liegt. Liegt sie aber in dieser Schicht unter 25 km/h so ist unter allen Umständen mit der Ausbildung des Seewindes im Lauf des Tages zu rechnen. Eine besonders wertvolle Unterstützung des Morgenpiloten ist in den Beobachtungen der Bergstation am Parnes (nördlich von Athen in 1000 m) gegeben, für die natürlich dasselbe gilt wie für die Pilotbeobachtungen. Die hier gegebenen Hin-

weise hinsichtlich der Seewindprognose im Raum von Athen sind eine Erfahrungstatsache und besonders dann sehr gut zu verwenden, wenn aus irgendeinem Grunde die synoptischen Unterlagen der weiteren Umgebung fehlen.
Am Beginn dieses Abschnittes hatte ich schon erwähnt, dass der Seewind im Raum Piräus aus S-SSW eintrifft und zwischen 18

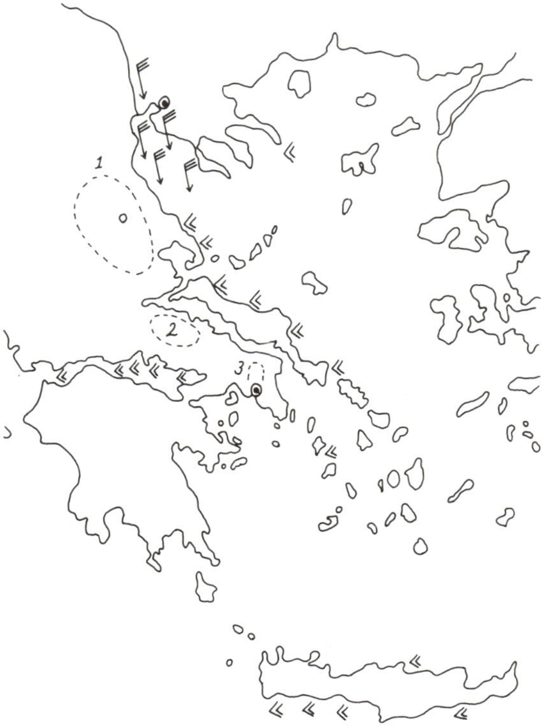

Abb. 4. ↓ = *Wirkungsbereich des Vardarwindes;* ≪= *durch Fallwind-Böen gefährdete Küstengegenden; 1, 2, 3 = Lage der Wärmetiefs über Griechenland.*

und 19 Uhr normalerweise gänzlich aufhört. Kurz vor dem gänzlichen Nachlassen des Seewindes in den späten Nachmittagsstunden ist häufig eine weitere Drehung des Windes auf SW bis W zu beobachten, um erst dann gänzlich aufzuhören. Manchmal ist nun mit dem Drehen des Windes gleichzeitig auch ein neuerliches Auffrischen festzustellen, das für gewöhnlich 1 bis 2 Stunden, also von 18 bis 20 Uhr und nur selten länger währt. Dieses Auffrischen, das auf Stärke 4 bis 5, ja sogar auf Stärke 6 gehen kann, ist um so auffälliger, als kurz vorher ja ein deutliches Nachlassen des Seewindes eintrat. Diese Erscheinung beschränkt sich auf das Gebiet des Konrinthkanales und ostwärts bis Piräus und das Athener Gebiet. Weiter südostwärts der Küste entlang, also etwa gegen Kap Sunion hin, ist von dieser Erscheinung nichts mehr zu bemerken. In völlig zufriedenstellender Weise konnte die Ursache dieses Auffrischens nicht geklärt werden, und erst weitere Untersuchungen werden zeigen, was dieser im allgemeinen selten zu beobachtenden Erscheinung zugrunde liegt. Während der Sommermonate war nämlich aufgefallen, dass sich über Land Druckunterschiede ergaben, die sich nicht völlig in das Kartenbild einordnen liessen. Es ist dies immer dann der Fall, wenn Windruhe die Wirkung der sommerlichen Einstrahlung noch beträchtlich erhöht. Gegenden, wo derartige Druckunterschiede auftraten, waren: die Ebene von Larissa und die Ebene von Attika, wo an den dortigen Flugplätzen sehr genaue Messungen vorgenommen wurden. Diese Druckdifferenzen, die stets nur in den Nachmittagsaufzeichnungen zum Ausdruck kamen, hatten ihre Ursache in der Ausbildung kleiner Wärmetiefs über diesen Gebieten. Es liegt nahe, solches auch für die dazwischenliegenden Ebenen von Lamia und Kopais anzunehmen, so dass sich von Larissa bis in den Raum von Attika eine Reihe kleiner Wärmetiefs ergeben, die sogar unter besonders günstigen Umständen zu einem einzigen verschmelzen können. Eine solche Drucklage über Land hätte dann jenes vorhin beschriebene Drehen und gleichzeitige Auffrischen des Windes im Anschluss an den eigentlichen Seewind im Athener Raum zur Folge. Wie gesagt, müssen aber erst weitere Untersuchungen völlige Klarheit bringen, da die seinerzeitige Beobachtungszeit für die immerhin seltene Erscheinung zu kurz war, um genügendes Material zu sammeln (Abb.4).

Diese Seewinderscheinungen im Golf von Athen und im engeren Athener Bereich sind in ihrem Tagesrhythmus während der Sommermonate wohl die markanteste meteorologische Erscheinung dieser Gegend, so wie sie es auch im jahreszeitlichen Rhythmus sind. Wie in den späten Nachmittagsstunden der Seewind abflaut, so legt er sich auch in den Herbstmonaten völlig, um dann durch das äusserst wechselvolle Spiel der Witterungserscheinungen in den Wintermonaten abgelöst zu werden. Erst nach dem unruhigen Toben der Winterstürme beginnt im kommenden Frühjahr das ruhige und regelmässige Atmen des Land- und Seewindes von neuem. Eine Erscheinung, die so augenfälig ist, dass sie den alten Griechen schon längst bekannt war und von ihnen nicht nur zu deuten versucht, sondern auch richtig erkannt wurde, wenn Anaxagoras seinerzeit schrieb: «Wo starke Sonnenwirkung die Luft verdünnt, entsteht ein Wind.»

Literatur

1. Biel, Erwin: Climatology of the Mediterranean Area; Univ. of Chicago Press, Misc. Report Nr. 13 (1944).
2. Conrad, V.: The Climate of the Mediterranean Region. Bull. Amer. Meteorol. Soc. 24 (1943).
3. Frey, Ulrich: Das Hochland von Anatolien mit besonderer Berücksichtigung des abflusslosen Gebietes. Mittlg. d. Georg. Ges. in München 18, H. 1/2 (1925).
4. Hann, Jul.: Handbuch der Klimatologie, Stuttgart (1911).
5. Mariolopoulos, E.G. et A.N. Livathinos: Atlas climatique de la Grèce. Athènes (1935).
6. Neumann, C. u J. Partsch: Physikalische Geographie von Griechenland mit besonderer Berücksichtigung auf das Altertum. Breslau (1885).
7. Renier, H.: Die Niederschlagsverteilung in Südosteuropa. Mém. de la Soc. de Géogr. de Béograd, V. 1 (1933).

5. Teil Limnologische Studien

Eine tertiäre Tierwelt

1964

Hier wird von einem einzigartigen Biotop berichtet: Von einem See, in dem sich infolge mannigfacher geologischer Zufälligkeiten die Bedingungen seit 30 Millionen Jahren nicht geändert haben. Das Resultat ist eine «Reliktfauna», das Überleben tertiärer Schwämme, Schnecken, Würmer, die bisher als ausgestorben galten und nur als Fossilien bekannt waren.

Im südwestlichen Teil Jugoslawiens, im griechisch-albanischen Grenzgebiet, liegt in etwa 700 m Höhe ein 30 km langer und 10 km breiter See, der Ochrida-See. Das Klima ist hier ausgesprochen kontinental, im Hochsommer werden die Tage sehr heiss, nachts bleibt es trotzdem angenehm kühl. Das Wasser des Sees ist von tiefer Bläue und ungewöhnlich klar, die Sichttiefe beträgt bis zu 20 m. Nur im Norden sind die Ufer flach, an allen anderen Stellen werden sie von meist hohen Felswänden gebildet, die senkrecht zum Wasser hin abfallen. Auf diese Weise entstehen zahlreiche kleine Buchten, die nur vom See aus zugänglich sind.
Der See hat seinen Namen von dem kleinen Fischerstädtchen Ochrida, dem Lychnidos des Altertums. Es lag in der Antike an einer wichtigen Handelsstrasse, der Via aegnatia, welche über das heutige Saloniki die Verbindung mit dem vorderen Orient herstellte. In den letzten Jahrhunderten war Ochrida dann nichts als ein vergessenes kleines Fischerstädtchen, malerisch an den Hängen einer in den See vorspringenden felsigen Landzunge gelegen. Mit dem Ende des 2. Weltkrieges begann eine neue Phase für die Stadt, die im letzten Jahrzehnt zu einem international bekannten Bade- und Erholungsort wurde und ihre Einwohnerzahl von ursprünglich rund 7000 Menschen inzwischen verdoppelt hat. Das Ochrida der dreissiger Jahre mit seinen hübschen, im mazedonisch-türkischen Baustil gehaltenen Häusern bildet heute die sehenswerte Altstadt.
Der See selbst ist seines Fischreichtums wegen berühmt, in der Naturwissenschaft aber noch berühmter wegen der Sonderstellung seiner übrigen Tierwelt: sie trägt nämlich voreiszeitliche Zü-

ge. Der Ochrida-See stellt den in Europa einzigartigen Sonderfall eines Biotops dar, das eine noch heute lebende tertiäre Tierwelt beherbergt. Die Forschung entdeckt hier immer neue Arten, deren Mitglieder an allen übrigen Stellen Europas seit etwa 25 Millionen Jahren ausgestorben und nur noch aus fossilen Funden bekannt sind.

Warum gilt das nur für diesen einen See, warum ist gerade der Ochrida-See in Europa einzigartig? Die Antwort auf diese Frage hängt mit der geologischen Geschichte des Sees zusammen. Die schönen grossen Seen des Alpenvorlandes, Bodensee, Starnberger See und Chiemsee, aber auch die des südlichen Alpenrandes wie Lago Maggiore, Gardasee und Comersee, sie alle sind nacheiszeitlicher Herkunft. Ihre Becken wurden erst durch das Arbeiten des Eises dieser Erdepoche geschaffen, sie sind erdgeschichtlich also relativ jungen Datums.

Ganz anders der Ochrida-See, dessen Geschichte sich von der aller übrigen europäischen Seen grundsätzlich unterscheidet. Sein grosses Becken verdankt seine Entstehung tektonischen Vorgängen, es ist, wie geologisch nachgewiesen werden konnte, ein sogenanntes Einbruchsbecken. Mit dieser Art der Entstehung hängt es auch zusammen, dass seine Ufer, wie erwähnt, an vielen Stellen von senkrecht aufsteigenden Felswänden gebildet werden und dass sich daher auch schon in kurzem Abstand vom Ufer grosse Tiefen finden.

Die weitere geologische Untersuchung des Ochrida-Gebietes hat gezeigt, dass an dieser Stelle der Erdoberfläche etwa seit der Mitte des Tertiärs, also seit etwa 25-30 Millionen Jahren, tektonische Ruhe geherrscht hat. Während dieses ganzen für unsere Vorstellung unermesslichen Zeitraums also hat dieser bemerkenswerte See keine nennenswerten Umwandlungen seiner Gestalt erfahren. Natürlich haben sich die in dieser gewaltigen Zeitspanne mehrfach aufgetretenen Eiszeiten, die grosse Teile Europas überzogen oder doch wenigstens klimatisch einschneidend beeinflusst haben, auch in der Gegend von Ochrida ausgewirkt. Wir wissen von einer Vereisung auch der nordalbanischen, dem Ochrida-Becken benachbarten Gebirgszüge. Dementsprechend hat selbstverständlich auch die Tier- und Pflanzenwelt der Landschaft dieser Gegend alle die einschneidenden Veränderungen mitgemacht, die wir aus dem übrigen Europa als Folge der verschiedenen Eiszeiten kennen.

Auch das wieder gilt aber nun nicht für den Ochrida-See selbst. Der glaziale Eispanzer ist, aus welchen Gründen auch immer, nie bis an den See vorgestossen, wie sich geologisch einwandfrei nachweisen lässt. Der See hat damals im Winter eine dicke Eisdecke getragen. Die Temperaturverhältnisse an seiner Oberfläche waren damals also anders als heute. Heute gehört er zu den sogenannten «warmen» Seen, seine Oberflächentemperatur sinkt auch im Winter nie oder doch nur selten unter + 7°. Aber wenn sich an der Seeoberfläche auch wiederholt erhebliche klimatische Schwankungen ausgewirkt haben dürften, für seine Tierwelt scheint das weitgehend ohne Bedeutung gewesen zu sein.
Die Erklärung dafür besteht ganz offensichtlich darin, dass sich derartige Veränderungen im Wasser nur bis wenige Meter unter der Oberfläche auswirken können. Eine genügende Tiefe vorausgesetzt, bleibt in einem solchen Lebensraum das biologische Milieu deshalb über sehr lange Zeiträume hinweg unverändert. Der Ochrida-See ist bis zu 287 m tief. Von einer relativ dazu sehr dünnen, nämlich nur wenige Meter betragenden Oberflächenschicht abgesehen, schwankt die Wassertemperatur eines solchen Sees nur unbedeutend um einen Mittelwert von + 4° C, weil Wasser von dieser Temperatur das grösste spezifische Gewicht hat. Noch eine weitere Vorbedingung ist erfüllt: Der Ochrida-See liegt so, dass Meeresüberflutungen ihn nicht erreichen konnten. Ein Salzwassereinbruch, wie ihn andere Seen erfahren haben, hätte seine Tierwelt natürlich ebenfalls ausgelöscht.
Die angeführten Besonderheiten hatten also zur Folge, dass sich die Lebensbedingungen im Ochrida-See seit mindestens 25-30 Millionen Jahren nicht nennenswert geändert haben. In Europa ist das, wie schon erwähnt, einmalig. Das gleiche gilt aber z.B. auch für den in Sibirien gelegenen Baikalsee. Wie wir noch sehen werden, hat man nun, trotz der viele Tausende von Kilometern betragenden dazwischen liegenden Landmasse, die heute eine völlig anders geartete Tierwelt trägt, die nächsten lebenden Verwandten zahlreicher im Ochrida-See vorkommender Arten tatsächlich im Baikalsee gefunden, wo sie offenbar aus ganz ähnlichen geologischen Gründen ebenfalls alle sich seit dem Tertiär an der Erdoberfläche abspielenden Veränderungen überlebt haben.
Unter diesen Umständen ist es zwar noch immer höchst ungewöhnlich, aber doch nicht unerklärlich, dass die Tierwelt des Ochrida-Sees sich von der aller anderen Gewässer des europäi-

schen Raumes grundlegend unterscheidet. Rund 75% der hier lebenden Tierarten kommen nur in diesem See vor: Die Tierwelt des Ochrida-Sees ist infolge der erwähnten geologischen Besonderheiten aus einer längst vergangenen, erdgeschichtlichen Epoche gewissermassen «übriggeblieben», es handelt sich bei ihr um eine sogenannte «Reliktfauna».

Besonders augenfällig ist das natürlich bei allen jenen Tierarten, die harte Körperteile besitzen. Da sich diese nämlich als «Versteinerungen», als Fossilien also, auch in Erdschichten wiederfinden lassen, die bestimmten erdgeschichtlichen Epochen zeitlich zugeordnet werden können, ist es in diesem Falle sogar möglich, das erdgeschichtliche Alter und die paläontologischen verwandtschaftlichen Beziehungen der betreffenden im Ochrida-See heute noch lebenden Arten direkt nachzuweisen.

Sehr geeignet für Studien dieser Art sind z.B. Schnecken. Im Ochrida-See gibt es allein mehr als 30 verschiedene Schneckenarten. Keine einzige von ihnen existiert in irgendeinem anderen der zahlreichen europäischen Seen. Dagegen gibt es einige offenbar nahe verwandte Arten im Baikalsee, und sehr auffällige verwandtschaftliche Beziehungen zu bestimmten fossilen Schnecken des ausgehenden Tertiärs. Gerade die Verwandtschaft zwischen den Ochrida-Schnecken und den fossilen Arten ist so ausgesprochen, dass z.B. selbst ein Fachmann nicht auf Anhieb in der Lage ist, von heute noch im Ochrida-See lebenden Schnecken stammenden Gehäuse von fossilen Gehäusen aus Tertiärschichten etwa des pannonischen Raumes zu unterschieden. Die turmartige Schnecke (Chilopyrgula) gehört einer Art an, die im Tertiär ausserordentlich weit verbreitet war, zu Beginn des Eiszeitalters aber ausstarb. Sie existiert lebend, soweit wir wissen, heute nur noch an dieser einen Stelle der Erde und nimmt so eine sehr merkwürdige, völlig isolierte Stellung in einer sonst gänzlich veränderten Tierwelt ein. Für die kreiselartige Schnecke mit dem scharfen Kiel (Carinogygraulus) gilt das gleiche: auch sie ist der direkte Nachkomme einer seit dem Tertiär sonst ausgestorbenen Art, die uns schon vor ihrer Entdeckung im Ochrida-See aus zahlreichen fossilen Funden bekannt war. Ein drittes Beispiel für den gleichen Zusammenhang bildet das kleine napfartige, stark gekielte Gehäuse einer Acroloxus-Art.

Wenn man sich einmal klar macht, was es heisst, dass die Wissenschaft hier lebende Vertreter archaischer Tierarten vor sich hat,

die bis vor kurzer Zeit noch als ausgestorben galten und nur als Fossilien bekannt waren, dann kann man die Bedeutung dieses einzigartigen Sees für Zoologie, Biologie, Paläontologie und zahlreiche andere Wissenschaftszweige ermessen.
Eine weitere in vieler Hinsicht bemerkenswerte Tiergruppe des Sees bilden die Schwämme, deren interessantester Vertreter der Ochrida-Schwamm (Ochridaspongia rotunda Arndt). Dieser Schwamm, der einen Maximaldurchmesser von 10-12 cm erreicht, ist eine einmalige Erscheinung nicht nur im gesamten eurasiatischen Raum, sondern auf der ganzen Erde. Allein schon seine kugelige Wuchsform ist für einen Süsswasserschwamm absolut ungewöhnlich. Die zunächst frei schwimmenden Larven dieses Schwammes benötigen von einem bestimmten Zeitpunkt an für ihr weiteres Wachstum einen festen Untergrund. Dieser besteht typischerweise aus Muschelschalen. Im Ochrida-See bilden die Schalen abgestorbener Muscheln (von Dreissena) in küstennahen Tiefenzonen zwischen etwa 30-50 Metern eine dicke Schicht, in der auch die meisten Ochrida-Schwämme anzutreffen sind. Wie schon erwähnt, stellt dieser Schwamm innerhalb der Süsswassertierwelt der ganzen Erde ein Unikum dar. Wieder aber gibt es nun auch im Baikalsee Schwämme, für die das gleiche gilt (Lubomirskia-Arten). Diese können zwar nicht als direkte Verwandte des Ochrida-Schwammes angesehen werden, sie sind jedoch die einzigen Schwämme der Erde, bei denen sich bestimmte Besonderheiten der Entwicklung und auch der Anatomie des Ochrida-Schwammes wiederfinden. Das gilt einmal für die Morphologie des Nadelskelettes, dessen Kieselnadeln in ihrer strukturellen Anordnung grosse Ähnlichkeit zwischen Ochrida-Schwamm und bestimmten Baikal-Schwämmen aufweisen. Auch die Oberflächenstruktur des Skelettes ist bei beiden Arten ähnlich. Noch erstaunlicher ist aber vielleicht eine Besonderheit der Entwicklung beider Schwammarten, die sie von allen anderen Süsswasserschwämmen radikal unterscheidet: Sie bilden keine ungeschlechtlichen Dauerstadien, sogenannte Gemmulae, aus, sondern geschlechtlich entstandene Embryonen, die als bewimperte Larven schwimmend das ganze Jahr über im See zu finden sind.
Schwamm-Skelette mit den eben beschriebenen Besonderheiten sind nun auch wieder in Gesteinsschichten aus früheren Erdepochen enthalten. Von Interesse sind hier aus einem ganz bestimmten Grunde auch Bohrungen in der unmittelbaren Nähe oder so-

gar auf dem Boden des Sees. Dabei lässt sich nämlich das erdgeschichtliche Höchstalter des Sees mit grosser Genauigkeit feststellen. Derartige Bohrungen sind bisher leider nur am Baikalsee durchgeführt worden (und auch hier nur zum Zwecke der Ölsuche). Dabei wurde in den Bohrkernen gleichzeitig aber festgestellt, dass die charakteristischen Hartteile der Baikal-Schwämme noch in den Gesteinsschichten der ausgehenden Kreidezeit nachzuweisen sind. Das bedeutet nichts anderes, als dass der Baikalsee schon in dieser frühen Epoche, also vor etwa 80 Millionen Jahren, bestanden haben muss.

In diesem Zusammenhang ist nun besonders interessant, dass im Kaspi-See Schwamm-Arten vorkommen, die nach der Auffassung verschiedener Autoren, die sich mit diesen Kaspi-Schwämmen näher beschäftigt haben, eine Mittelstellung einnehmen zwischen dem Ochrida-Schwamm und den im Baikalsee vorkommenden Arten. Diese Vermutung konnte inzwischen durch serologische Untersuchungen gestützt werden. Vergleichende Untersuchungen der immunologischen Reaktion auf das Serum der jeweils anderen Art haben gezeigt, dass die im Baikal-See vorkommenden Schwämme der Gattung Lubomirskia mit den Schwämmen im Kaspi-See offensichtlich näher verwandt sind als mit irgend welchen anderen Süsswasserschwämmen.

Auch dieser Entdeckung entspricht nun ein geologisch seit längerer Zeit bekannter Umstand. Wir wissen nämlich, dass der ganze Raum, von den Ausläufern der Ostalpen angefangen über das Gebiet des heutigen Kaspi-See und des Aral-Sees hinaus nach Osten im Teritär, von einem einzigen riesigen Binnenmeer, der sogenannten «Parathetis» bedeckt war, und dass diese riesige Wasserfläche an ihrer Westseite über mehrere grosse Wasserstrassen auch noch mit dem Balkan in direkter Verbindung stand. Ursprünglich war die Tierwelt innerhalb dieses ganzen ungeheuren Wassergebietes zweifellos einheitlich zusammengesetzt. Mit der im Spättertiär dann allmählich erfolgenden Aufgliederung der Parathetis in einzelne grössere und kleinere Wasserbecken begann in den verschiedenen, jetzt selbständig gewordenen Einzelseen eine eigene Artentwicklung (während auf den dazwischen liegenden, flächenmässig mit der Zeit weitaus überwiegenden Landbrücken naturgemäss eine völlig neue biologische «Geschichte» einsetzt). Trotz dieser Differenzierungen der in den heute isolierten und viele tausend Kilometer voneinander entfernten Seen lebenden Arten weisen also bestimmte anatomische Eigenarten und auch die erwähnten immunologischen Beziehungen noch immer auf die heute etwa 25 Millionen Jahre zurückliegende Einheitlichkeit und Geschlossenheit des ursprünglichen Lebensraumes der Parathetis hin.

Auf Grund der Unterschiede der verwandtschaftlichen Beziehungen zwischen den Tierarten der einzelnen heutigen Seengebiete lassen sich sogar noch Schlüsse auf die zeitliche Reihenfolge ziehen, in der die einzelnen Seen von dem grossen Ur-See der Parathetis getrennt wurden: Die Tatsache, dass die Ochrida-Tierwelt mit den heutigen Arten im Baikal- und Kaspi-See weniger nahe verwandt ist als jene beiden untereinander, spricht zwingend dafür, dass die Isolierung des Ochrida-Sees besonders frühzeitig erfolgt ist.

Nicht ganz so einfach liegen die Verhältnisse bei der Untersuchung und systematischen Einordnung der im Ochrida-See vorkommenden anderen niederen Tiere, bei denen es aus naheliegenden Gründen keine fossilen Vergleichsfunde gibt. Die im vorigen Abschnitt bereits erörterten Gesetzmässigkeiten der geographischen Verteilung bzw. der Verwandtschaft zu rezenten Arten gestatten aber auch bei ihnen die Einordnung. Ausserdem ist es oft auf Grund morphologischer, insbesondere vergleichend-anatomischer Befunde möglich, dass Alter der betreffenden Art abzuschätzen. Aus der 1935 in der Nähe von Ochrida gegründeten biologischen Forschungsstation werden immer neue Arbeiten publiziert, die sich auf Nachweise dieser Art bei immer mehr Ochrida-Tieren beziehen.

So sind inzwischen z.B. auch einige der im See vorkommenden Würmer genauer untersucht worden. Auch bei der systematischen Untersuchung der im Ochrida-See vorkommenden Würmer stiess man wieder auf das Phänomen einer fehlenden Verwandtschaft zu den vergleichbaren rezenten Arten der übrigen europäischen Süsswassergebiete. Charakteristisch ist ferner auch hier wieder folgende Begebenheit: Seit langer Zeit war Lamprodrilus pygmaeus Mich., ein unscheinbarer kleiner Wurm, im Baikal-See gefunden und für eine spezifisch baikalische Art gehalten worden, weil er nur hier vorzukommen schien. In den letzten Jahren fand man das gleiche Tier nun aber auch in grösseren Tiefen des Ochrida-Sees. Die gleichen Besonderheiten sind mehrfach auch für die im Ochrida-See vorkommenden Krebstiere und Fische nachgewiesen worden.

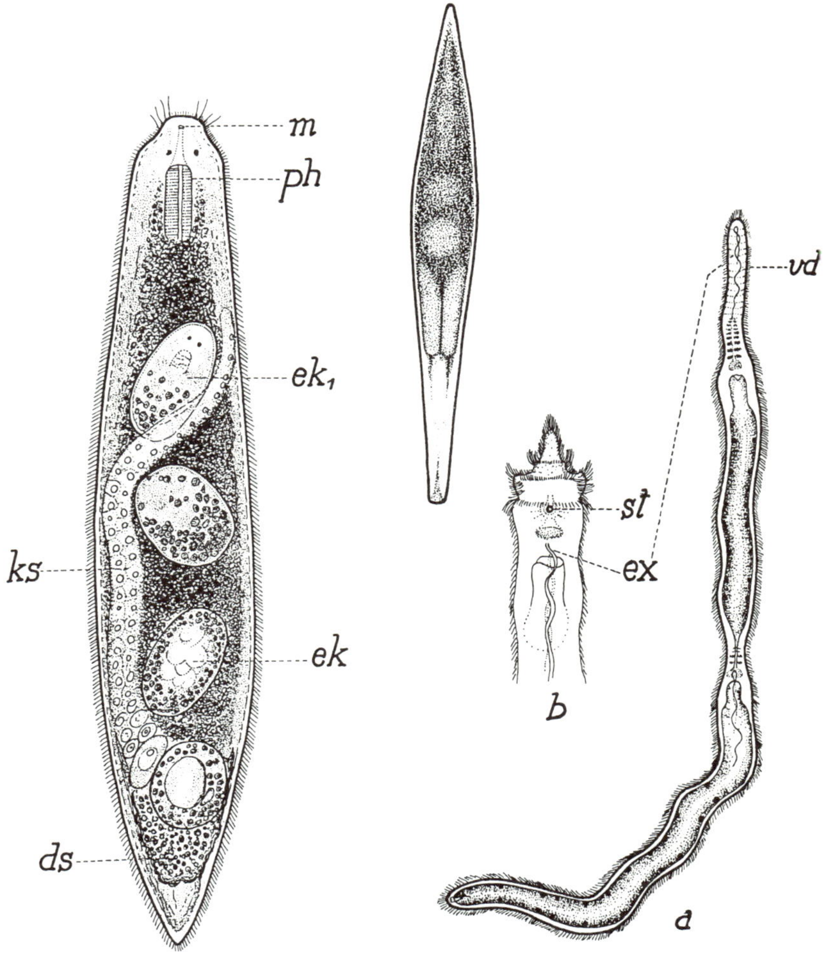

Hannes von An der Lans Zeichnungen (wie hier zu Turbellarienstudien) bestechen durch den grossen Reichtum von Einzelheiten.

Die Probleme und Fragestellungen, welche die archaische Reliktfauna des Ochrida-Sees aufwirft, sind heute noch keineswegs vollständig bearbeitet. Es sei hier abschliessend nur noch auf einen einzigen dieser Punkte eingegangen, nämlich auf die Möglichkeit, mit Hilfe dieses eigenartigen Experiments der Erdgeschichte Näheres zu erfahren, über die noch weitgehend ungelösten Rätsel der Art-Entwicklung und deren Tempo. In dem engen und damit relativ überschaubaren Lebensbereich des Ochrida-Sees existieren unmittelbar nebeneinander ausgesprochen konservative Arten, die sich offenbar seit Millionen von Jahren kaum weiter entwickelt haben (wie etwa der bereits beschriebene Ochrida-Schwamm) und andere Arten, vor allem unter den Edelfischen, die offensichtlich dazu neigen, relativ rasch neue Formen und sogar Arten auszubilden.
Derartige Differenzierungsvorgänge in der Evolution einer Art sind über lange Zeiträume hinweg zunächst so unauffällig, dass sie nur der Spezialist, und auch dieser nur bei genauer Untersuchung, entdeckt. Bei Fischen kann das erste Anzeichen der Entstehung einer neuen Rasse z.B. in einem allmählich erfolgenden Wechsel in der Zahl der Schuppen oder in der Bezahnung bestehen. In anderen Fällen gehen solche zunächst geringfügigen anatomischen Merkmalsänderungen Hand in Hand mit Änderungen der Lebensgewohnheit. Auch hierfür liefert eine bestimmte Art der im Ochrida-See vorkommenden Forellen ein schönes Beispiel: Sie kommt in drei Rassen vor, die sich äusserlich fast überhaupt nicht, jedoch bereits deutlich in ihren Lebensgewohnheiten voneinander unterscheiden. Die forma typica laicht von November bis Ende Dezember in den oberen Wasserschichten, im sogenannten Litoral, des östlichen Sees. Die forma aestivalis legt ihre Eier in den Sommermonaten Juni und Juli in den tieferen Wasserschichten des Ufergebietes, im sogenannten Sublitoral ab, während die forma balcanica von November bis Januar am Ufer der nödlichen Seeabschnitte ablaicht.
Analoge Erscheinungen bzw. Differenzierungsvorgänge, die auf eine heute noch in Gang befindliche Herausbildung neuer Arten hinweisen, sind noch bei vielen anderen Tiergruppen des Sees gefunden worden, so bei Würmern, verschiedenen Krebstieren und Schnecken. Wir wissen bis heute nicht, warum das genetische Material mancher Tiergruppen Mutationen nicht oder doch fast nicht zugänglich zu sein scheint, während andere Arten, so im

Ochrida-See insbesondere die Edelfische, zu einem offenbar relativ raschen Tempo der weiteren Ausdifferenzierung und Speziation neigen. Bei diesen Problemen handelt es sich um Grundfragen der allgemeinen Biologie, die weit über das Gebiet der vergleichenden Seenkunde hinausreichen. Voraussichtlich wird die zukünftige wissenschaftliche Erforschung des Ochrida-Sees auch zur Aufklärung dieser Fragenkomplexe noch wesentlich beitragen können.

6. Teil Hannes von An der Lan und die Academia Alpina Medicinae Integralis in Vulpera / Bad Tarasp

Hannes von An der Lan und die Academia Alpina Medicinae Integralis in Vulpera/Graubünden

Die Academia Alpina Medicinae Integralis, die am 15. Juli 1985 in Vulpera eröffnet wurde, ist eine Begegnungsstätte für wissenschaftliche Studien in dem grossen Bereich einer integralen Medizin. Ihr Anliegen in Forschung und Lehre, - wobei sich die Aus-, Weiter- und Fortbildungsaktivitäten vorwiegend auf postgradualer Ebene bewegen -, ist nicht «die alternative Medizin», sondern eine Medizin, die sich der Einheit von Geist-Körper-Umwelt verschrieben hat.

Die Gründungsidee ist einerseits aus der Praxis der VITA SANA Klinik hervorgegangen, deren therapeutischer Ansatz durch die Zusammenarbeit von G.R. Brem und H. von An der Lan geprägt worden ist, und andererseits aus Erfahrungen und Erkenntnissen von jenen Medizinern und Paramedizinern, die überall in der Welt neue holistische Ansätze in der Medizin im Denken und in der Praxis entwickeln bzw. revitalisieren und erproben.

Die Orientierung am Werk An der Lans will als Dialog verstanden werden. Auch für diese Akademie gilt selbstverständlich, dass erst auf der Grundlage einer sauberen wissenschaftlichen Arbeit neue Perspektiven in Forschung und Lehre hervortreten können.
Das Leben An der Lans lehrt uns, dass der in diesem Bereich tätige Wissenschafter nicht nur sein Forschungshandwerk verstehen muss, sondern auch sensibel und phantasievoll sein sollte, damit dem Gebot einer für Geist-Körper-Umwelt relevanten Forschungs- und Entwicklungsarbeit genüge getan werden kann. Ehrliche, glaubwürdige Arbeit in Forschung und Lehre wird nicht durch Anpassungsfähigkeit und Konformitätsbestrebungen gekennzeichnet. Sie kann nur unbequem sein. An der Lans Leben ist davon ein fortwährendes Beispiel.

Die Academia Alpina Medicinae Integralis wird – will sie wirklich einen Beitrag an eine integral denkende und agierende Medizin liefern wollen – ein unbequemer Partner sein müssen. Sie wird sich der Diskussion mit einer scholastisch vorgehenden Schulmedizin stellen müssen, wie sie auch mit Sorgfalt das Angebot der mannigfaltigen alternativen Medizin zu prüfen hat. Ihre Aufgabe wird sein, eine offene Begegnungsstätte zu werden, worin integratives Denken und Handeln in den von ihr bestimmten Bereichen mit Verständnis und Wissen, Empathie und Sachlichkeit erarbeitet wird.

Dieses An der Lan-Buch wurde zusammengestellt, weil seine Studien viele Anregungen, Gedanken und Erkenntnisse enthalten, die als programmatische Impulse für die Arbeit der Akademie gelten könnten. Ausserdem geht eindeutig aus An der Lans Schriften hervor, dass seine antizipierten Erkenntnisse, heute häufig allgemeine Anerkennung geniessen.

Ich denke dabei gar nicht so sehr an seine umwelttoxikologischen Erkenntnisse, sondern an seine «Paradigma-Sprünge», die eher am Rande seiner Arbeiten erscheinen. An der Lan hätte die Wirkung eines Fritjof Capra oder eines Larry Dossey haben können, dafür war er aber zu zurückhaltend und zu bescheiden. Einige Beispiele dieses antizipierenden Potentials:

1957 warnt An der Lan vor der Gefahr eines gewaltsam in die natürliche Kernphysiologie Hineingreifens, denn es könnten dabei physiologische Reaktionen eine Richtung nehmen, die uns Menschen besonders schwer treffen würden.
1958 ärgert er sich bei einer Konferenz von Ernährungsfachleuten in Ascona, dass Prozesse der kumulativen und summativen Wirkungen einer Chemisierung eher ignoriert wurden. Dieses Anliegen bestimmt dann in einem stets stärkeren Ausmass seine Forschungsarbeit.
Immer wieder ringt er mit der Frage, dass die angehenden Entwicklungen im naturwissenschaftlichen und technischen Bereich den Bedürfnissen der belebten und unbelebten Welt nicht entsprechen. Für solche Anpassungen bräuchte man erdgeschichtliche Zeiträume.
Er erinnert uns häufig an das bekannte Merton-Wort, dass jeder

Wissenschafter «auf den Schultern von Riesen» steht. So erwähnte er die Warnung des französischen Physiologen Claude Bernard (1813-1878), dass die Perversion der menschlichen Ernährung die Ursache für krankhafte Veränderungen der Gewebe sein können. Seine Hinweise nach Ernst von Feuchtersleben (1806-1849) und Theophrastus Paracelsus (1490-1541) wurden schon bearbeitet. Wenn er über die Gefahren unserer Interventionen in die Natur spricht, tut er dies mit den Worten eines unbekannten französischen Naturwissenschafters aus dem Jahr 1770: «Es braucht nur einen kleinen Zufall, ein Atom am falschen Platz, um dich zu verderben, um dich zu erniedrigen, um dir deinen Verstand zu nehmen, auf den du so stolz bist (!)».

Ganzheitlich ist sein Denken, wenn auch er (1971) mit einem Seufzer bekennt, dass Ganzheitsdenken noch lange nicht ernst genommen wird. Keineswegs lehnt er das analytische Denken ab, nur darf man nicht versäumen, die analytisch gewonnenen Erkenntnisse in die ihrer zugehörigen, ganzheitlichen Systeme einzuordnen, und sie im Rahmen dieser Systeme zu verstehen. Synergismus und Antagonismus ergeben das, was man als ökologisches Gleichgewicht bezeichnen kann. Die menschliche Gesellschaft hat aber nicht erkannt, und dies gilt auch für die verschiedenen Wissenschaftsbereiche, dass sie in die gesamte Umwelt hineinverwurzelt ist, und zwar über ein Band, das die ganze organische Welt zu einer Einheit zusammenschliesst (1972).

Und (1979) über die Naturheilärzte: Sie sind bestrebt, die im menschlichen Organismus vorhandenen Heilkräfte zu aktivieren.

Mögen auch die Sorgen um die Gefährdung der menschlichen Umwelt ihn bisweilen übermannt haben (vergleiche seine Zitierung eines Ionescu: «Voyez donc autour de vous, ce monde a perdu sa direction» oder eines Max Borns: «Es scheint mir, dass der Versuch der Natur, auf dieser Erde ein denkendes Wesen hervorzubringen, gescheitert ist»), so muss doch in ihm eine optimistische Lebenseinstellung dominiert haben. Sie nämlich führte zu seinem konkreten Engagement in der VITA SANA Gruppe und insbesonderen zum Entwicklungsprogramm von Revisan.

Somit ist dieses An der Lan-Buch eine Verpflichtung, um nicht nur zu theoretisieren und zu forschen, sondern praktisch und vor allem engagiert etwas zu tun.

Die Academia Alpina Medicinae Integralis will daher Forschung und Praxis vereinen, denn nur in der Weise kann sich jene Transformation in unserer Gesellschaft vollziehen, welche dem Menschen hilft, wieder Mensch zu sein.

E.A. van Trotsenburg

7. Teil Schriftenverzeichnis

Schriftenverzeichnis Hannes von An der Lan*

*Ergänzung der 1983 von Univ.-Doz. Dr. W. Schedl und techn. Ass. J. Wüstner des Zoologischen Instituts der Universität Innsbruck erstellten Bibliographie.

1936: Ergebnisse einer von E. Reisinger und O. Steinböck mit Hilfe des Rask-Orsted-Fonds durchgeführten zoologischen Reise in Grönland 1926. 7. Acoela I. - Vid. Medd. dansk naturh. Foren., 99:289-330.

1936: Neue Plagiostomiden der Adria (Rovigno). - Notizen des Deutsch-Italienischen Instituts für Meeresbiologie in Rovigno d'Istria, Nr. 22:1-16.

1936: Hydrographische und hydrologische Beobachtungen im Liesener Gletscherbachgebiet. - Veröff. Mus. Ferdinandeum Innsbruck, 15:29-51.

1937: Unbekannte Schönheiten Südslawiens, eine Reiseerinnerung. - ?

1939: Der Ochrida-See (Balkan) und seine hydrobiologische Station. - Natur und Volk, Frankfurt a.M., 69:425-431.

1939: Zur rhabdocoelen Turbellarienfauna des Ochrida-Sees. - Sitz. Ber. Akad. Wiss. Wien, math.-nat. Kl., I, 148:195-254. Habilitationsschrift 1955).

1941: Digonoporus macroposthia nov. gen., nov. spec., ein neuer paludicoler Trikladentypus. - Zool. Anz., 136:18-24.

1949: Meteorologische Besonderheiten des Ägäis.-Arch. Meteor. Geoph. Biokl., Ser. B., 1:338-409.

1954: Die lebende Tertiärfauna des Ochrida-Sees (Balkan). - Schr. Ver. Verbr. naturw. Kenntn., Wien, -:33-48.

1954: Turbellaria: - In: Franz, H. «Die Nordostalpen im Spiegel ihrer Landtierwelt». Innsbruck, Bd. I:129-133.

1955: Dendrocoelum boettgeri, nov. spec., eine neue Triklade aus dem Grundwasser Westdeutschlands. - Zool. Anz., 154:249-253.

1955: Neue terricole Rhabdocoela (Turbellaria) der Ostalpen. - Zool. Anz., 155:36-42.
1956: Zur Wirkung von Malathion auf Fliegen. - Anz. Schädlingskde., 29:164-165.
1957: Möglichkeiten und Gefahren der modernen Schädlingsbekämpfung. - Der prakt. Schädlingsbekämpfer Braunschweig, 9 (2):9-12.
1957: Zur Witterung des Sommers 1956 im Tiroler Hochgebirge. - Wetter u. Leben, Wien, 9:14-17.
1957: Moderne Schädlingsbekämpfung und ihre Gefahren. - Naturw. Rundschau, 10:451-453.
1958: Neue Pflanzenschutzmittel. - In: Anwendungstabelle für Pflanzenschutzmittel EPRO, Eigenverlag, Wien, p. 12-20.
1958: Gibt es für den Menschen eine ungefährliche Dosis modernern Pflanzenschutzmittel? - Der prakt. Schädlingsbekämpfer, 10 (12):142-143.
1958: Die ersten terricolen Turbellarien aus dem Ewigschneegebiet. - Schlern-Schriften (PRENN-Festschrift), Innsbruck, 188:161-166.
1959: Der Axolottl, eines der merkwürdigsten Tiere. - Die Pyramide, Innsbruck, 7:122-123.
1959: Physiologische Besonderheiten moderner Pflanzenschutzmittel. - Schrift. Ver. Verbr. naturw. Kenntn., Wien, 99:29-65.
1960: Zur Bekämpfung der Karpfenlaus mit Lindane. - Österr. Fischerei, 13:p.14.
1960: Das Anfangsstadium eines neuen Kargletschers im Raum Obergurgl. - Wetter u. Leben, Wien, 12:211:214.
1960: Dendrocoelopsis spinosopennis (KENK) aus Jugoslawien und Schweden sowie Digonoporus macroposthia An der Lan (Turbellaria Tricladida Paludicola). - Zool. Anz. 165:403-406.
1961: Zur Winter-Ökologie des Gletscher-Flohes (Isotoma saltans NIC.). - Die Pyramide, Innsbruck, 9:33-34.
1961: Zur Ökologie und Populationsdynamik rhabdocoeler Turbellarien im Ochrida-See. - Arch. Sci. biol. Beograd, 13:59-66.
1962: Histopathologische Auswirkungen von Insektiziden (DDT und Sevin) bei Wirbellosen und ihre cancerogene Beurteilung. - Mikroskopie, Wien, 17:85-112.

1962: (zusammen mit H. Aspöck) Zur Wirkung von Sevin auf Regenwürmer. - Anz. Schädlingskde., 35:180-182.
1962: Zur Turbellarien-Fauna der Donau. - Arch. Hydrobiol., Suppl. I, 37:3-27
1962: Neues zur Tierwelt des Ewigschneegebietes. - Verh. dtsch. zool. Ges., 26:673-678.
1963: (zusammen mit K. Weithaler) Untersuchungen zur warmblütertoxischen Wirkung minimaler Lindan-Mengen. Gleichzeitig ein Beitrag zur Frage der in Nahrungsmitteln tolerierbaren Insektizidrückstände. - Angew. Parasitologie, 3:74-78.
1963: Tiere im Ewigschneegebiet. - Die Umschau, 13:49-52.
1963: Der Verlauf der Regeneration bei Trikladen unter der Einwirkung von Aminosäuren (vorläufige Mitteilung). - Anz. österr. Akad. Wiss., math.-nat. Kl., 100:3-6.
1963: Zur Verbreitung edaphischer Kleinturbellarien in Österreich. - Ber. naturw.-mediz. V. Innsbruck, 53:227-234.
1963: Schädlingsbekämpfungsmittel und ihre biologische Bedeutung. - Mitt. österr. Sanitätsverwaltung, 64 (10):3-7.
1963: Aspöck, H. und H. An der Lan: Ökologische Auswirkungen und physiologische Besonderheiten des Pflanzenschutzmittels Sevin (l-Naphthyl-N-methylcarbamat). - Ztsch. angew. Zool., 50:343-380.
1964: Histopathologische Auswirkungen des Insektizides «Sevin» (l-Naphthyl-N-methylcarbamat) auf Regenwürmer. - Mikroskopie, Wien, 19:88-92.
1964: Zwei neue tiergeographisch bedeutsame Turbellarien-Funde in der Donau. - Arch. Hydrobiol. (Suppl. Donauforschung), 27:477-480.
1964: Toxikologische Probleme moderner Pflanzenschutzmittel. - Umschau, 64:649-652.
1964: Schlusswort zur Frage der Toleranzwerte für Lindan. - Angew. Parasitologie, 5:106-107.
1964: Madai, I. und H. An der Lan: Zur Wirkung einiger Detergentien auf Süsswasserorganismen. - Wasser u. Abwasser, 4:168-183.
1964: Eine tertiäre Tierwelt. - Naturw. u. Medizin, Mannheim 1 (6):15-21.
1965: Warmblütertoxizität der Insektizide. - In: Eichler, W. Handbuch der Insektizidkunde. Berlin, p. 509-536.

1965: Fischtoxizität der Insektizide. - In: Ibidem, p. 537-543.
1966: The present situation of toxicology in the field of crop protection. - Residue Reviews, 15:31-43.
1967: Zur Turbellarienfauna des hyporheischen Interstitials. - Arch. Hydrobiol., Suppl. (Falkau-Arbeiten), 33:63-72.
1967: Biologische Probleme durch die Chemisierung unserer Umwelt. - Universitas, 22:579-588.
1967: Tiergeographie der Donau. - In: Limnologie der Donau. Stuttgart, Lieferung 3:316-326
1967: Auswirkungen und Probleme der Gewässerverunreinigung durch Pflanzenschutzmittel. - Wasser u. Abwasser, 65:85-99.
1968: Einige Betrachtungen zur Chemisierung unserer Umwelt durch den zivilisatorischen Fortschritt. - Schrift. Ver. Verbr. naturw. Kenntn. Wien, 108:25-45.
1969: Pflanzenschutzmittel und Biozyklus. - Mitt. österr. Arbeitskreis Wildtierforsch. Graz, 3:14-20.
1969: Braucht die heutige Zivilisation eine Umwelttoxikologie? - Hippokrates, Stuttgart, 40:308-314.
1969: Schädigungsmöglichkeiten der Nachkommenschaft durch Pflanzenschutzmittel bei Warmblütlern. - Zentralbl. Bakt. Parasitenkde., Infekt. Hygiene, 210:234-240.
1969: Ungewollte und unbewusste Manipulation der menschlichen Gesellschaft durch den zivilisatorischen Fortschritt. - In: Das Humane und die Manipulation des Menschen. Vorträge der steirischen Akademie, 1968:112-121.
1969: Bericht über Turbellarienuntersuchungen im Donauabschnitt Braila-Galati und im Donaudelta in der Zeit von 24. September bis zum 6. Oktober 1965 (Notiz). - Hidrobiologia, Bukarest, 8:275-276.
1969: Vergiften wir unsere Umwelt? - Bild d. Wissenschaft, 6 (11):1048-1057.
1969: Biologisch-medizinische Probleme der Hochzivilisation. - Ber. naturw.-mediz. V. Innsbruck, 57:259-269.
1970: Gefährdung von Mensch und Tier durch körperfremde Stoffe in unserer Umwelt. - Hauswirtschaftl. Bildung, Esslingen, 44 (2):37-40.
1970: Quecksilber als zivilisatorisches Umweltgift. - Hippokrates, Stuttgart, 41:271-272.
1970: La società umana e la chimicizzazione dell'ambiente. - VI-

TA SANA, Lugano, 1 (9):6-12.
1970: Umwelt-Toxikologie. - Österr. Ärzteztg., 25:2414-2417.
1970: Tiere und Menschen, Todesopfer unseres Erfolges. - Das Tier, 10 (12):21-23, 48-49.
1971: Ernährung: Umweltfaktor Nr. 1. - Biologie der Lebensführung, Reformrundschau, Frankfurt a. M., H. 10:p.3.
1971: Zur phylogenetischen Bedeutung von Gocea ohridana Hadzisce (Gastrop.) aus dem Ohridsee. - Arch. Hydrobiol., 69:210-213.
1971: Cause e problemi dell'attuale inquinamento. - VITA SANA, Lugano, 2 (7/8):6-13.
1971: Ursachen und Probleme der Umweltverseuchung. - Deutscher Heimatbund, Sonderheft, Nov. 1971, p. 23-29.
1972: Umwelt-Toxikologie und Lebensschutz. - Das Leben, Wiesbaden, 9:67-70.
1972: Die vernachlässigte Ökologie und Konsequenzen für die menschliche Gesellschaft. - In:Gefahren der Zukunft, Sonderheft des Burda-Verlages, p. 25-27.
1972: Ursachen und Probleme der Umweltverseuchung. - Schrift. Ver. Verbr. naturw. Kenntn., Wien, 111:55-77.
1972: Zivilisationsbedingte Bleigefahr. - Hippokrates, Stuttgart, 43:235-236.
1972: L'unica preoccupazione possibile a favore del futuro, consiste nel risolvere il presente. - VITA SANA, Lugano, 3:24-25.
1972: Bleigehaltreduktion ist sinnlos. - Monatszeitschr. d. G. Duttweiler-Institutes, 3 (9):57-60.
1972: Zur Beeinflussung der Tierwelt durch Pflanzenschutzmittel. - Der Anblick, 27:427-428.
1972: Dr. med. Otto Henn †. - Ber. naturw.-mediz. V. Innsbruck, 59:121-123.
1972: Umwelt-Toxikologie und Lebensschutz. - Das Leben, 9:69-70.
1973: Ernährung: Ein wesentlicher Umweltfaktor. - Ztsch. Allgemeinmedizin, 49:546-550.
1973: Umweltoxikologische Fragen der Gegenwart. - Schriftenreihe österr. Inst. Naturschutz u. Landschaftspflege, Nr. 3:53-57.
1973: Die Beeinflussung von Pflanze, Tier und Mensch durch den Zivilisationsfortschritt. - Beitr. z. Lehrerfortbildg.,

Wien, 9:10-12.
1973: Umwelttoxikologie. - Lebensschutz, 7-8.
1973: Biocycle and environmental toxicity. - Review on Environmental Health, 1:Nr. 2.
1974: Wir alle müssen wach werden. - Der Bergsteiger, 41 (6):348-349.
1974: Gedanken zur gegenwärtigen Umweltsituation. - Der Naturfreund, Wien, 67 (2):3-5.
1974: Sistema ecologico e l'organismo umano. - VITA SANA, Lugano 5 (5):15-24.
1974: Die heutige Anreicherung von Fremdstoffen in den Organismen und die Toleranzwerte. - Universitas, 29:1188-1198.
1974: L'umanità è minacciata dalla bomba atomica biologica? - VITA SANA, Lugano, 5 (6):27-28.
1975: Conservare la proprietà della vita nella regione alpina. - VITA SANA Magazin, Breganzona, 6 (1):p. 11.
1975: Auswirkungen der Erkenntnisschwierigkeiten in der Toxikologie für Lebens-Umweltschutzaktivitäten. - In: Umweltstrategie, Gütersloher Verlagshaus Mohn, p. 137-157.
1975: Umwelt und Pflanzenschutz. - Informationenf. d. Landwirtschaftsberatung in Baden/Württemberg, Jg. 1975 (Nr. 1):49-61.
1976: Die entgiftende und regenerative Wirkung der beiden Regena-Präparate Nr. 6 und 510a. - Allg. homöopath. Ztg. wiss. prakt. Homöopathie, 221:19-25.
1976: Jetzt auch noch Quecksilber. - VITA SANA Magazin, Breganzona, 7 (2):12-13.
1976: Fremdstoffbelastung von Mensch und Umwelt, erkennbare und zu erwartende Schäden. - Umwelt u. Gesellschaft Symposion 1976, Inst. f. Wiss. u. Kunst Wien, p. 24-33.
1977: Die biologische Atombome tickt. - VITA SANA Magazin, Breganzona, 8 (3):p. 1.
1977: Neue Wege in der (Zell)-Regeneration; Die Revisan-Therapie. - VITA SANA Magazin, Breganzona, 8 (1):15-16.
1978: Umwelt und lebende Zelle. - In: Scheidewege, Vierteljahresschrift f. skept. Denken, 8 (1):19-37.
1978: Ernährung-Umweltchemikalien-Gesundheit. - In: Handbuch f. Planung, Gestaltung und Schutz d. Umwelt, Bd. 2:p. 358.

1979: Biologisch-medizinische Gefahrenmomente der Kernenergie. - Unsere Umwelt, 3:p. 10.
1979: Die Revisan-Therapie (ROM 113). Neue erstaunliche Möglichkeiten in der Hand des Naturheilarztes. - VITA SANA Magazin, Breganzona, 10 (1):2 pp.
1979: Umweltgifte mit Langzeitwirkungen. - Das Öko-Manifest, 1:p. 4.
1981: Ein folgenschweres Umweltproblem. Als der saure Regen kam. - VITA SANA Magazin, Breganzona, 12 (2):p. 29.

Inhalt